高等医药院校教材

（供专科中药学专业用）

中药调剂学

（修订版）

主　编　谭德福

副主编　程传国　何望清　谭复成　孙大定
　　　　徐华斌　吴青业

编　委　王遵琼　孙红艳　尤庆文　汪銎植
　　　　周继刚

中国中医药出版社
·北京·

图书在版编目（CIP）数据

中药调剂学 / 谭德福主编. --2版. —北京：中国中医药出版社，2003.3（2019.12重印）
高等医药院校专科教材
ISBN 978-7-80089-462-6

Ⅰ.中…　　Ⅱ.谭…　　Ⅲ.中药制剂学—医学院校—教材　　Ⅳ.R283

中国版本图书馆 CIP 数据核字（2003）第011263号

中国中医药出版社出版

发行者：中国中医药出版社
　　　　（北京经济技术开发区科创十三街31号院二区8号楼　电话：64405750　邮编：100176）
　　　　（邮购联系电话：84042153　64065413）
印刷者：廊坊市祥丰印刷有限公司印刷
经销者：新华书店总店北京发行所
开　本：787×1092毫米　16开
字　数：343千字
印　张：14.25
版　次：1995年9月第1版
　　　　2003年3月第2版
　　　　2019年12月第25次印刷
书　号：ISBN 978-7-80089-462-6
定　价：38.00元
如有质量问题，请与出版社发行部调换（010-64405510）
HTTP：//WWW。CPTCM.COM

内 容 提 要

中药调剂学是研究中药药剂的调配、发售及服用等相关理论知识与操作技术的一门学科。它与中医临床联系密切，是确保用药安全有效的重要环节，是中医药学的重要组成部分。

《中药调剂学》依据国家关于面向 21 世纪教材建设的指示精神编写而成。全书共十四章，其中除"绪论"及"附录"外，分为四个部分：第一部分（第二章）介绍中药调剂人员的职责与道德规范；第二部分（第三～七章）为基础知识部分，介绍中药标准、中药管理、中药处方、中药配伍及禁忌、中药的合理用药与不良反应等；第三部分（第八～十三章）为操作技术部分，介绍中药调剂室的基本设施及工作制度、中药配方程序、中药临方炮制与制剂、中药煎药与服药、中药计量单位及计量工具等；第四部分（第十四章）介绍中药的贮藏与养护。

目 录

第一章 绪 论

第一节 中药调剂的概念

中药调剂是指中药房、中药店的调剂工作人员根据医师处方要求，按照配方程序和原则，及时、准确地将中药饮片或中成药调配成供患者使用的药剂发售的一项操作技术。

研究中药药剂调配、服用等有关理论与技术的科学，称为中药调剂学。

中药调剂是一项具有多学科理论知识和综合性应用技术的工作，它不仅与中医学、中药学、方剂学、炮制学、制剂学密切相关，还涉及到植物学、动物学、药剂学以及医药商业学、医学伦理学、法学的有关知识。

学习中药调剂学必须高度热爱自己的专业，注重理论与实践结合，掌握相关知识和技能，努力练好基本功，才能为人民的健康事业作出应有的贡献。

第二节 中药调剂的历史沿革

中药调剂的起源和发展，经历了长期的实践过程。

据《战国策》载，远在夏禹时代，我们的祖先已能人工酿酒。甲骨文中有"鬯其酒"的记载。后汉班固《白虎通义·考黜》解释："鬯者，以百草之香郁金合而酿之。"郁金是一种药用植物，以此根酿酒，其色黄如金。可见，"鬯其酒"就是一种经过调剂配制而成的色美味香的药酒，这是较早的中药调剂实践。

《史记·殷本纪》载："伊尹……以滋味说汤。"相传商代伊尹将其烹调经验用于中药调剂，配制汤液，就是将各种中药材加水煎煮而成的制剂。汤液的创新，标志着方剂的诞生。至今，中药调剂的重点仍然是调配方剂。

周代的宫廷医生已有明确的分工。据《周礼·天官》载，当时的"医师"为众医之长，"掌医之政令，聚毒药以供医事。"医师之下设有"府"职，掌司药物。这是中国医药史上有关专职药物调剂的最早记载。

我国现存最早的医方书《五十二病方》载方约300首，已有丸、散、汤等剂型。如所载的4个治疗外伤、疥痂的水银膏方，主要用猪脂作基质，个别还配有丹砂、雄黄等制成软膏，标志着中药调剂实践已具雏形。

武威汉墓出土简牍《治百病方》，记载有丰富的调剂资料，包括治疗各科疾病的药物剂量、制药方法、服药时间、服药禁忌、用药方式以及药物价格等。

成书于春秋战国时期的《黄帝内经》，比较全面地总结了中药调剂的基本理论与操作技能，如"秫米半夏汤"，由秫米一升、制半夏五合组成，煎剂，治胃不和的失眠症，即是一个调剂实例。

春秋战国，七霸争雄，秦国统一了六国，建立了中央集权的封建帝国，据《杜佑通典》记载："秦有太医令丞主医药"。建武元年（公元25年），朝廷曾设置药丞、主药、主方等职分管皇帝的药品和配方，自此医事管理与药事管理开始有较明确的分工。汉平帝"元始五年，举天下通知方术本草者所在，诏传遗诣京师"，政府出面组织医药人员从事本草的编纂工作。故于后汉时出现了我国第一部总结药物作用基本规律的药物学专著——《神农本草经》。

《神农本草经》是我国现存最早的药物学专著。该书收药365种，具体介绍了药物的采收、配伍及加工炮制方法，药物质量的优劣与真伪鉴别，以及用法与服法等调剂知识。

东汉名医张仲景著《伤寒杂病论》中，记载了丰富的调剂内容。如中药制剂除汤剂外，还有文蛤散吹鼻、蜜煎导方做肛门栓剂、猪胆汁方灌肠、捣韭汁滴耳、救卒死方滴鼻、头风摩散作散剂、蛇床子散为坐药等，都对后世有极大影响。尤其对汤药的调剂要求，包括煎药的火候，溶媒（有酒、蜜、浆水、泉水、井花水等），煎法（有水煮、去渣再煎、分煎、渍干、取汁、先煎、后下、烊化、冲服等），服法（有温服、顿服、分次或连续服、逐渐加量及发病前服等），以及服量、禁忌等，论述详尽。且强调药物调剂必须遵循一定法度，不可违背药性。

东汉末年到三国时期的名医华佗首创麻醉用药"麻沸散"。据考，《华氏中藏经》中有成方152首，包括煎、丸、散、膏、丹、酒、洗、泥罨、滴眼、吹喉、饼等多种剂型，其中尤以丸、散两剂居多，也是炼丹术和化学发展的前身，为制药化学之祖。华佗既行医又售药，安徽亳县至今还保留其故居"元化堂"，东厢"益寿轩"是诊病的场所，西厢"有珍斋"是专门藏药的地方。

从秦到汉，有关药物调剂的分工更见精细。如西汉时设典领方药、本草待诏，东汉时设有药丞、中宫药长、尝药太医等职，均从事中药调剂工作。嗣后，晋沿汉魏旧制。北周至唐皆设有"主药"，专司调剂管理。

晋代葛洪编著的《肘后备急方》，收载成药数十种，在配方、制作方法上又有新的发展，如羊肝丸，采用动物脏器羊肝配伍黄连治目疾。所收载之剂型有：铅硬膏、蜡丸、锭剂、条剂、灸剂、熨剂等，并著有《抱朴子内篇》专论炼丹。陶弘景在所著《本草经集注》中，对药物的配制也有很多论述，所收载成药剂型有酒剂、丸剂、散剂、膏剂等。

南朝刘宋时，雷敩撰成《雷公炮炙论》三卷。该书讨论了药物的炮炙和药物的煮熬、修治等调剂理论和方法，对后世影响甚大。

梁代陶弘景著《本草经集注》，设"合药分剂"专篇论述药物调剂方面内容，并就古今药用度量衡制进行了有益的考证。

唐代的"太医署"设有府、主药、药童、药园师、药园生等，以司药职。由唐政府颁行的《新修本草》载药844种，被公认是世界上最早由国家颁行的药典。该书在补充古书未载药品，修订内容有错的记载，介绍和规范药物的性味、产地、功效、禁忌等方面，做了大量工作。

孙思邈的《备急千金要方》中，记载了大量有关处方用药、服药、藏药等的调剂知识，并具体介绍了称、斗、升、合、铁臼、箩筛、刀、玉槌、磁钵等中药调剂工具，很有现实意义。

宋代已将药物调剂知识作为翰林医官考核录用的重要内容。据《宋会要·职官》载："至和二年（公元1055年）诏提举医官院：自今试医官，并问所出病源，令引医经、本草、药之州土、主疗及性味、畏恶、修制次第、君臣佐使、轻重奇偶条对之，每试十道，以六通为合格"。

宋熙宁九年（公元1076年），京城开封设立了"太医局卖药所"（又名"熟药所"，后改称"惠民局"），专门从事贮备药材，调制成药，出售丸、散、膏、丹和中药饮片，为我国乃至世界上官办商业性药房之始。1103年又增设了"修和药所"（后改称"和济局"），分设在淮东、淮西、襄阳、四川等地，为官营制药工厂，专制"熟药"（即中药制剂），以供药局销售。这些官办药事机构遍及各州、府和军队。据《梦梁录》载，南宋时京城及各地官办"惠民药局"已达70余所，私家药铺则难以计数。公元1107～1110年间，陈师文、裴宗元编成《和剂局方》一书，是和济局的制剂规范。后几经补修，至1151年经许洪校订，定名《太平惠民和济局方》，颁行全国，成为世界上最早的国家药局方之一。本书对推广成药、促进中药调剂的规范化及药物贸易起了重要作用。

金元时期仍沿用"惠民药局"。据《元典章》载：元政府重视药品管理，一再明令禁售毒剧药品。1268年12月中书省刑部奉圣旨，严禁售乌头、附子、巴豆、砒霜和坠胎药。1272年禁止假医游街卖药。1272年规定了卖毒药致人于死者，其买者、卖者均处死。1311年又规定禁售大戟、芫花、藜芦、甘遂等计12种药材。至今，这些仍然是中药调剂中必须重视的。

明、清时期是我国资本主义萌芽和发展的阶段。当时私人资本开办的药店已很兴盛，在手工业企业之先，是一个医药事业蓬勃发展的重要历史阶段。郑和7次下西洋，与30多个国家建立了贸易关系，促进了我国医药的交流。在国内已形成一定规模的以河北安国、江西樟树、河南禹县、安徽亳县等地为代表的医药市场集散地，出现了北京著名的"同仁堂"、"万锦堂"等药店。这个时期全国已形成了比较完整的药业体系，医药行业出现了前所未有的繁荣景象。如河北安国市场当时被誉为天下第一药市，据清雍正巳酉进士刁显祖所作《祁阳赋》记载："年年两会，冬初春季，百货辐辏，商贾云集，药材极山海之商，布帛尽东南之美……"。据《安国志》记载，当时成药业在安国药材商业中占非常重要的组成部分，生产出售的成药约计500多种，剂型有丸、散、膏、丹、水、露、酊、酒等。由于在药物配制和操作技术、保管、禁忌等方面积累了不少经验，产品质量较好，凡标有"祁"字商标的成药倍受药商和患者欢迎，产品畅销全国各地，有的品种还远销到香港及东南亚各国。当时来自全国各地的药商云集安国，一日不下两千人，经营药品的店堂商号鳞次栉比，据清末历史资料记载不下500余家。

明代陈嘉谟著《本草蒙筌》，这是一部对中药调剂富有理论和实用价值的重要著作。书中以出产择地土，收采按时月，贮藏防耗损，贸易辨真假，咀片分根梢，制造资水火等，详细介绍了道地药材、炮制方法、饮片加工、服药方法以及药材真伪优劣、贮藏等。明代唯一由朝廷组织编纂的药物学专著为《本草品汇精要》。该书引述古代有关中药基础理论和炮制调剂内容，按"二十四则"评述各药，很有参考价值。

明至清代影响深远的制药学专著《炮炙大法》，叙述了400余种药物的产地、采集、药质鉴别及炮制方法，并附用药凡例、煎药则例、服药序次、服药禁忌、妊娠禁忌等内容，是学习研究中药调剂的重要资料。

清代的药事管理基本上承袭前朝旧制。另设有管理大臣，对生药库按月、季清点校对，以杜绝差错。并规定药铺卖出药材因辨认不清而致人于死者，均以过失杀人论处。这些刑律基本上仿效明制，有效地保证了中药调剂工作的正常开展。

清代有代表性的药学专著有赵学敏的《本草纲目拾遗》、吴其浚的《植物名实图考》、吴仪洛的《本草从新》等。这些著作都不同程度地完善了中药调剂的内容。

到了近代，由于大量西药输入，充斥我国市场，而国内药商多追求药品形色和营利，忽视药物质量，甚至有人为牟取暴利，常以伪充真，以劣充优，危害人民健康和生命。为了纠正这些不良倾向，近代不少医药专家长期致力于药物鉴别和炮制的研究，为中药调剂学的发展作出了较大贡献。其中，如曹炳章《增订伪药条辨》（1927年）、陈仁山《药物出产辨》（1931年）、沈家征《中药药物形态学》（1931年）、杨叔澄《制药学大纲》（1938年）等，都是这一时期药物鉴别和炮制法的专著，对于提高药剂人员鉴别药物的能力、丰富药物知识、确保调剂质量有着重要作用。

第二节　中药调剂的现代进展

中华人民共和国成立后，1954年10月18日中央财委批转的"关于中药经营问题"的报告指出："逐步对私营中药商业实行利用、限制和改造"的政策。1956年1月起，原由供销总社领导经营的中药材业务划归商业部领导，并成立了中国药材公司。1979年，原商业部所属的医药和中药工商业务及机构划归国家医药管理局领导，对医药的产、供、销实行统一管理，并成立了中国药材公司。1988年5月国务院决定成立国家中医药管理局，将原属国家医药局管理的中药部分划归国家中医药管理局管理。

建国以来，在继承和发扬中医药学遗产的基础上，中药调剂工作已找到了以中医药理论为指导，以传统经验为基础，充分应用现代科学技术的发展途径。出版国家药典和部（局）颁标准，制定地方性药品标准和炮制规范，建全药品检验机构等，都大大促进了中药调剂工作的规范化、科学化。

在药品监督管理方面，《中华人民共和国药典》已先后颁布了7版，国家药品监督管理部门颁布了《处方药与非处方药分类管理办法》（1999年）、《执业药师资格制度暂行规定》（1999年）、《药品零售连锁业有关规定》（2000年）、《药品经营质量管理规范实施细则》（2000年）、《药品经营质量管理规范》（2000年）等一系列规定，使中药调剂工作有法可依。

在饮片炮制方面，采用了各型筛选机、去毛机、洗药机、蒸药机、切药机、煅药机、干燥机等，基本实现了机械化，尤其是中药微机程控炒药机等的研制成功，显示出中药炮制已经走向自动化。

在中成药剂型改革方面，已研制生产了冲剂、片剂、涂膜剂、粉针剂、气雾剂、滴丸及微型胶囊等新品种。

在制备工艺方面，采用了气流混合、沸腾干燥、远红外线干燥、微波干燥和灭菌，以及全粉直接压片、沸腾包衣等新工艺。

在中药质量控制方面，一些先进的分析仪器与方法，如色谱技术（薄层层析、气相色谱、高效液相色谱）、光谱技术（紫外、红外光谱等）、质谱技术以及计算机技术等，已被广泛地应用于中药质量的检测控制。在中药鉴定方面，已研制出了"中药鉴定－微机分析系统"，该系统将中药材的性状鉴定、粉末鉴定（采用显微镜、电子显微镜及显微照相技术）、理化鉴定等方法同计算机技术结合在一起，对中药材进行综合分析。在中药成分分析上，计算机与色谱、光谱、质谱仪联用，极大地提高了分析数据的处理能力。在矿物药的鉴定分析上，广泛采用了原子吸收光谱仪、X射线衍射仪、多元素分析仪等，可快速、高效地测定矿物药中元素的组成及其含量。

在中药材仓贮养护方面，现代科学技术已被充分应用。中药材贮藏的好坏直接影响其质量。大多数中药材都含有淀粉、糖类、蛋白质、脂类、纤维素等成分，易发生霉烂、虫蛀、走油及变色等变质现象。上世纪末，我国在中药材的仓贮养护方面开始研究并成功地应用了气调养护技术。该技术的原理是人工降低贮藏中药材周围的氧含量，提高 CO_2 等气体含量，使害虫窒息死亡，霉菌和细菌的生长受到抑制，药材的生理活性降低，从而达到保鲜、防霉、杀虫的目的。除气调贮藏技术外，近年还应用了真空包装技术、除氧剂密封、气幕防潮、辐射防霉除虫、气调与机械吸潮相结合的贮藏技术，以及计算机管理仓贮技术等。

同时，在中药配方的常规、中药计量工具的改革及中药的贮藏与管理等方面，充分利用现代科技，也取得了可喜进展。

第二章　中药调剂人员的职责与道德规范

第一节　中药调剂人员的职责

调剂工作是医疗工作的重要组成部分，是确保人民用药安全有效的重要环节。根据卫生部关于《医院药剂工作条例》的有关规定，各级中药调剂人员的主要职责如下：

一、调剂室主任职责

1. 在院长领导下，制定中药房各项工作计划并组织实施，经常督促检查执行情况，按期总结上报。

2. 拟定预算，制订药材采购计划并组织实施。

3. 组织与领导药品的保管、药材的加工炮制、制剂与调配工作，指导或亲自参加复杂的药剂调配和制剂工作，确保配发的药品质量合格。

4. 督促和检查毒性中药和贵重药品的使用、管理和中药材的鉴定工作；领导所属人员认真执行各项规章制度和技术操作规程，确保药品安全有效，严防差错事故发生。

5. 经常深入各科室了解需要，征求意见，主动介绍和供应药品。

6. 组织与领导科学研究，改进中药的加工炮制方法，改革中药剂型；配合临床研制新药和新剂型的试制，组织技术革新和新技术的应用；做好中药炮制经验的挖掘继承工作。

7. 担负教学工作，指导研究生、进修生学习，做好本科室调剂人员的技术考核和业务学习工作，并提出升调奖惩的意见。

8. 组织实施药品的登记和统计工作，督促检查各科室药品的使用和管理情况。

副主任协助主任负责相应的工作。

二、主任中药师职责

1. 在科主任领导下，主持药剂科或调剂室的日常业务工作。

2. 指导并参与复杂的药剂调配和制剂工作，确保配发的药品质量合格，安全有效。

3. 督促检查毒性中药和贵重药品的使用管理，以及药品的检验和鉴定工作。负责药品真伪、优劣的鉴别。

4. 经常深入各临床科室了解用药和管理情况，征求意见，介绍新药，必要时参加医院疑难病例会诊及病例讨论。

5. 组织开展科学研究，改进加工炮制方法，改革中药剂型，指导技术革新和新技术的应用等。

6. 担负教学工作，指导研究生、进修生、实习生学习，做好本科室调剂人员的技术考核和业务学习工作。

副主任中药师可参照上述各条协助主任中药师工作。在无主任中药师的情况下，执行主任中药师职责。

三、主管中药师职责

1. 在主任中药师的指导下进行工作。

2. 指导药品调配、制剂、煎药和加工炮制，负责药品的检验和鉴定，保证药品的质量符合药典和本地区中药炮制规范的规定。

3. 经常深入临床科室了解用药和管理情况，征求用药意见并介绍新药。

4. 检查毒性中药和贵重药品及其他药品的使用、管理情况，发现问题及时处理并上报。

5. 指导各类设备、仪器的保管、养护及校对，保持其性能良好。

6. 参加科学研究，改革中药剂型，改进调剂方法。

7. 担任进修、实习人员的教学培训工作，协助组织本科室调剂人员的业务学习。

四、中药师职责

1. 在上级中药师的指导下进行工作。

2. 指导并参加药品调配、制剂工作和药材的加工炮制及煎药工作；负责药品的检验规定和药检仪器的使用保养，保证药品质量符合药典和地方性中药炮制规范的规定。

3. 经常深入临床科室了解药品的使用和管理情况，征求用药意见并介绍新药。

4. 检查毒性中药和贵重药品的使用、管理情况，发现问题及时研究处理并上报。

5. 指导并参与各类设备、仪器的保管、养护及校对，保持其性能良好。

6. 参加科学研究，改进加工炮制方法，改革中药剂型；配合临床，参加研制新药和新剂型试制。

7. 担任进修、实习人员的教学和培训工作，指导中药士、药剂员的日常工作和业务学习。

五、中药士职责

1. 在上级中药师指导下进行工作。

2. 负责药品的预算、请领、分发、保管、采购、药品制剂及处方调配等工作。

3. 认真执行各项规章制度和操作规程，严格管理毒性中药和贵重药品，严防差错事故。

4. 深入临床科室，征求意见，了解药品的使用、管理情况，发现问题及时反映。

5. 负责各类设备、仪器的保管、养护及校对，保持其性能良好。

6. 帮助药剂员进行业务学习和技术提高。

六、中药药剂员职责

1. 在上级中药师指导下进行工作。

2. 参加临床方剂制剂的配制。担任一般的处方调配、药品分装、临床方剂的炮制及煎药工作。

3. 参加药品的采购、出纳、分发、保管、消耗、回收、统计工作。

4. 负责所在调剂工作室的清洁卫生工作。

第二节　中药调剂人员职业道德的基本原则

中药调剂人员职业道德的原则就是医药学伦理学研究的原则，主要包含以下几方面。

一、医药学的人道主义原则

人道主义是古今中外医药学道德传统的精华和核心所在，理所当然也是中药调剂人员职业道德研究的核心内容。

在我国古代就有朴素的医药学人道主义思想的萌芽，并逐渐成为当时从医者奉行的基本道德准则。古代朴素医药学人道主义是建立在对病人朴素的怜悯、同情心基础上的，表现为提倡从医者对病人应当同情、关心和仁慈。唐代名医孙思邈就说过："凡太医治病，必当安神定志、无欲无求，先发大慈恻隐之心，誓愿普救含灵之苦，若有疾厄来求救者，不得问其贵贱贫富，长幼妍媸，怨亲善友，华夷愚智，普同一等，皆如至亲之想"。古希腊最杰出的医生希波克拉底在其《希波克拉底誓词》中就提出将"遵守为病家谋利益"作为医生行医的唯一目的。1941年，毛泽东同志为延安中国医大题词："救死扶伤，实行革命的人道主义"，指出了医药卫生工作职业道德的基本原则。

医药学人道主义是指在医学活动中，特别是在医患关系中表现出来的同情关心病人、尊重病人的人格与权利、维护病人利益、珍视人的生命价值的伦理思想。主要包括：

1. 尊重患者生命

尊重患者的生命为历代医家所强调，形成了医药学伦理上独特的生命神圣论。孙思邈的"人命至重，有贵千金"，就是生命神圣论的集中体现。《黄帝内经》谓："万物悉备，莫贵于人"。人的生命只有一次，故医药工作者应当尊重、珍视人的生命，积极救治人的生命。

2. 尊重患者的人格

患者是人类群体中最需要帮助的人，不仅应具有一般正常人的正当权益，而且由于身患疾病，还应享有正常人不能享有的特殊权益，应当受到社会的特别关照与优待。患者的人格应当受到尊重，特别是对精神患者、传染病人及残疾患者，更应当按照人道主义精神，关心、同情、爱护、体贴他们。

3. 尊重患者平等的医疗权利

让所有的人平等地享有医疗保健权，是医药学人道主义的一个基本主张和追求目标。即使存在着等级差别的阶级社会，历代医家也都没有放弃"平等待人"的人道主义的思想。这种思想或理念要求医药人员在服务中应当绝对排除非医疗因素的干扰，包括政治、经济、文化、宗教等因素；即使是犯人、战俘也应当享有人道的医疗待遇。

4.尊重生命的价值

维护人类整体利益。尊重生命价值，维护人类整体利益是现代医药学人道主义对传统医药学人道主义的必要补充，是医药学人道主义更加成熟和理智的表现。它要求不仅要尊重病人个体的生命，而且也应当尊重病人生命的价值。尊重人的生命和价值、尊重病人的人格和病人平等的医疗权利，不单是医药人员在使用药品中应当遵守的职业道德规范，而且对药品的生产、流通过程也提出了一系列的伦理学的要求。既然药品是用于治病防病、康复保健的，它在生产、储存、运输、销售过程中，对质量保证的要求比其他商品要严格得多。这些要求有的是法律、法规的要求，是强制性的规范；还有一些是社会伦理、职业道德方面的要求。

总之，医药学人道主义从关心、同情、爱护、尊重人的生命升华到主动为人类健康服务、为人民谋幸福，这就将医药学人道主义发展到了一个新的阶段。

二、社会效益优先的原则

"义利关系"一直是伦理学讨论的重要问题。如何认识经济效益和社会效益的关系，如何在自己的生产经营活动中既能实现良好的社会效益，又能获取良好的经济效益，同样是医药学伦理学不可回避的问题。我国古代占统治地位的观点是"道义论"。

长期以来，与计划经济体制相适应，我国实行的是福利性的卫生体制。这一体制不利于对医药卫生资源进行有效配置，也不利于形成合理的补偿机制，不能使卫生事业获得发展的动力，因此，需要进行改革。1997年1月15日《中共中央、国务院关于卫生改革与发展的决定》指出："我国卫生事业是政府实行一定福利政策的社会公益事业。卫生事业发展必须与经济和社会发展水平相适应"。同时指出：卫生改革与发展应"坚持为人民服务的宗旨，正确处理社会效益和经济效益的关系，把社会需要放在首位。防止片面追求经济收益而忽视社会效益的倾向。"

在药品生产经营活动中坚持社会效益和经济效益并重、社会效益优先的原则，要求药品生产、流通企业和其他销售单位要从人民群众防病治病、康复保健的需要出发，研制、生产和销售疗效好、毒副作用小、价格相对低的药品，充分考虑药品的临床效果和广大人民群众的经济承受能力，而不能把追求利润最大化作为唯一目标。中药调剂人员在自己的执业活动中，也应客观、全面地向服务对象介绍药品的性能、疗效、价格，供对方选择时参考。临床医师为患者开具处方也应做到正确行使药物的分配权，对症下药，不能为了追求经济效益而不顾病情需要开"大处方"和价值高的药品，增加社会及患者的经济负担。更不能利用职务之便，滥用限制使用的毒、麻药品，危害社会。

三、诚实守信、交易公平的原则

市场经济条件下的市场规则有许多方面，其中最重要的是要恪守诚实守信、交易公平原则。诚实守信、交易公平原则具体应用在药品生产和流通过程中，就是要求药品生产厂商严格按照药品生产规范和政府的批准文号，向社会提供符合治疗和康复保健需要的合格产品。要求药品交易双方处于平等的民事地位，卖方有义务就商品的名称、规格、用途、使用方法、质量、数量、单价以及其他交易条件作真实的陈述或明示，供买方购买药品时参考；买方根据公开的信息，决定是否购买或购买什么。双方交易成立，卖方有义务按合同或约定提供相应的药品，并收取价款；买方有义务接受卖方提供的符合自己购买要求的药品并支付价款。在药品交易中，买卖双方都不应当提供虚假的交易信息，不得附加有碍交易公平的其他交易条件，更不得凭借自己的交易优势或特殊权利，强买强卖。

由于药品的品种、质量、规格、疗效等比较复杂，最终购买者是患者，绝大多数药品是通过医生处方才进入消费的，药品的最终消费者获取商品交易信息是不充分的，对药品这种特定商品的选择处于被动接受的地位，这就使得药品的交易条件与其他商品有很大的不同，增加了公平交易的困难，也增大了贯彻诚实守信原则的难度。因此，强调诚实守信、交易公平的伦理学原则就更具有实际意义。

目前，影响药品公平交易的阻力主要来自以下两个方面：一是有的药品生产厂商和药品批发商为了推销药品，采取不正当的推销手段和不正当竞争手段，人为地提高了药品的销售价格；二是部分医药人员在经济利益或关系、人情的影响下，不能正确行使自己的权利，开大处方、开价格昂贵而对患者病症并非最佳疗效的药品，以及调配人情方、关系方。这两种现象不仅人为地增加了药品的销售价格，加重了国家、社会和药品消费者的负担，还败坏了药品生产、经营者和医药人员的形象、声誉，毁掉了一批人。大力纠正药品交易中的此类消极腐败现象，除了建立和完善必要的制度如药品集中采购制度、医疗保障定点医院制度、职工医疗费用个人账户制度，形成良好的利益制约关系外，在药品生产、经营者和有关医务人员中大力倡导诚实守信、交易公平的药学伦理学观念，使他们树立良好的职业道德形象，是十分必要的。

四、尊重患者、慎言守密的原则

这一原则是对各级调剂人员在职业活动中言行的特殊要求。由于调剂人员直接和患者、药品使用者以及他们的亲属交往，因此，应当本着医药学人道主义的原则和尊重患者人格的精神，根据不同的情况采取不同的处理方式，尊重患者的情感和隐私，并为其保守与药物使用有关的秘密。

这方面可以有许多例子：如有的绝症病人并不知道自己的病情，也没有足够的知识通过所使用的药物判断自己的病症，特别是病人了解自己的病情后对治疗和他本人的精神状态并非有利，调剂人员或药品销售人员就没有必要详细介绍该药品的作用、适应症，以免加重其心理负担；某些病症如性病的患者，虽然本人知道自己的病症，但他们不愿意让自己的亲戚、朋友甚至不认识的人知道，在不危及社会公共健康的情况下，应当尊重他（她）们的情感和隐私，不将他（她）们使用药物的情况向无关人员透露。

尊重药品使用者情感和隐私、为其保守秘密的原则表面看来与诚实守信的伦理学原则是相互矛盾的，其实是医学人道主义原则的具体运用，是一个问题的两个方面。直接面对药品使用者的药品调剂或销售人员应当根据不同的情况，凭借自己的经验判断，灵活运用这些原则。

第三节　中药调剂人员的道德规范

药品质量和用药安全与广大人民群众的健康和生命息息相关。因此，国家对药品的研制、生产、流通和使用的全过程实行了比其他商品更为严格的法制管理。从事中药调剂工作的人员不仅要严格执行国家有关的法律、法规，还应具备良好的从业素质和职业道德，自觉规范自身的行为。

中药调剂人员的道德规范（简称"药德"）是调整和维护调剂人员与被服务对象、调剂人员之间以及调剂人员与社会之间相互关系的行为规范的总和，它包括调剂人员的药德观念和药德行为。

药德观念是指调剂人员的思想、态度、心理、情感等。药德行为是药德观念的具体体现，主要表现在对工作的责任心，对业务的钻研精神，对病人体贴关怀，以及遵守法纪等业务工作行为之中。

中药调剂人员的道德规范主要通过以下三个方面体现出来。

一、中药调剂人员对被服务对象的道德规范

调剂人员对被服务对象的道德规范是中药调剂人员道德规范体系中的主体和核心。调剂人员要注重道德修养，强化服务意识。因此，技术上应精益求精，工作上应认真负责。

调剂工作一定要以患者为中心。调剂人员必须敬业爱岗，严肃认真，一丝不苟，细致谨慎，准确无误地操作。对被服务对象要尊重体贴，态度和蔼，言语亲切，慎言守密，使之感到真诚可信；同时不要以貌取人，应不分雅俗，普同一等，尽量为患者提供优质服务；特别是对文化程度低的患者，更应细心交待药品的用法、注意事项，以自己的满腔热忱，使患者树立起亲切感、信赖感、安全感。调剂人员应自觉地贯彻、执行国家对药品管理的法律、法规，依法办事，不能用手中职权谋取私利，对工作要忠于职守、坚持原则、秉公办事，自觉地抵制各种错误思想和歪风邪气，真正做到无私无畏、自尊、自爱、自重。

调剂工作必须严格遵守操作规程。调剂人员在调配处方、制备制剂中，一切操作都必须认真仔细，自觉遵守操作规程；配方发药应反复核对无误后方可将药品交给患者；对超出剂量的大处方，应采取拒付的态度，并及时与医生联系，督促其更改；对有配伍禁忌的处方，应及时与医生商量，待其修改后再予配方；对毒、麻、剧药及儿科用药，更应严格控制，一丝不苟，防止差错事故。

二、中药调剂人员对社会的道德规范

调剂人员的服务对象不仅包括具体的人，而且涉及整个社会。因此，调剂人员必须遵守社会的道德规范，调剂工作必须把社会效益放在首位。

药品质量优劣、真假，直接关系人民群众的健康，甚至生命，也影响社会的稳定和经济繁荣。所以，从药品的研究开发、生产、包装、储运、检验、销售和使用等全过程，都要有

明确而严格的质量监控制度。要坚持调剂工作在注重经济效益时必须把社会效益放在第一位。

注重社会效益，必须执行《药品管理法》等药政法规性文件，面向社会，尽职尽责。包括在制备制剂过程中紧密结合临床需要，选择最优处方和剂量，本着"高效益、高疗效、低成本"的原则，不单纯追求经济指标；反对配制、销售假药、劣药及霉变中药饮片等违法行为，加强药检工作，把好质量关，无论多么贵重，或是剂量多大的制剂，凡质量不合格者，一律不准用于临床；反对虚高定价坑害患者等违背职业道德原则的行为。

三、中药调剂人员相互间的道德规范

调剂人员相互间的道德规范能够有利地调整药剂人员之间及各部门之间的正常关系，因此，调剂人员之间、医药人员之间都应加强团结，树立整体协作精神，相互尊重信任，相互学习，勇挑重担；工作中绝不能互相推诿，制造难题。

调剂人员对临床医生违反配方规定乱开处方、滥用药品的，要耐心规劝，提出警告，坚持原则，拒绝发药。调剂人员应定期了解临床用药情况，及时提出合理用药建议，提供新制剂使用方法，当好临床医生的参谋。

科室内部要团结协作，紧密配合，互相支持。学术上发扬民主，科研工作上加强协作，业务上要积极管理。要尊重同行，维护集体荣誉，而不应当互不服气，技术封锁，抬高自己，或借工作之便刁难别人，对同行冷嘲热讽，幸灾乐祸。

总之，各级中药调剂人员都应热爱专业，熟悉业务，尊重病人，作风廉洁，认真履行各自的岗位职责，遵守职业道德规范，充分发挥调剂工作在人民卫生事业中的重要作用，保证临床用药安全、有效。

第三章 中药的标准

第一节 国家药品标准

药品标准是国家对药品质量规格和检验方法所作的技术规定，是药品生产、经营、使用和监督管理的依据，具有法律的约束力。

目前我国药品标准分为两级。《中华人民共和国药典》（简称《中国药典》）、《中华人民共和国卫生部药品标准》以及国家药品监督管理部门颁发的药品标准（简称"部（局）颁标准"）属国家药品标准；各省、自治区、直辖市药品监督管理及卫生部门批准的属地方药品标准（简称"地方标准"）。

《中华人民共和国药品管理法》规定："国务院药品监督管理部门颁布的《中华人民共和国药典》和药品标准为国家药品标准。国务院药品监督管理部门组织药典委员会，负责国家药品标准的制定和修订。国务院药品监督管理部门的药品检验机构负责标定国家药品标准品、对照品。"

一、国家药典

药典是一个国家药品规格标准的法典，由国家组织编纂和修订，并由政府颁布施行，具有法律性。

药典一般只收载应用较广，对预防、治疗确有疗效，毒副作用小，质量稳定的药品，除记载药品的规格标准外，还记载检验药品的方法与各种剂型的通则等，以便检查与控制药品的质量。药典每隔若干年就要增订一次，使其内容能反映出药品研究与开发的最新成就。

1. 国家药典的沿革

我国是世界上最早颁布全国性药典的国家。

唐显庆4年（公元659年）颁行的由长孙无忌、李勣、苏敬等20余人编纂的《新修本草》（又称《唐本草》），卷帙浩博，收载国产和国外引入药物共844种，这是我国最早由政府颁行的一部药典著作，也是世界上最早的药典，它比公元1542年欧洲第一部地方性药典"纽伦堡药典"要早出800余年，比1772年出版的欧洲第一部全国性药典"丹麦药典"要早1113年。

宋政府颁布的由太医裴宗元、提举措置药局陈师文等编成，公元1151年经许洪校订的《惠民和剂局方》，载方788首。该书作为修制成药的依据颁行全国，为我国历史上第一部由政府编制的中药成药药典。

1930 年，国民党政府卫生署颁布了《中华药典》。该药典由刘瑞恒任总编纂，严智钟等五人任编纂，历时 8 个月完成初稿，经审查、校正，1930 年 5 月由卫生署颁布实施。《中华药典》收药 708 种，以美国药典 1926 年版为蓝本，并参考英国药典、日本药局方和其他文献编纂而成，不完全适用于我国的情况，颁布后，药学、医学界曾提出不少意见，后一直未修订。

新中国成立后，于 1953 年出版了第一部《中华人民共和国药典》。迄今为止，《中华人民共和国药典》已出版过 7 次。国家药典的编纂颁行，使药品的生产、供应、使用和监督管理有了依据，为制订药品的质量标准、名称的统一、制剂规格、炮制方法和药物疗效、剂量规定等都打下了良好的基础。药典也反映了我国药材资源的丰富和我国医药科学水平的不断提高，对于保障人民身体健康，为社会主义建设服务，都有着重大意义。

2.《中华人民共和国药典》

中华人民共和国成立后，为加强药品标准工作，1950 年初中央卫生部成立了第一届"中国药典编辑委员会"，由卫生部部长李得全兼任主任委员，并选聘委员 49 人，通讯委员35 人，分设 8 个专业组及 1 个综合小组，根据我国卫生工作方针，编纂具有中国特色的、大众化、科学化、民族化的新药典。1953 年 7 月经卫生部转政务院审批，同意印行 1953 年版《中华人民共和国药典》（简称《中国药典》）。

1953 年出版的第一部《中国药典》共收载化学药品、抗生素、生物制品等 531 种检验方法通则 58 项，但未收中药材及中成药。1957 年出版第一增补本。

1963 年出版第二部《中国药典》始分一部和二部。其中一部收载中药材 446 种、中药成方制剂 197 种；二部收载化学药品、抗生素、生物制品 667 种，共 1310 种。经卫生部批准，本届药典委员会增聘中医专家 8 人、中药专家 3 人组成中医药专门委员会，组织有关省市的中医药专家，根据传统中医药的理论和经验，起草中药材和中药成方（即中成药）的标准，从而使我国的药典编纂工作真正有了突破。

1977 年出版第三部《中国药典》，分一、二两部，共收药物 1925 种。其中一部为中药材（包括少数民族药材、中草药提取物、植物油脂以及一些单味药材制剂等）882 种及成方制剂（包括少数民族药成方）270 种，共 1152 种；二部为化学药品、抗生素、生物制品等共773 种。同年还出版了药典二部注释选编。

1985 年出版第四部《中国药典》，其中一部收载中药材和成方制剂 713 种，二部收载化学药品、抗生素、生物制品等 776 种，共 1489 种。1987 年出版增补本，增补新品种 23 种，修订的品种 172 种，附录 21 项。1988 年 10 月，第一部《中国药典》1985 年版英文版正式出版。

1990 年出版第五部《中国药典》，共收药 1751 种。其中一部收中药材及制剂 784 种，二部收化学药、生化药、抗生素及放射性药品、生物制品等共 967 种。本版药典对附录收载的制剂通则和检验方法也作了相应修改和补充，正文品种采用的新技术、新方法有较大幅度增长。另编著《中国药典临床用药须知》一书，以指导临床用药。有关药品的红外光吸收图谱收入《药品红外光谱集》另行出版，本版药典附录内容不再刊印。

1995 年出版第六部《中国药典》，收载品种共计 2375 种。一部收载 920 种，其中中药材、植物油脂等 522 种，中药成方及单味制剂 398 种；二部收载 1455 种，包括化学药、抗生素、生化药、放射性药品、生物制品及辅料等。一部新增品种 142 种，二部新增品种 499 种。二部药品外文名称改用英文名，取消拉丁名；中文名称只收载药品法定通用名称，不再列副名。编制出版《药品红外光谱集》第一卷（1995 年版）。本届药典委员会除完成 1995 年版药典的编制外，还于 1992 年、1993 年先后编制出版《中国药典》1990 年版第一、第二增补本及二部注释和一部注释选编、《中药彩色图集》和《中药薄层色谱彩色图集》以及《中国药品通用名称》等标准方面的配套丛书。《中国药典》1990 年版英文版亦于 1993 年 7 月出版发行。

2000 年出版的第七部《中国药典》共收载药品 2691 种，其中一部收载 992 种，较上一版新增中药材及其制品有西洋参、血竭、灵芝、环维黄杨星 D、金荞麦、肿节风、银杏叶、湖北贝母等共 13 种，新增成方及单味制剂有一清颗粒、八正合剂、三金片、三黄片等共 63 种；二部收载 1699 种。一、二两部共新增品种 399 种，修订品种 562 种。本版药典的附录作了较大幅度的改进和提高，一部新增附录 10 个，二部新增附录 27 个。二部附录中首次收载了药品标准分析方法验证要求等六项指导原则，对统一、规范药品标准试验方法起指导作用。现代分析技术在本版药典中得到进一步扩大应用。本届药典委员会还完成了《中国药典》1995 年版 1997 年增补本、1998 年增补本、《中国药品通用名称》（1998 年增补本）及《药品红外光谱集》（第二卷）、《临床用药须知》（第三版）。1997 年完成了《中国药典》1995 年版英文版。为加强国际合作与交流，本届委员会还决定《中国药典》2000 年版英文版与中文版同步出版。

列入《中国药典》的药品要求是医疗必需，临床常用，疗效肯定，质量好，副作用较小，能优先推广使用并有标准规格，能控制或检定质量的品种。其中，中药材还应是医疗常用，品种来源清楚，有商品经营的；中成药还应是使用面广，处方合理，工艺成熟，有较长时期使用经验的。

二、部（局）颁药品标准

部（局）颁药品标准，即由国家药品监督管理或卫生部门颁发的药品标准。

药典不可能经常改版或增补，对同一时期药典尚未收载的常用而有一定防治效果的药品，由药典委员会编辑部颁标准，经国家药品监督管理或卫生部门批准后执行，作为药典的补充。建国以来由卫生部颁发的药品标准，如《卫生部药品标准暂行规定》（1957 年）、《中华人民共和国卫生部药品标准》（1963 年）、《中华人民共和国卫生部抗菌素标准》（1972 年）、《＜中华人民共和国卫生部药品标准＞药材（第一册）》（1992 年）等，其内容格式与药典基本相同。

自 1998 年 8 月 19 日国家药品监督管理局组建以来，按照国务院赋予的职能，业已颁布了相关的药品标准。

部（局）颁标准也具有药典性质，具有法律约束力，也是全国药品生产、供应、使用、检查、监督管理药品质量的依据。

三、药品标准的颁行与废止

《中国药典》及部（局）颁标准，现由国家药品监督管理部门批准发布实施；地方标准由省、自治区、直辖市国家药品监督管理部门批准发布实施。其解释、修订及废止亦同。

凡现行版药典收载的药品标准，原收载于上一版药典的，一律作废。

凡收载于现行部（局）颁标准的药品标准，原收载于地方药品标准的，一律作废。

凡经国家药品监督管理部门另有明文规定的药品，无论是药典标准、部（局）颁标准还是地方标准，均同时作废。

第二节　地方药品标准

地方药品标准是一个地区药品规格标准的规范性文件，由各省、自治区、直辖市、药品监督管理部门等地方性行政组织编写并公布执行，在本地区范围内对药品的生产、供应和使用等工作亦具有法律性约束力。

地方性药品规格标准的品种为未收载于《中国药典》及部（局）颁标准的品种，一般包括地区性民间习用药材的标准、原地方药品标准的修订、医疗单位自制制剂的标准、按药品管理规定生产的中药饮片以及使用新发现和从国外引种的药材等。地方标准不能同国家标准相抵触，但在保证执行国家药品标准的原则下，报经上级同意，可根据具体需要补充制定某些规定。

早在 1952 年，我国华东地区就颁布了《炮制规范》，作为该地区药品生产、供销及使用的依据。《中国药典》公布后，各地根据药典格局，制定了除《中国药典》以外的本地区有生产的药品标准，较早的如《上海市药品标准》（1956、1959 年版）。在中药饮片炮制和中药成方制剂方面，如《北京市饮片炮制经验》（1950 年版）、《北京市中成药规范》（1968 年版）、《上海市饮片炮制规范》（1959 年版）等，都是较早的地方性药品规范。

湖北省于 1963 年颁布了《武汉中药制用规范》《中药制剂成方集》，并于 1974、1980、1986 年三次修订和颁布《湖北省药品标准》，1979 年颁布《湖北省中草药炮制规范》，1987 年颁布《湖北省医院制剂规范》。

此外，1987 年由西藏、青海、四川、甘肃、云南、新疆等省、市、自治区共同编订了藏药标准，收藏药材 174 种，成方制剂 290 种，用汉文和藏文两种文版发行。1994 年，我国第一部《维吾尔药材标准》问世，收药材 310 余种。目前，全国各省、市、自治区大体上均编写有这类规范，作为药品监督管理和调剂工作的重要依据。

第三节　中药标准

2000 年版《中国药典》一部收载中药材及其制品、成方及单味制剂共 992 种，并对中药标准作了以下明确规定。

1. 药材的质量标准，一般按干品规定，特殊需用鲜品者，同时规定鲜品的标准，并规定鲜品用法与用量。

2. 药材原植（动）物的科名、植（动）物名、学名、药用部位（矿物药注明类、族、矿石名或岩石名、主要成分）及采收季节和产地加工等，均属该药材的来源范畴。

药用部位一般系指已除去非药用部分的商品药材。采收（采挖等）和产地加工即对药用部位而言。

3. 药材产地加工及炮制规定的干燥方法如下。

（1）烘干、晒干、阴干均可的，用"干燥"；

（2）不宜用较高温度烘干的，则用"晒干"或"低温干燥"（一般不超过60℃）；

（3）烘干、晒干均不适宜的，用"阴干"或"晾干"；

（4）少数药材需要短时间干燥，则用"曝晒"或"及时干燥"。制剂中的干燥系指烘干，不宜高温烘干的用"低温干燥"。

4. 同一名称有多种来源的药材，其性状有明显区别的均分别描述。先重点描述一种，其他仅分述其区别点。分写品种的标题，一般采用习用的药材名。没有习用名称者，采用植（动）物名。

5. 性状项下记载药品的外观、质地、横断面、臭、味、溶解度以及物理常数等。

（1）外观性状是对药品的色泽和外表的感官描述，如对药品的细度或色泽等需作严格控制时，应在检查项下另作具体规定。

（2）溶解度是药品的一种物理性质。各品种项下选用的部分溶剂及其在该溶剂中的溶解性能，可供精制或制备溶液时参考；对在特定溶剂中的溶解性能需作质量控制时，应在该品种检查项下另作具体规定。

（3）物理常数包括相对密度、馏程、熔点、凝点、比旋度、折光率、粘度、吸收系数、碘值、皂化值和酸值等；测定结果不仅对药品具有鉴别意义，也反映药品的纯度，是检定药品质量的主要指标之一。

6. 鉴别项下包括经验鉴别、显微鉴别和理化鉴别。显微鉴别中的横切面、表面观及粉末鉴别，均指经过一定方法制备后在显微镜下观察的特征。

7. 检查项下规定的各项系指药品在加工、生产和贮藏过程中可能含有并需要控制的物质，包括安全性、有效性、均一性与纯度要求四个方面。各类制剂除品种项下另有规定外，均应符合各制剂通则项下有关的各项规定。

8. 药材未注明炮制要求的，均指生药材，应按附录药材炮制通则的净制项进行处理。某些毒性较大或必须生用者，在药材炮制及制剂处方中的药材名前加注"生"字，以免误用。

9. 药材性味与归经项下的规定，一般是按中医理论对该药材性能的概括。

10. 药材及制剂的功能与主治系以中医或民族医辨证施治的理论和复方配伍用药的经验为主所作的概括性描述，并在临床实践的基础上适当增加了新用途，此项规定仅作为指导用药的参考。

11. 药材的用法除另有规定外，均指水煎内服；用量系指成人一日常用剂量，必要时可根据需要酌情增减。

12. 注意项下所述的禁忌证和副作用，系指主要的禁忌和副作用。属中医一般常规禁忌者从略。

13. 贮藏项下的规定系对药品贮藏与保管的基本要求，除矿物药应置干燥洁净处不作具体规定外，一般以下列名词表示：

避光：系指用不透光的容器包装，例如棕色容器、黑色包装材料包裹的无色透明或半透明容器；

密闭：系指将容器密闭，以防止尘土及异物进入；

密封：系指将容器密封，以防止风化、吸潮、挥发或异物进入；

熔封或严封：系指将容器熔封或用适宜的材料严封，以防止空气与水分的侵入并防止污染；

阴凉处：系指不超过 20℃；

凉暗处：系指避光并不超过 20℃；

冷处：系指 2℃~10℃。

14. 制剂中使用的药材、辅料及附加剂等均应符合本版药典的规定；本版药典未收载者，应符合药品监督管理部门或省、自治区、直辖市的有关规定。辅料品种与用量应不影响用药安全有效，不干扰药典规定的检验方法。化工原料作为药用必须制定药用标准，并需经国务院药品监督管理部门批准。

15. 制剂处方中的药材均指净药材，注有炮制要求的药材除另有规定外，应照本版药典该药材项下的方法炮制；制剂处方中规定的药量，系指净药材或炮制品粉碎后的药量。

16. 制剂中某些品种只写出部分药味，或未注明药量，有的制法从略。

第四章 中药的管理

第一节 国家药品管理法

药品是直接关系到人民身体健康和生命安危的特殊商品，为了加强药品的监督管理，国家和有关部门制定颁布了一系列具有法律性的管理法令、规定和办法。这对建立健全药事法制，保证药品质量，促进医药事业发展，维护人民健康，发挥了十分重要的作用。

一、国家药品管理法的制定

我国有关药品管理的基本大法为《中华人民共和国药品管理法》(简称《药品管理法》)。

建国以来我国第一部《药品管理法》由中华人民共和国第六届全国人民代表大会常务委员会第七次会议于 1984 年 9 月 20 日通过，1985 年 7 月 1 日起开始施行。这部药品管理法规是我国社会主义法律体系中的一个重要组成部分，标志着我国药品管理工作开始进入法制化的新阶段，对于保证药品质量，维护人民身体健康，促进我国社会主义经济建设和发展，都具有重大意义。

二、《药品管理法》的修订

针对近年来药品监督管理中出现的新情况、新问题，《药品管理法》已由第九届全国人民代表大会常务委员会第二十次会议于 2001 年 2 月 28 日修订通过，自 2001 年 12 月 1 日起施行，这是我国法制建设的又一重要成果。新修订的《药品管理法》是在总结实践经验、深入调查研究、广泛进行民主讨论的基础上形成的，体现了"依法治国，建立社会主义法治国家"的治国方略，吸收了药品监督管理体制改革和药品法规建设的新成果，反映了在社会主义市场经济条件下做好药品监督管理工作、促进医药经济健康快速发展的特点和规律，为依法治药奠定了基石。

1. 新修订的《药品管理法》具有鲜明的时代特征

它吸收了政府机构改革的成果，变更了执法主体，规定"国务院药品监督管理部门主管全国药品监督管理工作。国务院有关部门在各自的职责范围内负责与药品有关的监督管理工作"，省、自治区、直辖市与之相对应。它把在实践中建立并经实践检验证明行之有效的药品行政执法规章通过立法固定下来，分别对实施《药品生产质量管理规范》(GMP)、《药品经营质量管理规范》(GSP)、执行药品非临床研究质量管理规范 (GLP)、药品临床试验质量管理规范（GCP），实行处方药与非处方药分类管理制度、药品不良反应报告制度、中药品种保护制度等，均作了明确规定。

2. 新修订的《药品管理法》具有广泛的民主性

全国人大常委会法制工作委员会积极听取并认真采纳人大代表和社会各界的意见，对《中华人民共和国药品管理法修正案（草案）》作了上百处修改，实际上是对原《药品管理法》的全面修订。特别是对广大群众反映强烈和人们普遍关注的问题，如：简化药品生产企业、经营企业和药品审批程序，加强药品价格管理，加强对药品广告的监督管理，加大对制售假劣药品违法行为的处罚、打击力度，完善对药品行政监督管理等，在新修订《药品管理法》时均予以采纳并作出明确的规定。因此，新修订的《药品管理法》充分反映了人民的呼声和要求，体现了人民的意志和愿望，具有更广泛的群众基础。

3. 新修订的《药品管理法》具有权威性

经九届全国人大常委会第二十次会议审议通过的《药品管理法》，其立法依据是《中华人民共和国宪法》。所以，新修订的《药品管理法》是国家强制执行、具有普遍效力的行为规范，它更加科学地阐明了立法主旨，明确了适用对象，规范了行政执法的内容和法制责任，是制定药品监管法规和行政规章的"基本法"，为建立和完善我国药品监督管理法律体系提供了法律依据。同时，它又是药品监督管理部门行政执法的法律武器，为依法治药提供了强有力的法律保障。

三、《药品管理法》的主要内容

新修订的《药品管理法》共10章106条，现将其主要内容予以介绍。

1. 规定了我国药品立法的目的、适用范围和药品监督管理的基本体制

《药品管理法》第一章明确指出药品立法的目的："为加强药品监督，保证药品质量，增进药品疗效，保障人体用药安全，维护人民身体健康和用药的合法权益"。这是以宪法的基本精神为依据所制定的、加强药品监督管理的法律依据；规定了药品管理法的适用范围："在中华人民共和国境内从事药品的研制、生产、经营、使用和监督管理的单位，必须遵守本法"；规定了药品监督管理的体制："国务院药品监督管理部门主管全国药品监督管理工作，国务院有关部门在各自的职责范围内负责与药品有关的监督管理工作"，并由国家授权各级人民政府进行药品监督管理及有关部门负责本行政区域内的药品监督管理工作；规定了承担药品法定检验工作的机构："药品监督管理部门设置或者确定的药品检验机构，承担依法实施药品审批和药品质量监督检查所需的药品检验工作。"这些规定，对保障人民用药安全有效，保证医疗卫生事业的发展，杜绝流弊，是非常必要的。

2. 规定了对药品生产、经营和医疗机构的药剂管理要求

《药品管理法》第二、三、四章对药品生产、经营企业和医疗机构的药剂管理工作作了规定，凡从事药品生产、经营的企业和医疗机构的药品制剂均受本法的管理约束。规定开办药品生产、经营企业和医疗机构制剂室，必须具备与之相适应的依法经过资格认定的药学专业人员及其他专门人员、生产和检验设备、厂房、仓储设施等必要条件及卫生环境，并经所在地省、自治区、直辖市人民政府药品监督管理部门批准，发给"药品生产许可证"、"药品经营许可证"、"医疗机构制剂许可证"后，方可生产、经营药品和配制制剂。其中，药品生产、经营企业还应凭证到工商行政管理部门办理登记注册。许可证均应当标明有效期，到期

重新审查发证。

此外，第二章还规定了药品生产标准，包括中药饮片的炮制："中药饮片必须按照国家药品标准炮制。国家药品标准没有规定的，必须按照省、自治区、直辖市人民政府药品监督管理部门制定的炮制规范炮制"。

第三章规定了药品经营企业销售药品及调配处方的行为："药品经营企业销售药品必须准确无误，并正确说明用法、用量和注意事项；调配处方必须经过核对，对处方所列药品不得擅自更改或者代用。对有配伍禁忌或者超剂量的处方，应当拒绝调配；必要时经处方医师更正或者重新签字，方可调配。药品经营企业销售中药材，必须标明产地"。

第四章规定了医疗机构药学技术人员的配备、配制制剂的监督管理、必备条件及配制制剂的品种、审批、检验、药品保管制度等。同时，还规定了医疗机构调配处方的行为："医疗机构的药剂人员调配处方，必须经过核对。对处方所列药品不得擅自更改或者代用。对有配伍禁忌或者超剂量的处方，应当拒绝调配；必要时，经处方医师更正或者重新签字，方可调配。"同时，还规定了医疗机构配制制剂的监督管理，包括必备条件、制剂品种、审批、检验及使用范围、保管制度等。

3. 规定了对药品的管理

《药品管理法》第五章规定对药品施行严格的监督管理。新药管理是药品管理中极其重要的部分，必须有严格的审批制度，以保证生产上市的药品安全有效，保障人民的用药安全。因此，规定了申报新药必须严格报送全部有关资料和样品，经国家药品监督管理部门批准后，方可进行临床试验，取得结果后经评审委员会评审认可，由国务院药品监督管理部门批准，并发给批准文号后方可生产、经营、使用；规定了"国家实行中药品种保护制度"、"国家对药品实行处方药与非处方药分类管理制度"；规定了对药品进出口的原则、国家实行药品储备制度、地区性民间习用药材的管理以及禁止制造、贩卖和使用假药、劣药等，并对"假药"、"劣药"作了明确的、法律性的解释。此外，还规定了国家对麻醉药品、精神药品、医疗用毒性药品和放射性药品实行特殊管理，其办法由国务院制定。

4. 规定了对药品的包装、药品价格及广告的管理

《药品管理法》第六章规定了对药品包装材料或容器使用的监督管理；严格规定了对药品包装、药品标识的要求。

第七章对药品价格和广告的管理作了规定："药品依法实行政府定价、政府指导价及市场调节定价原则，药品的生产企业、经营企业、医疗机构应当依法向政府价格主管部门提供其药品的实际购销价格和购销数量等资料"。针对行业不正之风的时弊，还明确规定了"医疗机构应当向患者提供所用药品的价格清单"；规定了禁止药品生产企业、经营企业和医疗机构在药品购销中账外暗中给予、收受回扣或者其他利益，禁止药品生产企业、经营企业向医疗机构有关人员行贿，禁止医疗机构有关人员接受药品生产企业、经营企业给予的财物或其他利益。此外，还就药品广告的批准权限、内容要求及监督等进行了规范。

5. 规定了药品监督机构的权限

《药品管理法》第八章明确规定：药品监督管理部门有权依法对报经其审批的药品研制和药品生产、经营以及医疗机构使用药品的事项进行监督检查，有关单位和个人不得拒绝和隐瞒；规定了药品监督管理部门监督抽查检验药品质量和采取行政强制措施的权力，对违反《药品管理法》的行为，应追究责任，依法进行处罚。同时，还规定了定期公告药品质量、

实行药品不良反应报告和处理制度等。

6. 规定了法律责任

《药品管理法》第九章规定了法律责任。本章较以往有较大幅度的修订，其内容在原来的基础上新增条款 20 条，明确规定了对违法者必须严肃处理，包括行政处罚、损害赔偿和刑事处罚。行政处罚由县以上药品监督管理部门按照国务院药品监督管理部门规定的职责分工决定，或由原发证、批准的部门决定；违反药品价格、药品广告规定的，依照国家相应的法规处罚。具体有 5 种：①警告；②罚款；③没收药品和违法所得；④停产、停业整顿；⑤撤销批准证明文件、吊销"三证"等。构成犯罪的，依法追究刑事责任。

药品监督管理部门违反《药品管理法》规定的，对直接负责的主管人员和其他直接的主管人员依法给予行政处分；构成犯罪的，依法追究刑事责任。

刑事处罚则通过法院，按《刑法》和《刑事诉讼法》中有关规定办理。

四、《药品管理法》的用语含义

1. 药品

指用于预防、治疗、诊断人的疾病，有目的地调节人的生理机能并规定有适应证或者功能主治、用法和用量的物质，包括中药材、中药饮片、中成药、化学原料药及其制剂、抗生素、生化药品、放射性药品、血清、疫苗、血液制品和诊断药品等。

2. 辅料

指生产药品和调配处方时所用的赋形剂和附加剂。

3. 药品生产企业

指生产药品的专营企业或兼营企业。本法所说的药品生产不包括中药材的种植、采集和饲养。

4. 药品经营企业

指经营药品的专营企业或兼营企业。

5. 传统药、现代药

传统药和现代药分别与传统医学和现代医学相联系。即用传统医学观点表述其特性，能被传统医学使用的药物为传统药，包括中药材、中药饮片、传统中成药和民族药，如藏药、蒙药；而用现代医学观点表述其特性，能被现代医学使用的药物为现代药，包括化学原料药及其制剂、抗生素、生化药品、放射性药品、血清、疫苗、血液制品和诊断药品等。

一些中药剂型改进品种或中西药结合品种，尽管其成分是传统的中药或含有中药，但经过一系列科学方法处理后，已不再用传统医学观点表述其特性而用现代医学表述，这类药品也应划归现代药范畴。

6. 假药

(1) 有下列情形之一者为假药：

①药品所含成分与国家药品标准，或者与省、自治区、直辖市药品标准规定的成分不符合的；

②以非药品冒充药品或以他种药品冒充此种药品的。

(2) 有下列情形之一的药品按假药处理：

①国务院药品监督管理部门规定禁止使用的；

②必须批准而未经批准生产、进口，或者必须检验而未经检验即销售的；

③变质的；

④被污染的；

⑤必须使用取得批准文号而使用未取得批准文号的原料药生产的；

⑥所标明的适应证或者功能主治超出规定范围的。

7．劣药

（1）药品成分的含量与国家药品标准或省、自治区、直辖市药品标准规定不符合的，为劣药。

（2）有下列情形之一的药品，按劣药处理：

①未标明有效期或者更改有效期的；

②不注明或者更改生产批号的；

③超过有效期的；

④直接接触药品的包装材料和容器未经批准的；

⑤擅自添加着色剂、防腐剂、香料、矫味剂及辅料的；

⑥其他不符合药品标准规定的。

五、《药品管理法》有关法律责任

新修订的《中华人民共和国刑法》规定了违反《药品管理法》的有关法律责任。

第一百四十一条规定：生产、销售假药，足以严重危害人体健康的，处 3 年以下有期徒刑或者拘役，并处以销售金额 50％以上 2 倍以下罚金；对人体健康造成严重危害的，处 3 年以上 10 年以下有期徒刑，并处销售金额 50％以上 2 倍以下罚金；致人死亡或者对人体健康造成特别严重危害的，处 10 年以上有期徒刑、无期徒刑或者死刑，并处销售金额 50％以上 2 倍以下罚金或者没收财产。

本条所称假药，是指依照《中华人民共和国药品管理法》的规定属丁假药和按假药处理的药品、非药品。

第一百四十二条规定：生产、销售劣药，对人体健康造成严重危害的，处 3 年以上 10 年以下有期徒刑，并处销售金额 50％以上 2 倍以下罚金；后果特别严重的，处 10 年以上有期徒刑或者无期徒刑，并处销售金额 50％以上 2 倍以下罚金或者没收财产。

本条所称劣药，是指依照《中华人民共和国药品管理法》的规定属于劣药的药品。

六、部（局）颁药品的管理

如卫生部颁布的《新药审批办法》《药品卫生标准》，国家工商行政管理局与卫生部联合颁行的《药品广告管理办法》以及国家药品监督管理局颁布的《麻黄素管理办法（试行）》（1999 年）、《药品经营质量管理规定》（2000 年）、《药品包装、标签和说明书管理规定》（2000 年）、《互联网药品信息服务管理暂行规定》（2001 年）等等，都是对《药品管理法》的完善，都是药品管理中必须遵守的文件。

此外，各省、市、自治区也制定了一些药品的有关管理办法，如湖北省《关于医疗单位购销药品的有关规定》《关于报批药品有关问题的若干规定》等，也都应作为地方法规性文件执行。

第二节 特殊中药的调剂管理

为了加强对医疗用特殊药品的管理，根据《药品管理法》的规定，国务院于1987~1988年先后发布了《医疗用毒性药品管理办法》《麻醉药品管理办法》《精神药品管理办法》以及《放射性药品管理办法》等四个法规性文件。

由于上述药品都具有两重性：用之得当，可以防治疾病，减轻患者痛苦；用之失当，易导致成瘾、中毒或产生依赖性，危害人民身体健康。因此，为保证医疗需要，严防乱产、乱销和乱用，必须由国家实行特殊管理，严格控制。这些管理规定与国际公约的要求都是一致的。

特殊药品管理办法分别包括了生产、供应、运输、使用、进出口及品种等主要内容，以保证这类药品在医疗、教学、科研上的安全使用。

特殊药品的标签样式如下（见图4-1）。

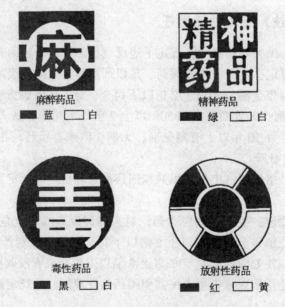

图4-1 特殊药品标签式样

一、麻醉中药的调剂管理

麻醉中药是指连续使用后易产生身体依赖性、能成瘾癖的一类中药。中药罂粟壳被列入国务院1996年1月颁布的《麻醉药品品种目录》。国务院1987年11月28日颁布的《麻醉药品管理办法》是从事麻醉药品研制、生产、经营和使用的法定依据。医疗单位和药品经营企业在经营和使用麻醉中药时应结合本地区的《麻醉药品管理实施办法》执行。现将罂粟壳的管理予以介绍。

1. 罂粟壳的供应必须根据医疗、教学和科研的需要，有计划地进行。罂粟壳可供医疗单位配方使用和县以上卫生行政部门指定的经营单位凭盖有医疗单位公章的医师处方配方使用，不得零售。麻醉中药罂粟壳每张处方不超过 3 日常用量（3～6g/d），即总共不超过 18 g，且不得单包，必须混入群药，防止变相套购。连续使用不得超过 7 天。处方由经营或使用单位留存 2 年备查。

2. 药用罂粟壳由市药材公司组织供应，由市卫生局指定的经营单位负责批发业务，供应给持"罂粟壳准购证"的生产、零售及医疗单位。

3. 经营和使用单位应加强对罂粟壳的管理，禁止非法使用、贮存、转让或借用罂粟壳。必须指定具备资格的药学技术人员负责罂粟壳的采购、保管和按处方调剂，设专账管理，用具备一定安全设施的专库（柜）保存。罂粟壳出、入库均需 2 人清点复核。每月将"麻醉药品逐日登记表"的小结记入"麻醉药品保存登记表"内。

4. 使用罂粟壳的医务人员必须是执业医师，经考核能正确使用麻醉药品，由单位所在区（县）卫生局颁发"麻醉药品使用资格证书"，并将签名字样交药剂科备案后方可行使麻醉药品处方权。

无麻醉药品处方权的医师在夜班急救需给病人使用罂粟壳时，可限开 1 次量，事后需由处方医师所在科室负责人签字，方可销账。

对于交通不便的边远山区，无执业医师的医疗单位可指定经过系统医学培训、从事医务工作 3 年以上的人员，报区（县）卫生局批准，可参加考核。

5. 凡使用罂粟壳的患者必须建立病历。开具罂粟壳需使用专用处方。处方应书写完整，字迹清晰，除写清处方一般内容外，必须注明病历号、病名及简要病情，并签写处方医师姓名。

6. 医疗单位调配罂粟壳处方必须由具备资格的药学技术人员调剂，实行双人签章制度。对书写不清、缺项或有疑问的处方，不得调配。每日按处方实际消耗逐一填写"麻醉药品逐日登记表"并定期转交药库。麻醉药品专用处方应留存 2 年备查。

麻醉药品逐日登记表的内容包括：处方日期、科别、患者姓名、病历号、性别、年龄、病名、罂粟壳用法用量、医师姓名。

7. 晚期癌症患者持"麻醉药品专用卡"不受剂量和时间的限制，可连续超量使用。

二、毒性中药的调剂管理

毒性中药系指药理作用剧烈，治疗剂量与中毒剂量相近，使用不当会致人中毒甚至死亡的一类中药。

为了确保医疗质量，正确使用毒性中药，保障人民健康，国务院颁布的《医疗用毒性药品管理办法》已就毒性药品生产、收购、供应、配制、计划的主管部门责任等作出了明确规定。

1. 毒性中药的范围

《医疗用毒性药品管理办法》所列毒性中药共 28 种：砒石（红砒、白砒）、砒霜、水银、生马钱子、生川乌、生草乌、生白附子、生附子、生半夏、生南星、生巴豆、斑蝥、青娘虫、红娘虫、生甘遂、生狼毒、生藤黄、生千金子、生天仙子、闹羊花、雪上一枝蒿、红升丹、白降丹、蟾酥、洋金花、红粉、轻粉、雄黄。

《中华人民共和国药典》2000 年版第一部共收载毒性中药材 66 种，分为 3 类，其中"大毒" 8 种、"小毒" 21 种、"有毒" 37 种。此外，少数中成药及中药制剂亦属毒性中药范畴。现将药典收载的毒性中药材品种及用法用量分类介绍于下（见表 4-1）。

表 4-1　毒性中药材简表

分　类	品　名	有毒成分	用法与用量
大毒类毒性中药	川　乌	中乌头碱、次乌头碱及乌头碱	3~9g，一般炮制后用；生品内服宜慎
	马钱子	番木鳖碱、马钱子碱	0.03~0.06g，炮制后入丸散用；不宜生用
	巴　豆	巴豆树脂、巴豆毒素等	巴豆霜 0.1~0.3g，多入丸散用；外用适量
	红　粉	氧化汞（HgO）	只可外用，不可内服
	草　乌	同川乌	一般炮制后用；生品内服宜慎
	斑　蝥	斑蝥素等	0.03~0.06g，炮制后用；外用适量
	天仙子（莨菪子）	莨菪碱、阿托品等	0.06~0.6g，心脏病、心动过速、青光眼忌用
	闹羊花	杜鹃花毒素等	0.6~1.5g，浸酒或入丸散；外用适量
小毒类毒性中药	丁公藤	东莨菪素、东莨菪苷	3~6g，用于配制酒剂，内服或外搽
	九里香	酚　类	6~12g，外用鲜品适量，捣烂敷患处
	川楝子	川楝素	4.5~9g
	小叶莲	鬼臼毒素	3~9g，多入丸散用
	水　蛭	多肽类水蛭素	1.5~3g
	北豆根	北豆根总碱	3~9g
	地枫皮	烯　类	6~9g
	红大戟	大戟素	1.5~3g
	吴茱萸	吴茱萸次碱	1.5~4.5g，外用适量
	苦　木	苦木总碱	枝 3~4.5g，叶 1~3g，外用适量
	苦杏仁	苦杏仁苷	4.5~9g，生品入煎剂后下，内服不宜过量
	草乌叶	乌头碱、次乌头碱	1~1.2g，多入丸散用
	南鹤虱	细辛醚、内酯类	3~9g
	鸦胆子	鸦胆子苷、鸦胆子碱	0.5~2g，用龙眼肉包裹或装入胶囊吞服
	重　楼	皂　苷	3~9g，外用适量
	急性子	槲皮素苷、皂苷	3~4.5g
	蛇床子	酚　类	3~9g，外用适量，多煎汤熏洗，或研末调服
	猪牙皂	皂　苷	1~1.5g，多入丸散用；外用适量，研末吹口鼻或研末调敷患处
	绵马贯众	绵马酸	4.5~9g
	蒺藜	亚硝酸钾	6~9g
	鹤　虱	天名精内酯	3~9g

分类	品　名	有 毒 成 分	用 法 与 用 量
有毒类毒性中药	干　漆	漆酚等	2.5～4.5g，孕妇及体虚无瘀者慎用
	土荆皮	土荆皮酸等	外用适量
	山豆根	苦参碱、紫檀素等	3～9g
	千金子	千金子甾醇等	1～2g，去壳、去油用，多入丸散；外用适量
	制川乌	同川乌	1.5～3g，宜先煎、久煎
	天南星	三萜皂苷等	3～9g，一般炮制后用；外用生品适量
	木鳖子	木鳖子皂苷等	0.9～1.2g；外用适量
	水　蛭	多肽类水蛭素	1.5～3.0g
	甘　遂	三萜类	0.5～1.5g，炮制后多入丸散用
	仙　茅	鞣质	3～9g
	白　果	氰苷白果酸等	4.5～9g，生食有毒
	白附子	苷类等	3～6g，一般炮制后用；外用适量
	半　夏	生物碱等	3～9g，炮制后用；外用适量
	朱　砂	硫化汞（HgS）	0.3～1.5g，多入丸散；外用适量
	华山参（热参）	阿托品、东莨菪碱等	0.1～1.2g，不宜多服
	全　蝎	蝎毒素	2.5～4.5g
	芫　花	芫花素等	1.5～3g
	苍耳子	苍耳苷等	3～9g
	两头尖	类乌头碱等	1.5～3g；外用适量
	附　子	中乌头碱等	3～15g，炮制后用
	苦楝皮	苦楝素等	4.5～9g；外用适量
	金钱白花蛇	蛇毒素等	3～4.5g，研末吞服
	京大戟	生物碱等	1.5～3g
	制草乌	乌头碱等	1.5～3g，宜先煎、久煎
	牵牛子（黑白丑）	牵牛子苷等	3～6g
	轻　粉	氯化亚汞（Hg₂Cl₂）及少量升汞（HgCl₂）	内服每次0.1～0.2g，多入丸散；外用适量
	香加皮	杠柳苷C等	3～6g
	洋金花	莨菪碱、东莨菪碱等	0.3～0.6g，宜入丸散；外用适量
	常　山	黄常山碱等	4.5～9g
	商　陆	商陆碱、硝酸钾等	3～9g，外用鲜品适量
	硫　黄	硫及少量砷	1.5～3g，炮制后入丸散服；外用生品适量
	雄　黄	二硫化二砷（As₂S₂）	0.15～0.3g，入丸散用；外用适量
	蓖　麻	蓖麻毒蛋白等	外用适量，亦可入丸散内服
	蜈　蚣	组织胺样物质、溶血性蛋白质	2.5～4.5g
	罂粟壳	吗啡、可待因、罂粟碱等	3～6g，易成瘾，不宜常服
	蕲　蛇	出血性毒、溶血性毒及微量神经毒	1～1.5g，研末吞服
	蟾　酥	华蟾蜍毒素等	0.015～0.03g，多入丸散用；外用适量

注：表中化学式下标应为 Hg_2Cl_2、$HgCl_2$、As_2S_2

《中国药典》规定的尚有含毒性成分的中成药，如九分散、蟾酥丸、小灵丹、疏风定痛丸、飞龙夺命丸、舟车丸、保赤散等，也应严格控制管理。

此外，各省、自治区、直辖市可结合当地实际，增订管理品种，并报国务院主管部门备案。

2. 毒性中药的生产

(1) 凡加工炮制毒性中药，必须按照《中国药典》、部（局）颁标准或各省、自治区、直辖市制定的《炮制规范》的要求进行，并经检验合格后方可供应、配方，或用于制剂生产。

(2) 制剂生产单位必须对含毒性中药的制剂提出切实可行的质量标准，按品种审批规定报批准后，方可生产。

(3) 制剂生产中，应严格执行生产工艺操作规程。毒性中药必须在质检人员监督下准确投料，并应建立完整的生产记录以备查。产品须经检验合格后方能出厂。除经国家有关部门批准保密的品种外，产品包装、说明书上应注明处方、用法、用量及注意事项，并应有黑色"毒"字明显标记，严防与一般药品混淆。

(4) 生产毒性中药的过程中产生的废弃物必须妥善处理，不得污染环境。

3. 毒性中药的供应

(1) 毒性中药的收购经营由各级药材公司及其委托的收购经营单位负责；零售配方由经过批准的医疗单位、药店及开业医师负责。未经批准，任何单位和个人均不得从事毒性中药的收购、经营和配方业务。

(2) 对于外用、民间单方及验方所需要的毒性中药，购买时应持有相关证明并说明用途，方可发售。科研、教学以及兽用或其他非医药所需的毒性中药，购买时亦应持相关证明，方可发售。

(3) 毒性中药的收购经营、产地加工、饮片炮制、制剂生产和零售配方单位，必须建立健全管理毒性中药的验收保管、颁发、核对等制度，严防收错收假、混杂错调，严禁与一般中药材混杂装载及调运。收购、加工、经营、保管毒性中药，应指定中药专业人员负责，做到划定仓间或固定仓位存放。零售配方单位对毒性中药应做到专人负责、专柜加锁、专账管理。

毒性中药的标签以白底黑字书写，做到药与实物相符，并在显著位置上标以"毒"字，以示区别。

4. 毒性中药的使用

(1) 医药单位或零售经营毒性中药的单位调配毒性药品，必须凭医生签名的正式处方，或加盖有医生所在医疗单位公章的正式处方，方可发售。

(2) 在调配毒性中药处方时，调配人员必须认真负责，称量准确。

(3) 毒性中药必须另包，并注明其品名，遵医嘱写明用法、用量，再经复核人核对无误并签名后，方可发出。

(4) 对处方未注明"生用"的毒性中药，配方时均应付炮制品。发现处方有疑问时，须经原处方医师重新签名后，方可调配。

(5) 每剂处方用量不得超过药品标准所规定的常用最高限量，一般为每次不得超过2日极量。

（6）自配民间单、秘、验方需用毒性中药，购买时要持有相关证明信，方可调配。每次购买量亦不得超过 2 日极量。

5. 毒性中药的保管

对毒性中药必须建立"五专"保管制度，即专人保管、专柜加锁、专用账册、专用处方、专册登记。

（1）专人管理 毒性中药应由责任心强、熟悉业务的调剂人员专门管理。

（2）专柜加锁 毒性中药应选用结构坚固、安全保险的铁柜或木柜存放，加锁保管，不得与他类药品混淆。专柜上标明有黑色"毒"字的标记。

（3）专用账册 毒性中药需用专用账册记账。其收支明细账（卡）内容包括：日期、品名、规格、单位、收入量、支出量、结存量等。

（4）专用处方 毒性中药必须使用红色的专用处方单。

（5）专册登记 毒性中药在调剂室的使用消耗情况，应逐方进行登记，做到日清、月结。

6. 有关法律责任

擅自生产、收购和经营毒性中药，或药材收购经营单位因混杂、错发毒性中药，给购用单位或个人造成损失甚至严重事故者；饮片炮制、制剂生产单位因违反工艺操作规程，给购用单位或个人造成损失，甚至严重事故者；零售配方单位因调配错发毒性中药致人伤残或死亡者，均应查明原因，由卫生行政及药品监督管理部门执行行政处罚或经济处罚。对情节严重而构成犯罪的，由司法机关依法追究其刑事责任。

第三节 非处方中药的调剂管理

1997 年 1 月《中共中央、国务院关于卫生改革与发展的决定》中提出："国家建立并完善处方药与非处方药分类管理制度"。《中华人民共和国药品管理法》也明确规定："国家对药品实行处方与非处方药分类管理制度"。这是从我国社会、经济发展实际出发所作出的规定，是适应我国社会主义市场经济体制发展和深化改革，加快医药卫生事业健康发展，推动社会医疗保险制度的建立与完善，增强人们自我保健、自我医疗意识的重大举措。

由国家药品监督管理局制定的《处方药与非处方药分类管理办法》（试行）已于 1999 年 7 月 22 日公布，并于 2000 年 1 月 1 日起施行。此办法共 15 条，内容简明扼要，阐明了制定本办法的依据、目的、分类，以及对生产企业和零售、批发企业的要求等。

一、实行药品分类管理的意义及目标

1. 实行药品分类管理的意义

药品分类管理是国际通行办法，它是根据药品的安全性、有效性原则，依其品种、规格、适应证、剂量及给药途径等的不同，将药品分类并进行不同的管理。

处方药与非处方药的分类不是药品本质的属性，而是一种管理的界定。无论是处方药还是非处方药都是经过国家药品监督管理部门审定、批准的，其安全性和有效性是有保障的。其中，处方药（Prescription Drug）是必须凭执业医师或执业助理医师处方才可调配、购买和使用的药品；非处方药（Nonprescription Drug，简称 OTC）是不需要凭医师处方即可自行判断、购买和使用的药品。非处方药主要用于治疗各种消费者可以自我诊断、自我治疗的常见轻微疾病。

在我国上市的中西药品数以万计，目前除麻醉药品、精神药品、医疗用毒性药品以及放射性药品外，其余药品均可在市场任意购买、使用。实行处方药与非处方药分类管理，就能有效地严格和规范对处方药的监督管理，防止消费者因自我行为不当导致药物滥用和危及健康。另一方面，通过规范并加强对非处方药的指导，引导消费者科学、合理地进行自我保健。可见，处方药与非处方药的分类管理是我国药品管理史上的又一次重大改革。其意义概括来说有三个方面：

（1）有利于保障人民用药安全有效。药品是特殊的商品，它有一个合理使用问题，否则不仅浪费药品资源，还会给消费者带来许多不良反应，甚至危及生命，有的还会产生机体耐药性而导致以后治疗的困难。

（2）有利于医药卫生事业健康发展，推动医疗卫生制度改革，增强人们自我保健、自我医疗意识，促进我国"人人享有初级卫生保健"目标的实现；为医药行业调整产品结构，促进医药工业发展提供良好机遇。

（3）有利于逐步与国际上通行的药品管理模式接轨。药品分类管理已成为国际上药品管理普遍应用的有效方法，世界卫生组织（WHO）也向发展中国家推荐这一管理模式，并建议各国将这一管理制度作为药品立法议题。与国际管理模式相衔接还有利于国际间合理用药的学术交流，提高用药水平。

2. 实行药品分类管理的目标

我国实施药品分类管理的指导思想是保证人民用药安全有效和提高药品监督管理水平。在制定法规和政策时，既要积极，又要做细，按照分步实施、逐步到位的方式进行。其目标是争取从 2000 年开始，初步建立起符合社会主义市场经济体制要求的处方药与非处方药分类管理制度和与之相适应的新的药品监督管理法规体系，再经过若干年建立起一个比较完善、具有中国特色的分类管理制度。其基本原则是根据我国社会和经济发展的实际，采取"积极稳妥、分步实施、注重实效、不断完善"的方针，保证社会安全和秩序；严格处方药监督管理，规范非处方药监督管理，确保人民用药安全有效。

二、非处方药的遴选原则

处方药与非处方药分类管理在我国尚是一个新生事物，也是一个系统工程。由国家药品监督管理部门确定批准。国家药品监督管理局公布的第一批国家非处方药的遴选原则是"应用安全、疗效确切、质量稳定、使用方便"。

1. "应用安全"

是指第一批国家非处方药根据古今资料和临床长期使用证明其安全性大；处方中无十八反、十九畏，不含毒、剧药物，重金属含量不超过国内或国际公认标准；按"使用说明书"

规定的用法与剂量用药时，无明显不良反应；用药前后不需要特殊检查、诊断；不易引起依赖性，无"三致"（致癌、致畸、致突变）作用；处方中不含有大毒、麻醉、作用峻烈及可致严重不良反应的药味。

2．"疗效确切"

是指第一批国家非处方药处方合理，功能主治明确，易于使用者根据自己症状选择；治疗期间不需经常调整剂量，不需医师辨证和检查；经常应用不会引起疗效降低或引起耐药性。

3．"质量稳定"

是指第一批国家非处方药有完善的质量标准，质量可控；制剂稳定，在使用期限内，于一般贮藏条件下，较长时间不会出现变质或影响疗效。

4．"使用方便"

是指第一批国家非处方药外包装明确标出贮藏条件、使用期限、生产批号和生产厂家；包装内有详细且通俗易懂的"药品说明书"，内容包括药品名称、药物组成、功能主治、用法用量、禁忌证、注意事项、不良反应以及可采取的预防处理措施、贮藏、生产日期、生产厂家等；对成人、儿童等不同使用者，说明每日总剂量和每次分剂量，易于掌握，并写明注意事项；明确标示药物禁忌、饮食宜忌、妊娠禁忌等。

第一批国家非处方药是由医药学专家从我国已上市的 5600 余个西药、3500 余个中成药（不包括饮片）中遴选出来的。其中西药 23 类、165 个品种（活性成分 146 个、复方制剂 19个）；中成药 7 个科（内科、外科、妇科、儿科、骨伤科、五官科、皮肤科）160 个品种。每个品种均含有不同类型。

根据非处方药遴选原则，对于医疗性毒性药品、麻醉药品以及精神药品等特殊管理药品，原则上不能作为非处方药使用，但个别麻醉药品和少数精神药品可以作为复方制剂活性成分使用。第一批非处方药目录中有 3 个精神药品：苯巴比妥、苯丙醇胺及咖啡因。

概括起来，第一批国家非处方药目录有以下特点：①充分体现了前已述及的遴选工作的指导思想和遴选原则。第一批非处方药（包括中、西药）共 325 个品种，数目较少。其目的是第一次遴选，欲在探索一套科学、规范的遴选办法，为以后遴选工作奠定坚实的基础。另一方面让广大人民群众有一个熟悉、认识的过程。②充分体现了中国特色。首先是"中西药并重"，在第一批目录中，中、西药几乎各占一半；其次，结合国情增加了一些我国的常见病用药，如肝病辅助用药。虽然目前尚无肝炎特效药，但针对我国是肝病高发区的国情，遴选出一些肝炎辅助药作为非处方药，可以满足不同层次消费者的需要。③在 23 类西药中，为防止掩盖病情、贻误治疗，有 7 类药规定了使用期限，并注明超过期限病情未好转者必须到医院就医。这 7 类药是解热镇痛药、镇静助眠药、抗酸药与胃粘膜保护药、胃肠解痉药、感冒用药、镇咳药和平喘药。④第一批非处方药目录中，西药有 40 个品种规定了"受限"，其含意是对该药的适应证、剂量及疗程根据非处方药的要求作了调整与限制。⑤药品剂型主要是口服、外用、吸入、五官注剂及腔道用栓剂，不包括注射剂。

总之，与处方药相比，非处方药相对更安全、使用更方便，制剂品种多、数量大，可以品牌和商品名为主题参与市场竞争，可在大众媒体进行广告宣传；有些药物既可作为非处方药，也可作为处方药；非处方药并非"终身制"，在一定条件下仍可转为处方药，甚至被淘汰；非处方药的价格可以放开，且相对价格较低。

三、非处方药的生产与流通

《处方药与非处方药分类管理办法》明确规定：国家药品监督管理局负责处方药与非处方药分类管理办法的制定。各级药品监督管理部门负责辖区内处方药与非处方药分类管理的组织实施和监督管理。国家药品监督管理局负责非处方药目录的遴选、审批、发布和调整工作。

非处方药生产企业必须具有《药品生产企业许可证》，其生产品种必须取得药品批准文号。非处方药标签和说明书除符合规定外，用语应当科学、易懂，便于消费者自行判断、选择和使用。非处方药的标签和说明书必须经国家药品监督管理局批准。

根据药品的安全性，非处方药分为甲、乙两类管理。为了使群众更为方便，将非处方药中相对更安全的一些药品划为乙类，除了可在药店出售外，还可在超市、宾馆、百货商店等处销售，而甲类非处方药则只能在药店销售。但这些普通商业企业需经省级药品监督管理部门或其授权的药品监督管理部门批准，方可销售乙类非处方药。由于我国是初步建立药品分类管理制度，故非处方药品分类管理留待以后适当时候实行。根据国家规定，目前全部按甲类非处方药管理。

《处方药与非处方药流通管理暂行规定》中对药品零售企业作出了明确规定：①销售处方药品和甲类非处方药品的零售药店必须有《药品经营企业许可证》，必须配备驻店执业药师或药师以上技术职称的药学技术人员，并将《药品经营企业许可证》和"执业药师证书"悬挂在醒目易见的地方。执业药师应佩戴标明其姓名、技术职称等内容的胸卡。②处方药必须凭执业医师或执业助理医师处方销售、购买和使用。处方药不得采用开架自选的销售方式。执业药师必须对医师处方进行审核，签字后根据处方正确调配、销售药品。对处方不得擅自更改及代用。对有配伍禁忌或超剂量的处方，应当拒绝调配和销售。必要时，经处方医师更正并重新签字，方可调配、销售。零售药店对处方必须保留2年以上备查。③非处方药可不凭医师处方销售、购买和使用，但消费者可以要求在执业药师或药师的指导下购买和使用。执业药师或药师应对患者选购非处方药提供用药指导或提出寻求医师治疗的建议。④处方药、非处方药应当分柜摆放，并均不得采用有奖销售、附赠药品或礼品销售等销售方式，暂不允许网上销售方式。⑤零售药店采购药品，必须从具有《药品经营许可证》《药品生产许可证》的药品批发企业、药品生产企业采购，并按有关药品监督管理规定保存采购记录备查。

四、非处方药的专有标识

为了保障人民用药安全有效，保护消费者的权益，方便药品执法监督，规范药品市场秩序，根据《处方药与非处方药分类管理办法》的规定，国家药品监督管理局从我国的国情出发，于1999年11月制定并颁布了《非处方药专有标识管理规定》，并从2000年1月1日起施行。

非处方药专有标识是用于已列入《国家非处方药目录》，并通过药品监督管理部门审核的非处方药药品标签使用说明书、内包装、外包装的专有标识，也可用作经营非处方药药品的企业指南性标识。

非处方药专有标识图案为椭圆形背景下的"OTC"三个英文字母，分为红色和绿色。红色专有标识用于甲类非处方药品，绿色专有标识用于乙类非处方药品和用作指南性标识。（见图4~2）使用非处方药专有标识时，药品的使用说明书和大包装可以单色印刷，并在非处方药专有标识下方必须标示"甲类"或"乙类"字样。其他包装应按国家药品监督管理局

<h1 style="text-align:center">非处方药专有标识</h1>

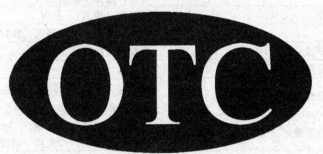

甲类非处方药专有标识为红色，色标为 M100Y100
乙类非处方药专有标识为绿色，色标为 C100M50Y70

图4~2　非处方药专有标识图案

公布的色标要求印刷。非处方药专有标识应与药品标签、使用说明书、内包装、外包装一体化印刷，其大小可根据实际需要设定，但必须醒目、清晰，并按照国家药品监督管理局公布的坐标比例使用。非处方药药品标签、使用说明书和每个销售基本单元装印有中文药品通用名称（商品名称）的一面（侧），其右上角是非处方药专有标识的固定位置。

五、国家第一批非处方中药（中成药）

国家第一批非处方中药只收载中成药，暂不收中药饮片。

中成药是中医药遗产的重要组成部分，是我国历代医学家经过千百年来的临床经验总结出的有效方剂。它以疗效显著、服用方便、副作用小而著称，为我国广大人民所喜用。因此，选用中成药为非处方中药，能更好地发挥自我医（药）疗的作用。而中药材即饮片是组成中药处方的药材原料，病人得病后需经医生望、闻、问、切的诊断后开方，将中药饮片配方后煎成汤药服用来治病，患者不可能离开医生、药店专业人员进行开处方和按方抓药的流程，不能完全解决自我医疗的问题。

现将国家第一批非处方用药（中成药）列表予以介绍（见表4-2）。

表4-2　国家第一批非处方用药（中成药）简表

（一）内科

序　号	药　品　名　称	剂　　型
1	风寒感冒冲剂	颗粒剂（冲剂）
2	荆防冲剂	颗粒剂（冲剂）、合剂
3	感冒清热颗粒（冲剂）	颗粒剂（冲剂）、硬胶囊剂、口服液
4	风热感冒冲剂	颗粒剂（冲剂）
5	羚翘解毒丸	蜜丸、水丸、浓缩丸、颗粒剂（冲剂）、片剂

序　号	药　品　名　称	剂　型
6	桑菊感冒片	片剂、颗粒剂（冲剂）、散剂、糖浆剂、合剂、浓缩丸
7	银翘解毒片	片剂、颗粒剂（冲剂）、硬胶囊剂、合剂、蜜丸、浓缩丸
8	银柴颗粒	颗粒剂（冲剂）、合剂
9	参苏丸	水丸、片剂、硬胶囊剂、颗粒剂（冲剂）
10	午时茶颗粒（冲剂）	颗粒剂（冲剂）、茶剂
11	柴胡口服液	口服液
12	板蓝根颗粒（冲剂）	颗粒剂（冲剂）、片剂、糖浆剂、硬胶囊剂、口服液
13	双黄连口服液	口服液、颗粒剂（冲剂）、片剂、糖浆剂、气雾剂、硬胶囊剂、口含片、咀嚼片
14	广东凉茶	茶剂、颗粒剂（冲剂）
15	藿香正气水	酊剂、硬胶囊剂、软胶囊剂、颗粒剂（冲剂）、合剂、片剂、口服液、浓缩丸
16	六合定中丸	蜜丸
17	清凉油	软膏剂
18	十滴水	酊剂、软胶囊剂
19	清凉含片	片剂
20	仁丹	水丸
21	川贝清肺糖浆（川贝清肺露）	糖浆剂
22	二母宁嗽丸	蜜丸、颗粒剂（冲剂）
23	通宣理肺丸	蜜丸、浓缩丸、颗粒剂（冲剂）、煎膏剂（膏滋）、硬胶囊剂、口服液
24	橘红片	片剂、颗粒剂（冲剂）、蜜丸
25	养阴清肺膏	煎膏剂（膏滋）、糖浆剂、合剂、颗粒剂（冲剂）、蜜丸、口服液
26	百合固金丸	蜜丸、浓缩丸、口服液
27	苏子降气汤	水丸
28	止嗽定喘口服液	口服液、颗粒剂（冲剂）、片剂、浓缩丸
29	川贝止咳露	糖浆剂
30	秋梨润肺膏	煎膏剂（膏滋）
31	消栓通络片	片剂、硬胶囊剂、颗粒剂（冲剂）、
32	山楂精降脂片	片剂
33	绞股蓝总苷片	片剂、硬胶囊剂、软胶囊剂、颗粒剂（冲剂）、口服液
34	脑立清丸	水丸、硬胶囊剂、片剂
35	清眩丸	蜜丸、片剂
36	薄荷锭	锭剂
37	芎菊上清丸	水丸、蜜丸、片剂、颗粒剂（冲剂）、
38	黄连上清丸	蜜丸、片剂
39	牛黄上清丸	蜜丸、片剂、硬胶囊剂

序 号	药 品 名 称	剂 型
40	柴胡舒肝丸	蜜丸
41	香砂枳术丸	水丸
42	大山楂丸	蜜丸、咀嚼片、颗粒剂（冲剂）
43	加味保和丸	水丸
44	木香顺气丸	水丸、颗粒剂（冲剂）
45	神曲茶（六曲茶）	茶剂
46	香砂养胃丸	水丸、浓缩丸、颗粒剂（冲剂）、硬胶囊剂、软胶囊剂、乳剂、口服液
47	加味左金丸	水丸
48	香砂平胃颗粒	颗粒剂（冲剂）、水丸
49	温胃舒胶囊	硬胶囊剂、颗粒剂（冲剂）
50	养胃舒胶囊	硬胶囊剂、颗粒剂（冲剂）
51	气滞胃痛冲剂	颗粒剂（冲剂）、片剂、
52	胃得安片	片剂、硬胶囊剂
53	六味安消散	散剂、硬胶囊剂
54	胃苏冲剂	颗粒剂（冲剂）
55	麻仁丸	蜜丸、合剂、硬胶囊剂、软胶囊剂
56	麻仁润肠丸	蜜丸、软胶囊剂
57	五仁润肠丸	蜜丸
58	苁蓉通便口服液	口服液
59	葛根芩连片	片剂、硬胶囊剂、颗粒剂（冲剂）、微蜜丸、口服液
60	香连片	片剂、片剂（浓缩）、硬胶囊剂、颗粒剂（冲剂）、水丸、浓缩丸
61	补中益气丸	水丸、浓缩丸、片剂、合剂、煎膏剂（膏滋）
62	阿胶补血膏	煎膏剂（膏滋）、颗粒剂（冲剂）、口服液
63	八珍丸	蜜丸、浓缩丸、硬胶囊剂、颗粒剂（冲剂）、煎膏剂（膏滋）、茶剂、合剂
64	人参养荣丸	蜜丸、煎膏剂（膏滋）
65	人参归脾丸	蜜丸
66	十全大补丸	蜜丸、煎膏剂（膏滋）、酒剂、颗粒剂（冲剂）、浓缩丸、片剂、口服液、糖浆剂
67	龟鹿二仙膏	煎膏剂（膏滋）
68	桂附地黄丸	蜜丸、浓缩丸、片剂、硬胶囊剂、口服液
69	六味地黄丸	蜜丸、水丸、浓缩丸、片剂、硬胶囊剂、软胶囊剂、颗粒剂（冲剂）、煎膏剂（膏滋）、合剂、口服液
70	五子衍宗丸	蜜丸、片剂、口服液
71	知柏地黄丸	蜜丸、浓缩丸、片剂
72	参苓白术丸	散剂、硬胶囊剂、片剂、颗粒剂（冲剂）、水丸、口服液
73	附子理中丸	浓缩丸、蜜丸、片剂、合剂
74	人参健脾丸	蜜丸、浓缩丸

序 号	药 品 名 称	剂 型
75	阿归养血颗粒	颗粒剂（冲剂）、糖浆剂
76	养血安神丸	浓缩丸、片剂、糖浆剂
77	枣仁安神颗粒（冲剂）	颗粒剂（冲剂）、口服液
78	脑乐静	糖浆剂、口服液

（二）外科

续表

序 号	药 品 名 称	剂 型
79	烧伤喷雾剂	合剂
80	京万红	油膏剂
81	风痛灵	油剂
82	风油精	油剂
83	如意金黄散	散剂
84	三黄膏	油膏剂
85	小败毒膏	煎膏剂（膏滋）
86	泻毒散	散剂
87	地榆槐角丸	蜜丸
88	槐角丸	蜜丸
89	痔疮外洗药	散剂
90	马应龙麝香痔疮膏	软膏剂

（三）骨伤科

续表

序 号	药 品 名 称	剂 型
91	跌打活血散	散剂、硬胶囊剂
92	活血止痛散	散剂、硬胶囊剂
93	跌打丸	蜜丸、片剂
94	三七片	片剂、硬胶囊剂
95	养血荣筋丸	蜜丸
96	跌打损伤丸	蜜丸
97	克伤痛搽丸	搽剂、气雾剂
98	风湿痛药酒（风湿骨痛药酒）	酒剂
99	活络止痛丸	蜜丸
100	木瓜酒	酒剂
101	伤湿止痛膏	橡胶膏剂
102	史国公药酒	酒剂
103	驱风油	油剂

（四）妇科

续表

序 号	药 品 名 称	剂 型
104	当归丸	蜜丸
105	调经止带丸	蜜丸
106	止血片	片剂
107	七制香附丸	水丸
108	益母草膏	煎膏剂（膏滋）、颗粒剂（冲剂）、片剂、硬胶囊剂、流浸膏剂、口服液

续表

109	加味逍遥丸	蜜丸、水丸、硬胶囊剂、颗粒剂（冲剂）、片剂、口服液
110	八珍益母丸	蜜丸、片剂、煎膏剂（膏滋）
111	乌鸡白凤丸	蜜丸、口服液
112	当归红枣颗粒	颗粒剂（冲剂）
113	艾附暖宫丸	蜜丸
114	妇科得生丸	蜜丸
115	痛经丸	水丸、片剂
116	元胡止痛片	片剂、硬胶囊剂、颗粒剂（冲剂）、滴丸剂、口服液
117	妇康片	片剂
118	妇康宝口服液	口服液
119	四物合剂	合剂

（五）儿科

续表

120	小儿感冒颗粒	颗粒剂（冲剂）、口服液
121	小儿热速清口服液	口服液、颗粒剂（冲剂）
122	金银花露	露剂、合剂
123	导赤丸	蜜丸
124	小儿咳喘灵冲剂	颗粒剂（冲剂）、口服液
125	解肌宁嗽丸	蜜丸、口服液、片剂
126	健儿清解液	合剂
127	儿童咳液	合剂
128	儿童清肺口服液	口服液、蜜丸
129	健胃消食片	片剂
130	小儿消食片	片剂
131	小儿健胃糖浆	糖浆剂
132	小儿喜食糖浆	糖浆剂、片剂
133	启脾丸	蜜丸
134	小儿胃宝丸	水剂、片剂
135	婴儿素	散剂

（六）皮肤科

续表

136	脚气散	散剂
137	愈裂贴膏	橡胶膏剂
138	当归苦参丸（归参丸）	蜜丸
139	清热暗疮丸	浓缩丸、片剂
140	肤痒冲剂	颗粒剂（冲剂）
141	防风通圣丸	水丸、蜜丸、浓缩丸
142	二妙丸	水丸

（七）五官科

143	明目地黄丸	蜜丸、浓缩丸
144	明目上清片	片剂、水丸
145	杞菊地黄丸	蜜丸、浓缩丸、硬胶囊剂、片剂、口服液
146	耳聋左慈丸	蜜丸、浓缩丸
147	龙胆泻肝丸	蜜丸、水丸、浓缩丸、颗粒剂（冲剂）、片剂、口服液
148	鼻通宁滴剂	合剂
149	辛夷鼻炎丸	水丸
150	鼻窦炎口服液	口服液
151	通窍鼻炎片	片剂、硬胶囊剂、颗粒剂（冲剂）
152	鼻炎片	片剂
153	铁笛丸	蜜丸、口服液
154	藏青果冲剂	颗粒剂（冲剂）、片剂
155	穿心莲片	片剂、硬胶囊剂、水丸
156	复方青果冲剂	颗粒剂（冲剂）
157	清咽丸（清音丸）	蜜丸、滴丸剂、片剂
158	利咽解毒颗粒	颗粒剂（冲剂）
159	金莲花冲剂	颗粒剂（冲剂）、片剂、口服液
160	口腔溃疡散	散剂

第五章 中药处方

第一节 中药处方的概念

处方，是医疗和药品调剂的书面文件。由于处方是医师诊断患者疾病后为其预防或治疗需要而写给药剂调配人员的书面通知，因此，凡制备任何一种药剂的书面通知均可称为处方。

根据医生的辨证立法和用药要求，凡载有中药药品名称、数量、用法等内容和制备任何一种中药药剂的书面文件，都可称为中药处方或药方。

中药处方既是医师在辨证审因、决定治法之后，选择合适的药物，酌定用量，按照配伍原则妥善调配，为患者预防和医疗需要而书写给药房或药店以便调剂的书面通知，也是药房配方、制备药剂以及指导患者用药、计算药费金额的重要凭证。因此，它具有法律上、技术上和经济上的重要意义，在法律上，处方书写或调剂错误造成医疗事故时，医师及调剂人员均应负法律责任，因此要求医师及调剂人员必须在处方上签字，以示负责；在技术上，处方写明了医师用药的名称、剂型、规格、数量、用法和用量，因此是调剂人员配发药品和指导患者用药的依据；在经济上，处方是患者交纳药费的凭证和统计药品消耗的依据。

第二节 中药组方的原则

每一首中药方剂的组成，除在辨证论治的基础上选择合适的药物外，还必须严格遵循配伍组成的原则。一张完整的中药处方应包括君、臣、佐、使四个方面。

1. **君药**

是针对发病原因或主症而起主要治疗作用的药物，它是处方中不可缺少的主要部分。

2. **臣药**

是协助君药以加强治疗作用的药物，它是处方中的辅助部分。

3. **佐药**

有三个意义：一是佐助药，即配合君、臣药以加强治疗作用，或直接治疗兼症及次要病症的药物；二是佐制药，即用以消除或者减弱君、臣药的毒性，或制约其峻烈之性的药物；

三是反佐药，即病重邪盛可能拒药时，配用与君药性味相反而又能在治疗中起相成作用的药物。

4．使药

即引经药或调和药性的药物。

每一个方剂中的君药是必不可少的，而在简单方剂中，臣、佐、使药则不一定都具备。有些方剂的君药或臣药本身就兼有佐药或使药的作用；也有一些方剂由于组成比较复杂，则按药物的不同作用，或以主、次要部分来区别，而不分君、臣、佐、使。

总之，中药方剂的组成，不是单味药的药效相加或随意组合，而是有着严谨的法度和内在科学道理的。调剂人员应当尽可能熟悉这些内容，才能使调剂工作正确无误。

第三节　中药处方的类型

根据不同时期或条件形成的药方，可以分为经方、时方、秘方、单方、验方及法定处方、协定处方等。

1．经方

是指《黄帝内经》《伤寒杂病论》等经典著作中所记载的方剂。大多数经方组方严谨，疗效确实，经长期临床实践沿用至今。

2．时方

是指张仲景以后的医家，尤其是清以后的医家所制定的方剂，它在经方基础上有很大发展。

3．秘方

又称禁方。是医疗上有独特疗效、不轻易外传（多系祖传）的药方。

4．单方、验方

单方是配伍比较简单而有良好药效的方剂，往往只有一二味药，力专效捷，服用简便；验方是指民间积累的经验方，简单而有效。这类方剂均系民间流传并对某些疾病有效的药方。由于患者体质、病情各异，在使用时应该由医师指导，以防发生意外。

5．法定处方

是指国家药典、部（局）颁标准及地方颁布药品规范中所收载的处方，它具有法律的约束力。如《中国药典》2000 年版就收载成方制剂 400 多个。

6．协定处方

是由医院药房或药店根据经常性医疗需要，与医师协商制定的方剂。它主要解决配方数量多的处方，做到预先配制与贮备，以加快配方速度，缩短患者候药时间。同时，还可减少忙乱造成的差错，提高工作效率，保证配方质量。

第四节 中药处方的结构

医师书写处方应有一定的结构，完整的处方一般必须包括以下3部分项目。

1. 处方抬头

包括医院全称、患者姓名、性别、年龄、婚否、门诊或住院号、处方编号、日期、科别及病人住址等。

2. 处方正文

是处方的重要部分，包括药物名称、规格、数量、剂量、要求剂型及用药方法等。汤剂处方还应包括剂数及脚注等。

3. 处方方尾

包括医师签名、调剂人员签字、检查发药人签字、药价及现金收讫印戳等。

目前医疗机构的医师一般都采用以上的规定书写处方，并将病人的主诉、症状、脉象及医师诊断、处理方法等写在病史卡上，以便查考和复诊。但也有中医师将病人主诉、症状、脉象、治疗法则、用药、剂量以及姓名、年龄、日期等直接书写在处方上的。

第五节 中药处方的常用术语

医师处方为了能简明反映一些药物规格或疗效特点，常常采用不同术语。如医师在书写处方时，除写正式名称或一些别名外，常在药名前附加术语；也有隐于药名之内的，构成处方中的药物全名，以表达对药物炮制、品种、质量等方面的不同要求。

此外，医师处方还常在药名旁注一些术语（习称"脚注"或"旁注"），如先煎、后下、另煎、炮、炙等，从炮制法、煎药法及服药法等方面表明需要特殊处理的药物。

一、药名附加术语

1. 要求炮制类

炮制是医师按照中医药理论，根据病情不同，为发挥药效而提出的不同要求，包括炒、炙、煅、蒸、煨、煮等。如常用的炒焦白术、蜜炙甘草、煅龙骨、酒蒸地黄、煨豆蔻、醋煮芫花、杏仁等。此外，还有发酵、发芽、净提、干馏、制霜、水飞等，都是常用的中药炮制方法。

2. 要求修治类

修治是为了洁净药物，除去非药用部分及杂质或部分毒性，以便进一步加工处理或使之更好地发挥疗效。除筛选、剔除、洗漂等通常修治方法外，中药处方常常对某些药品有去除皮、壳、毛、芦、心、核、油及头、尾、足、翅、鳞等非药用部位的规定。如常用的桔梗、厚朴去皮；银杏、桃仁去皮壳，枇杷叶、金樱子去毛；人参、牛膝去芦；牡丹皮、地骨皮去心；山茱萸、诃子去核；巴豆、续随子去油；蕲蛇、乌梢蛇去头尾；斑蝥、红娘子去头翅；蛤蚧去头足、鳞片等。

3. 要求产地类

药物产地对药物疗效有密切关系，因此，医师根据病情需要，常在药名前标明产地，此称为"道地中药"。如安徽亳县的白芍、河南武陟的牛膝、浙江桐乡的杭菊等，均为著名的"道地中药"。现将其主要品种列表于下。(见表5-1)

表5-1 常用"道地中药"简表

药材名	产 地	药材名	产 地
川 芎	四川灌县	天花粉	安徽亳县
玄 胡	浙江东阳	射 干	湖北孝感
玄 参	浙江东阳	怀牛膝	河南武陟
大 黄	甘肃岷县	秦 艽	甘肃临夏
白 术	浙江嵊县	黄 连	四川洪雅
麦 冬	浙江余姚	川麦冬	四川绵阳
黄 芪	山西浑源	白 芍	安徽亳县
三 七	云南文山	黄 芩	河北承德
白 果	广西海洋	甘 草	内蒙杭锦旗
天 麻	四川宜宾	川牛膝	四川天全
北柴胡	河南嵩县	西 党	甘肃文县
浙 贝	浙江嵊县	知 母	河北易县
潞 党	山西长治	山 药	河南武陟
板蓝根	河北安国	松 贝	四川松潘
桔 梗	河南信阳	当 归	甘肃岷县
青 贝	青海玉树	防 风	黑龙江安达
附 子	四川江油	祁白芷	河北安国
白 芷	河南禹县	人 参	吉林抚松
丹 参	河南灵宝	北沙参	山东莱阳
独 活	四川奉节	百 合	湖南黔阳
远 志	山西阳高	地 黄	河南武陟
白附子	河南禹县	天 冬	贵州湄潭
龙 胆	黑龙江依安	温郁金	四川温江
干 姜	四川犍为	天南星	河南禹县
九节菖蒲	陕西太白	辛夷花	河南南召
藿 香	广东高要	朱 砂	贵州万山
冬 花	河南嵩县	陈 皮	广东新会
石 斛	安徽霍山	茯 苓	云南丽江
琥 珀	河南西峡	枳 壳	江西靖江
佛 手	广东肇庆	蜈 蚣	湖北宜昌
菟丝子	河北沧县	山 楂	山东临朐
金银花	河南密县	穿山甲	贵州册亨

药材名	产　地	药材名	产　地
冬虫夏草	四川雷波	红花	四川简阳
杜仲	四川通江	槐米	河北保定
八角茴香	广西靖西	山茱萸	浙江淳安
女贞子	浙江金华	北五味	东北三省
木鳖子	广西南宁	木瓜	安徽宣城
巴豆	四川宜宾	银杏	广西兴安
龙眼肉	福建莆田	砂仁	广东阳春
草果	云南西畴	槟榔	海南岛屯昌
栀子	浙江平阳	沙苑子	陕西大荔
吴茱萸	贵州铜仁	使君子	四川合三
郁李仁	辽宁盖平	芡实	江苏苏州
柏子仁	山东菏泽	红豆蔻	广东惠阳
桃仁	北京密云	乌梅	四川綦江
草豆蔻	广东海南	马钱子	广东海南
胡桃仁	河北平山	益智仁	海南屯昌
苏子	江苏江宁	诃子	陕西大荔
榧子	浙江诸暨	鸦胆子	广西合浦
淫羊藿	陕西商县	枇杷叶	广东连县
杭菊	浙江桐乡	五加皮	河北邢台
肉桂	广西藤县	牡丹皮	安徽铜陵
厚朴	四川万源	木通	辽宁宽甸
苏木	广西百色	通草	贵州铜仁
桑寄生	广西容县	阿魏	新疆阿勒泰
白花蛇	广西百色	全虫	河南南阳
珍珠	广西合浦	玳瑁	海南岛
海马	广东阳江	海龙	广东惠阳
海螵蛸	浙江嵊泗	羚羊角	新疆伊宁
蛤蚧	广西龙津	石决明	广东雷东
蟾酥	山东莒南	细辛	吉林抚松
麻黄	河北蔚县	薄荷	江苏太仓
川黄柏	四川灌县	关黄柏	辽宁盖平
猪苓	陕西凤县	儿茶	云南大勐龙
五倍子	四川涪陵	青黛	福建仙游
海金沙	广东佛岗	川木香	广西容县
巴戟天	广东高要	海龙	四川松潘
广豆根	广西百色	玉竹	湖南邵东
汉防己	浙江衢县	黄精	贵州遵义
莪术	广西上思	紫菀	河北安国
赤芍	内蒙古多伦	香附	山东泰安

4.要求产时类

　　药材的采收季节与药物质量有密切的关系,如绵茵陈以初春细幼苗质软如棉者佳;冬(霜)桑叶于秋后经霜者采集为好。

5. 要求新陈类

有些药物需用鲜品，因其含液较多，疗效较佳，如鲜石斛、鲜芦根、鲜茅根；也有些药物需要陈品，取其陈久，缓解其燥性，如陈佛手、陈香橼、陈麻黄等。

6. 要求临时加工类

为了便于药物保管，并保证药物有效成分不致于损失，某些药品的加工须待临方时完成。通常有碾、捣、镑（咀）等法，使药物粉碎，以符合制剂需要。如龙骨、牡蛎、栀子、桃仁等矿物、甲壳、果实种子类药物碾碎或捣碎，便于煎煮；川贝母捣粉，便于吞服；羚羊角镑成薄片，或锉成粉末，便于制剂或服用。

此外，尚有擘、乳、揉、搓等法，亦属临时加工方法。如点眼药和吹喉药，可在乳钵内研极细备用；大枣擘破皮后，易煎出药味；竹茹、谷精草等需揉搓成团，桑叶、荷叶经揉搓成小碎块，便于调剂和煎熬等。

7. 要求特殊煎煮类

通常的煎药方法是把药物加水煎煮一定时间，去渣，取汁内服。一般而言，发表药、理气药多取其气，应用比较强烈的武火急煎；而补益类药多取其味，故宜比较缓和的文火久煎。此外，还有以下一些特殊煎法，如生石膏、生磁石、生龙骨、生石决明、龟甲等先煎，薄荷、砂仁、沉香、钩藤、苦杏仁等后下，车前子、枇杷叶、蒲黄、海金沙、蛤粉等包煎，人参、西洋参、西红花及羚羊角另煎等。

8. 要求特殊服法类

某些药物的服法有特殊要求，如三七、沉香、鹿茸、金钱白花蛇等冲服，阿胶、鹿角胶烊化等。

二、其他常用术语

1. 药引

中药药引为中医处方中的辅佐药，其作用有二：一是引药归经，即引导其他药物的药力达到病变部位或某一经脉，更好地发挥其治疗作用。二是协助主药，起辅助治疗作用。药引的来源甚广，品种繁多，主要有以下类型：

（1）药物类药引　这类药引又可分为两类。一类为引经报使类，如太阳病用防风、羌活、藁本为引，既是其他药物的"向导"，又能发挥这类药物本身具有的疗效；一类为调和诸药类，如甘草、生姜、大枣等，麻黄汤中炙甘草调和诸药，便属于这种类型。

（2）食物类药引　主要有粳米、蛋黄、蛋清、蜂蜜、西瓜汁等。如白虎汤用粳米益胃养阴；凉膈散用白蜜，既可调和硝黄峻下，又能存胃津、润燥结，收"以下为清"之妙。

（3）其他类药引　主要有酒、醋、盐、茶叶、灯心、荷梗、荷叶、西瓜翠衣、童便、金汁等。如仙方活命饮加酒煎服，取酒性善走，既可散瘀，又能协诸药以达病所；失笑散用醋调服，可引药入肝经等。

2. 忌口

由于治疗的需要，往往要求病人忌食某些食物，称之为"忌口"。如水肿忌食盐，黄疸、腹泻忌油腻等，都有科学依据。又如服鳖甲忌苋菜、服荆芥忌鱼蟹以及服桂枝汤禁生冷、粘滑、肉、面、五辛、酒酪、臭恶等，其具体作用机制均有待研究。

第六节　中药处方的管理制度

根据卫生部的有关规定，中药处方的管理制度包括以下方面。

一、执业医师和执业助理医师有处方权。医师的处方权由各科主任提出，经医院批准后登记备案，并将医师的本人签字或印模留于中药房。

二、处方一律用钢笔或毛笔书写，不得有涂改，必要时，医生应在涂改处签字以明确职责。

三、调剂人员不得擅自修改处方，若遇到短缺药以及超出规定剂量的大处方、违反配伍禁忌等有误处方时，应及时通知医师更改后方可调发。

四、有关毒、麻、限剧药处方，应遵照国家有关规定办理，防止差错事故发生。

五、一般处方以3日量为限，对某些慢性病或特殊情况可酌情延长。处方一般当日有效，过期须经医师更改日期，重新签字后方可调配。

六、处方时拟用的中药，一般应按君、臣、佐、使及药引等依序书写。另配中成药时则在汤剂下另列一项，或另写一张处方，并注明用量、用法。

七、药物及制剂名称、使用剂量应以《中国药典》、部（局）颁标准或地方颁行的标准为准。上述药品标准未收之药品，可采用通用名。如医疗需要，必须超量时，医师应在剂量旁重加说明并签字后，方可调配。

八、处方中的药物量，一律采用阿拉伯字码书写。称量采用公制。中药处方中各药的数量应排列整齐，以防错误。

九、对违反规定乱开处方和滥用药物的，调剂人员有权拒绝配发。

十、一般处方保存1年，届时登记后由单位负责人批准销毁。

第七节　中药处方药品的规范化名称

中药品种繁多，我国最早的药学专著《神农本草经》载药365种，到明代李时珍著《本草纲目》载药已增至1892种。而1977年出版的《中药大辞典》收药5767种，1993年出版的《中华药海》收药达8488种。中药名称复杂，由于历代文献记载的不同和地区差异，一种药物往往有几个、十几个乃至几十个名称，一般则应以《中国药典》、部（局）颁标准以及各省、市、自治区颁布的地方标准收载的药名为"正名"。以上均未收入者，则以通用名称为准。

现将临床处方中最为常用，并收入2000年版《中国药典》的500余种中药的规范化名称，包括正名、英文名、处方常用名及用量等，列表于附录一。

第八节　中药处方药品的应付常规

一、处方药品的正名与应付

中药处方中直接写药物正名（或制、炙），常常需要付通过炒、炙、煅等炮制后的药品，使其更好地发挥治疗效应，减低或消除毒性。除处方中直接写药物名即应付切制饮片的品种外，现提供有关付药习惯、付药常规方面的资料，供调配处方时参考。

1. 直接写药物的正名或炒制时，即付清炒或炒的品种

牵牛子、苏子、王不留行、槐花、苍耳子、牛蒡子、草决明、冬瓜子、僵蚕、蛇蜕、神曲、麦芽、山楂、莱菔子、酸枣仁、苡米、白术、枳壳、谷芽、芡实、半夏曲等。

2. 直接写药物的正名或炒制（炙）时，即付蜜制（炙）的品种

黄芪、马兜铃、桑皮、枇杷叶、瓜蒌子、槐角、罂粟壳、百合、紫菀、款冬花等。

3. 直接写药物的正名或炒制时，即付盐制的品种

橘核、蒺藜、车前子、小茴香、补骨脂、胡芦巴、益智仁、巴戟天、杜仲等。

4. 直接写药物的正名或炒制时，即付醋制的品种

香附、鸡内金、乳香、没药、五灵脂、延胡索、五味子、大戟、甘遂、芫花、商陆、莪术等。

5. 直接写药物正名或炒制时，即付滑石粉炒制品种

狗肾、牛鞭、鹿筋、鹿鞭、象皮、刺猬皮、水蛭等。

6. 直接写药物正名或炒制时，即付炒炭的品种

艾叶、地榆、炮姜、侧柏叶、蒲黄、蔓荆子、杜仲、血余、棕榈等。

7. 直接写药物的正名或煅时，即付煅制的品种

龙骨、龙齿、牡蛎、磁石、赭石、海浮石、炉甘石、瓦楞子、花蕊石、自然铜、寒水石等。

8. 直接写药物的正名或炒制时，即付砂烫、蛤粉烫的品种

龟板、鳖甲、穿山甲、阿胶、狗脊、骨碎补等。

9. 直接写药物的正名或制（炙）时，即付姜汁制的品种

竹茹、厚朴、草果等。

10. 直接写药物正名或制（炙）时，即付酒制的品种

熟地黄、吴茱萸、肉苁蓉、黄精、女贞子等。

11. 直接写药物正名，即付炒黄的品种

麦芽、谷草、山楂、牵牛子、紫苏子、莱菔子、王不留行、苍耳子、牛蒡子、白芥子、酸枣仁、草决明、扁豆、葶苈子、火麻仁、蔓荆子等。

12. 直接写药物正名，即付漂去咸味的品种

昆布、海藻、海螵蛸、肉苁蓉等。

此外，尚有直接写药物正名或制（炙）时，即付煨制及米泔、药汁制等，不一一列举。

二、处方药品的合写与应付

医师处方时，将疗效基本相似，或起协同作用的 2 种或 2 种以上药物合成 1 个药名书写，称为"合写"，又称"并开"。调剂时，则应分别支付。兹将处方中常见的药名合写及应付中药饮片举例列表如下（见表 5-2）。

表 5-2 处方中常用药名合写与应付药材简表

合 写 名 称	应 付 药 材
于白术	于术、白术
茯苓神	赤苓、茯神
苏藿梗	苏梗、藿梗
橘红络	橘红、橘络
青陈皮	青皮、陈皮
杏苡仁	杏仁、苡仁
青陈皮	青皮、陈皮
乳没药	乳香、没药
猪茯苓	猪苓、茯苓
藿佩兰	藿香、佩兰
砂蔻仁	砂仁、白蔻仁
桃杏仁	桃仁、杏仁
白前胡	白胡、前胡
川怀膝	川牛膝、怀牛膝
二蒺藜	刺蒺藜、沙苑子
生龙牡	生龙骨、生牡蛎
焦三仙	焦神曲、焦山楂、焦麦芽
枳壳实	枳壳、枳实
荆防风	荆芥、防风
苍白术或二术	苍术、白术
赤白苓或二苓	赤苓、茯苓
川草乌或二乌	川乌、草乌
羌独活或二活	羌活、独活
谷麦芽或二芽	谷芽、麦芽
天麦冬或二冬	天冬、麦冬
柴前胡或二胡	柴胡、前胡
知贝母或二母	知母、贝母
防风己或二防	防风、防己
生熟地或二地	生地、熟地
赤白芍或二芍	赤芍、白芍
黑白丑或二丑	黑丑、白丑
谷麦芽或二芽	炒谷芽、炒麦芽
焦四仙	焦神曲、焦山楂、焦麦芽、焦槟榔

注：凡用量写"各"字，两种药应各称此分量，如赤白芍各10g，则称赤芍10g、白芍10g；若只写赤白芍10g，则赤芍、白芍各称5g。

三、处方药品中的偏名

中药药名的写法应以药典的正名为准。由于我国幅员辽阔、民族众多、语言繁杂，致使很多中药药名的用字、用音、用意等都有很强的地方性。加上"药无正字"的旧习惯和社会上滥用、滥造不规范简化字的影响，中药处方中药名的书写除了用正名外常常还有一些用"偏名"的。这些"偏名"，一部分可见于中药工具书的"异名"、"别名"中，如《中药大辞典》载常用中药5767种，收别名23000余条；《中药别名辞典》载常用中药5500种，收别名达27000个之多；《中药名大典》也收别名20000多个。还有一部分则以民间流传为主。这类名称，尤其是后者，有的易懂，但大多难辨。

为便于了解药物"偏名"的成因，特将其主要写法与表现分类举例介绍，以资识别（括号内为规范化名称）。

1. 拆字

即把中药正名中的一个字或两个字分拆开来，用以代表药物正名的全称。

古月（胡椒）	月石（硼砂）	人言（信石）	月黄（藤黄）
寸香（麝香）	寸干（射干）	禾木（苏木）	米壳（罂粟壳）
石斗（石斛）	丁力（葶苈子）	全虫（全蝎）	薄可（薄荷）
虫蜕（蝉蜕）	吉更（桔梗）	付子（附子）	人艽（秦艽）

2. 谐音

即用谐音（同音）字来代替中药正名。

辛一（辛夷）	元召（连翘）	卜可（薄荷）	伏0（茯苓）
玉金（郁金）	双皮（桑皮）	双术（苍术）	三0（三棱）
双叶（桑叶）	合香（藿香）	子元（紫菀）	泽下（泽泻）
子草（紫草）	元参（玄参）	各根（葛根）	古皮（地骨皮）
瓜六（瓜蒌）	人交（秦艽）	斗0（马兜铃）	半下（半夏）
百布（百部）	充玉子（茺蔚子）	大计（大蓟）	全胡（前胡）
千年见（千年健）	力六（藜芦）	合色（鹤虱）	木别子（木鳖子）
牛夕（牛膝）	卜黄（蒲黄）	老观草（老鹳草）	地于（地榆）
好本（藁本）	吉力（蒺藜）	巴吉（巴戟天）	豆扣（豆蔻）
大王（大黄）	豆士（豆豉）	斑毛（斑蝥）	来丸（雷丸）
海早（海藻）	勾丁（钩藤）	万京（蔓荆子）	毛巾（茅根）

3. 会意

常见有5种情况。

(1) 根据名称含意来命名

二花（金银花）	土狗（蝼蛄）	土元（土鳖）	土龙（地龙）
活宝（水银）	守宫（壁虎）	天虫（僵蚕）	白虎（石膏）
竹矢（雷丸）	悬刀（皂角）	三全（桂圆）	柑丝（橘络）

虫衣（蝉蜕）　　　虎掌（南星）　　　大料（茴香）　　　虫仓（五倍子）
长虫皮（蛇蜕）　　百花粉（蜂蜜）　　美人豆（相思豆）　　紫河车（胎盘）
打屁虫（九香虫）

（2）根据药物所生长的部位来命名

上甲（鳖甲）　　　下甲（龟板）　　　左壳（牡蛎）　　　脐香（麝香）
脐（脐带）　　　　米仁（薏苡仁）　　甲片（穿山甲）　　血余（人发）
棕衣（棕皮）

（3）根据药物加工方法的结果命名

烧雄（雄黄）　　　扫盆（轻粉）　　　脊片（狗脊）　　　开冬（麦冬）
伏地（熟地）　　　盆硝（芒硝）

（4）根据药物的商品规格和等级，相沿习成而命名的

正提（续断）　　　西庄（大黄）　　　五爪（化橘红）　　大活（独活）
七开（巴豆）　　　卜奎（黄芪）　　　玉魁（白芍）　　　大白（槟榔）
寸冬（麦冬）　　　粉草（甘草）　　　天片（茯苓）　　　元寸（麝香）
庄黄（大黄）　　　光条（山药）　　　西吉（大黄）

（5）根据药物的科属名作药名

紫葳花（凌霄花）　薯蓣（淮山药）　　胡椒花（荜茇）　　银杏（白果）
卫矛（鬼箭羽）　　水母（海蜇）

4. 隐喻

即借用一些相关的字词，包括方言、地名及药物性味、性质、作用等命名。

黑丑（牵牛）　　　丑宝（牛黄）　　　申红（猴竭）　　　申骨（猴骨）
左力（吴茱萸）　　文且（泽泻）　　　大川（胡椒）　　　江子（巴豆）
泽果（胖大海）　　东胆（熊胆）　　　南杏（甜杏）　　　西芎（藁本）
北杏（苦杏）　　　甘杞（枸杞）　　　甜草（甘草）　　　国老（甘草）
将军（大黄）　　　画石（滑石）

5. 形象

即根据中药的外形命名。

八角（大茴）　　　谷茴（小茴）　　　百足（蜈蚣）　　　左扭（秦艽）
木笔（辛夷）　　　双丁（钩藤）　　　天丁（皂刺）　　　赤虫（地龙）
绵纹（大黄）　　　地栗（荸荠）　　　片脑（冰片）　　　文术（莪术）
灰色（马勃）　　　葳蕤（玉竹）　　　香棒（白芷）　　　圆眼（桂圆）
甲珠（穿山甲）　　银耳（白木耳）　　枣皮（山茱萸）　　文蛤（五倍子）
大腹子（槟榔）

偏名的使用，加剧了中药名称的混乱，妨碍中药药名的规范化，也给调剂工作带来了很多困难与麻烦，甚至发生误解而造成差错事故，产生不良后果。因此，必须引起重视，坚决予以纠正。

第九节 中药用量

中药用量，又称中药剂量，是医师临床处方中使用各种药物的份量。用量的大小和药物的配伍、治疗有密切的关系。因此，在调配方剂时，必须详察处方中的用量是否准确、药物之间的比例是否协调、有否笔误等，随时与医师联系，以防医疗事故的发生。《中国药典》规定了各种药品及制剂的法定用量，处方调剂时都必须遵循。

一、中药用量原则

1. 药物的性质与用量的关系

中药分有毒、无毒、峻烈、缓和等不同性质，其用量亦有不同。在使用毒性中药时，用量宜小，并从少量开始，视病情变化，再考虑增加，但一般不能超过其极量。如病势已减，则应逐渐减少或停服，以防中毒或产生副作用。

在使用一般药物时，对质地较轻或容易煎出的药物如花、叶、草之类，用量不宜过大；质重或不易煎出的药物如矿物、贝壳类，用量宜加重。芳香走散的药物，用量宜小；厚味滋腻的药物，用量可较重；新鲜药物因含有水分，用量则可更大些。过于甘寒的药物，多用会损伤脾胃，故用量不宜过大，也不宜久服。

2. 剂型、配伍与用量的关系

通常情况下，同样的药物入汤剂比丸、散剂用量要大；而入复方应用时则比单味药用量要小。

3. 年龄、体质、病情与剂量的关系

成人和体质健康强实的病人，用量可适当大些；儿童及年老体弱患者，剂量则可酌减。病情轻者，不宜重剂量；病情重者，剂量大都适当增加；久病者往往低于新病者的剂量。

兹将药典规定的老幼剂量折算表列后，供临床用药时参考（表5-3）。

表5-3 老幼剂量折算表

年　　龄	相当于成人剂量	年　　龄	相当于成人剂量
0～1个月	1/18～1/14	6～9岁	2/5～1/2
1个月～6个月	1/14～1/7	9～14岁	1/2～2/3
6个月～1岁	1/7～1/5	14～18岁	2/3～1
1～2岁	1/5～1/4	18～60岁	3/4
2～4岁	1/4～1/3	60岁以上	3/4
4～6岁	1/3～2/5		

注：①本表仅供参考，使用时可根据患者体质、病情及药物性质方面的因素斟酌决定；②成人系指18～60岁的人

二、中药用量规律

中药的用量原则上应依照临床的具体情况而确定，但一般不得超过药典、部（局）颁标准及地方标准的规定。其用量规律大体如下。

1. 一般药物

干品 3~9g，如黄芩、川芎、苍术等；鲜品 15~60g，如鲜生地、鲜芦根等。

2. 质地较轻的药物

常用量 1.5~4.5g，如木蝴蝶、灯心草、通草、蔷薇花等。

3. 质地较重的药物

常用量 9~45g，如生地黄、熟地黄、何首乌、龙骨、石决明、磁石、生石膏等。

4. 有毒药物

常用量 0.03~0.6g，如斑蝥、雄黄、炮马钱子等。

5. 贵重药物

常用量 0.3~1g，如羚羊角、牛黄、麝香、珍珠、猴枣等。

此外，医师处方时还有以支、只、条、个、把等计量的，如一支芦根、一条蜈蚣、一只南瓜蒂、一片生姜、一角（即1/8张）荷叶、一尺荷梗、一扎鲜茅根、一把艾叶等，均应根据调剂规范或经验而准确把握。

总之，中药用量的确定技巧性极强，与临床疗效的关系十分密切。正因为如此，对调剂人员的要求也必然十分严格。一张处方，无论其选药配伍多么切病，用量多么正确，如果调剂人员操作时粗枝大叶，量不及准而变更了某些药物的量，那么其治疗范围、主治病证、禁忌证等均可随之改变。

如枳术汤和枳术丸，虽同为枳实和白术两药组成，但前者的枳实用量倍于白术，故以消积导滞为主；后者的白术用量倍于枳实，故以健脾和中为主。又如小承气汤和厚朴三物汤，同为大黄、枳实、厚朴三药组成，只因各药用量不同，其所治病证、方剂名称均不相同。前者偏重于泻热通便，故大黄之量重于厚朴；后方偏重于行气除胀，故厚朴之量重于大黄。即使是同一味药，剂量大小的改变亦可导致其作用相反。如红花少量养血，大量则破血；黄连少用健胃，重用则清泻实火等。由此可见，在调剂中必须遵循处方的用量原则，才能确保临床疗效的提高。

第六章 中药的配伍原则及禁忌

第一节 中药配伍原则

2味或2味以上的药物合用，称为配伍。中药方剂除按"君、臣、佐、使"原则组方外，具体用药时还要注意药物之间的相互关系，讲究配伍方法。前人总结出"七情"配伍理论，除"单行"者外，其余均是阐述配伍关系的。

1. 相须 即用2种以上功效相似的药物配伍使用，以发挥协同作用，增强疗效。如党参配黄芪，以增强补气之功，大黄配芒硝，以增强其泻下作用。

2. 相使 即辅药配合主药，互相增强作用。其性味功用一般有某种共性。如脾虚水肿，用黄芪配合茯苓，可以加强补气健脾利水的作用；风寒咳嗽，用麻黄配合苦杏仁，可以提高散寒止咳平喘的疗效。

3. 相畏 即一种药物的毒性或副作用，能被另一种药物减轻或消除。如生半夏、生南星畏生姜。

4. 相杀 即一种药物能消除或减轻另一种药物的毒性或副作用。如绿豆能减轻巴豆的毒性，生姜能减轻或消除生半夏的毒性。

相杀与相畏实际上是同一配伍关系中的两种提法。

5. 相恶 即两种药物的合用能互相抑制、降低或丧失药效，属配伍禁忌。如人参恶莱菔子、生姜恶黄芩等。

6. 相反 即两种药物合用，能产生毒性反应或者副作用，属配伍禁忌。如乌头反半夏、甘草反甘遂。

上述6个方面的配伍关系在临床应用中可概括为4项：一为相须、相使的配伍关系，因协同作用而扩大其治疗范围，或增强疗效，临床配方时要充分利用；二为相畏、相杀的配伍关系，有利于减轻或消除毒性或副作用，在应用毒药或剧烈药时，必须考虑选用；三为相恶的配伍关系，能使药物功效降低或损失，用药时应加以注意；四为相反的配伍关系，能使一些本来单用无害的药物因相互作用而产生毒性反应或副作用，属于配伍禁忌，原则上应避免使用。

此外，尚有"反佐"法则，即利用药物的相反作用，起到相反相成的效果，这是利用药物在配伍时某些方面起拮抗作用而另一方面又起协同作用的缘故。如定喘汤中麻黄配黄芩，麻黄辛温、发汗平喘、利水，黄芩苦寒、清泻肺火、清热解毒，二药伍用，辛热之性相抵消，而平喘清肺作用加强。

第二节 中药配伍禁忌

凡两种药物合用时，能降低或丧失药效，或能产生毒、副作用的，称为配伍禁忌。中药的配伍禁忌包括中药材、中药注射液及中西药物合用的配伍禁忌三个方面。

一、中药饮片配伍禁忌

中药相恶、相反配伍，可降低疗效，产生不良反应或毒性作用，称为配伍禁忌。据《蜀本草》统计，《神农本草经》所载相恶药有60种，相反药有18种。至金元时期，张子和、李东垣先后将其概括为"十八反"、"十九畏"，并编成歌诀，广为传诵。《中国药典》二至七版都采纳了"十八反"、"十九畏"的大部分内容。

1. 十八反

即乌头类药物（包括川乌、草乌、附子）不宜与半夏（包括清半夏、姜半夏、法半夏）、瓜蒌（包括天花粉、瓜蒌子、瓜蒌皮）、贝母（包括川贝母、浙贝母、伊贝母、平贝母、湖北贝母）、白蔹、白及同用；甘草不宜与甘遂、芫花、大戟、海藻同用；藜芦不宜与诸参（包括人参、党参、丹参、南沙参、北沙参、玄参、苦参）、细辛、赤芍、白芍同用（附：十八反歌诀）。

附：十八反歌诀

本草明言十八反，半蒌贝蔹及攻乌，藻戟遂芫俱战草，诸参辛芍叛藜芦。

2. 十九畏

即硫黄不宜与芒硝（包括玄明粉）同用，水银不宜与砒霜同用，狼毒不宜与密陀僧同用，巴豆（包括巴豆霜）不宜与牵牛子同用，丁香不宜与郁金同用，芒硝不宜与三棱同用，川乌、草乌（包括附子）不宜与犀角（包括广角）同用，人参（包括各种人参与参须、参芦）不宜与五灵脂同用，官桂（包括肉桂、桂枝）不宜与石脂（包括赤、白石脂）同用（附：十九畏歌诀）。

附：十九畏歌诀

硫黄原是火中精，朴硝一见便相争，水银莫与砒霜见，狼毒最怕密陀僧，
巴豆性烈最为上，偏与牵牛不顺情，丁香莫与郁金见，牙硝难合京三棱，
川乌草乌不顺犀，人参最怕五灵脂，官桂善能调冷气，若逢石脂便相欺。
中药"十八反"和"十九畏"是一个古老的药性理论，长期以来由于其作用机理不明，故在医疗中只能陈陈相因，沿用旧说。"十八反"和"十九畏"诸药，有一部分同临床实际应用有些出入，对此，历代医家均有论及，如"加味控涎丸"（《世医得效方》）的巴豆与牵牛同用，"芫茏汤"（《圣济总录》）的芫花与甘草同用，"冷哮丸"（《张氏医通》）的乌头与

半夏同用，"甘遂半夏汤"（《金匮要略》）以甘草同甘遂并用，"内消瘰疬丸"（《疡医大全》）及"海藻玉壶汤"（《医宗金鉴》）以甘草与海藻并用等等，均为历代医家合用相反、相畏药的临床实例。

从《中国药典》规定的不宜用药品种来看，尚未有突破中药"十八反"和"十九畏"的范畴。其不同之处是硫黄与朴硝、甘草与海藻、人参与五灵脂未作不宜同用的规定。

3. 现代有关中药"十八反"和"十九畏"配伍禁忌的研究

有人对明清以后的 129 家、20313 个医案进行统计，发现应用"反"药对制方者有 88 人，占 68.22%，共载"十八反"药对的医案 468 个。有人从《普济方》和《全国中成药处方集》中的 67000 多方统计发现，其中有 782 个处方含有十八反、十九畏的组对。就是曾作为宋代国家法定方剂标准的《局方》中，仍可找到 17 个含"十八反"、14 个含"十九畏"的内服方。这些方剂大多用于治疗痼疾、险症。

由此可见，尽管"十八反"、"十九畏"是自古以来中医临床经验的总结，但限于当时的社会条件及科学水平，限于医生用药方法及病人情况不同等因素，对这些配伍禁忌既要看到它的合理性，也要看到它的片面性。如何用现代科学技术方法对其进行深入细致的研究，探讨其变化机理，更好地为人民健康服务，是摆在我们面前的重要课题之一。

现将有关中药"十八反"和"十九畏"配伍禁忌的研究实例予以介绍。

（1）人参与五灵脂合用 用人参五灵脂注射液（人参 4g、五灵脂 2g 制成注射液 2ml）作小鼠的抗疲劳试验，结果表明小鼠游泳时间较对照组长，抗疲劳效果好，这与人参大补元气的作用相一致。五灵脂未抑制人参的强壮作用，伍用后也未产生任何毒性反应。

（2）甘遂、芫花、大戟、海藻与甘草合用 这是"十八反"中提到的，应属配伍禁忌。但现代研究结果表明，这类药物有相反禁忌的一面，也有不禁忌的一面，应作具体分析。如甘遂、芫花、大戟、海藻均为逐水消肿药，甘草的有效成分甘草酸水解后产生甘草次酸，有类似肾上腺皮质激素作用，能使水钠潴留。因此，从人体内水盐代谢的角度来考虑，甘草和这四味药是相反的，对治疗水肿这一症状来说，应忌配伍。有人做了上述药物配伍后的毒性药理试验，结果发现甘遂、芫花、大戟、海藻与甘草合煎，或分煎后合并在一起，其煎液不论灌肠或腹腔给药，小白鼠的 LD50 均随甘草用量的增加而相应地下降、毒性相应地增加。用 50% 乙醇浸制的浸膏做上述试验，也出现类似结果，说明上述四药与甘草应禁忌配伍。

与上相反，有人研究芫花与甘草合用时对胃溃疡的治疗作用，结果表明二药合用比单用一种疗效高，提出二药合用并非绝对禁忌，而是与配伍剂量有关。

（3）硫黄与朴硝合用 有人研究因硫黄在体内部分生成了硫化合物，刺激肠壁产生轻泻作用，而朴硝之化学组成硫酸钠为轻泻剂。两药伍用后，产生强烈的致泻作用，甚至会产生肠痉挛，应忌配伍。

（4）巴豆与牵牛子合用 两药均为峻泻剂，合用后恐峻猛之力过大而伤正，故应禁忌配伍。

（5）丁香与郁金合用 有人研究，丁香含有的挥发油有刺激胃壁神经、引起兴奋的作用，为芳香健胃剂；郁金则有使胃壁安定、减轻胃痉挛的作用，两者在药理上是拮抗的。

二、中药注射液配伍禁忌

对硫酸小檗碱注射液等25种常用中药注射液进行配伍沉淀的初步观察（等量配伍），结果表明：

1.硫酸小檗碱注射液与莪术油、夏天无、通痹Ⅰ号、健心灵、祛风湿等6种注射液在5小时内无变化外，与其他注射液均即时发生淡黄、黄、土黄、棕黄、浅棕或棕色沉淀。

2.复方柴胡油、鱼腥草、柴胡等三种注射液与硫酸小檗碱注射液有配伍禁忌，其余均在5小时内无变化。

3.盐酸麻黄碱注射液除与硫酸小檗碱注射液有配伍禁忌外，还与丹参注射液即时产生土黄色沉淀，与紫花丹参注射液在1~5小时内产生混浊，其余无变化。

4.川芎注射液除与硫酸小檗碱注射液有配伍禁忌外，还与农吉利、紫花丹参、复方丹参注射液产生土黄色至棕黑色沉淀，与通痹Ⅱ号即时产生浑浊；与桑寄生、当归寄生注射液在1~5小时内产生浑浊，其余无变化。

5.苦参注射液除与硫酸小檗碱注射液有禁忌外，还与丹参、复方丹参注射液生成棕黄色沉淀，与夏天无即时发生浑浊，其余无变化。

6.莪术油、当归、通痹Ⅱ号、祛风湿四种注射液与其他注射液配伍，在5小时内均无变化。

7.夏天无注射液与农吉利、苦参、紫花丹参注射液有禁忌，并与桑寄生、丹参、大青叶、丁公藤、通痹Ⅱ号、复方丹参、当归、寄生、冠舒注射液等即时发生浑浊或产生沉淀；与红花、多红、健心灵注射液在1~5小时内发生浑浊，其余均无变化。

8.复方桑寄生注射液除与硫酸小檗碱、川芎嗪、夏天无注射液有配伍禁忌外，其余均无变化。

9.红花注射液除与硫酸小檗碱、夏天无注射液有配伍禁忌外，仅与丹参、复方丹参注射液生成黄色沉淀，其余无变化。

10.丹参注射液除与盐酸麻黄碱、川芎嗪、苦参、夏天无、红花注射液有配伍禁忌外，其余均无变化。

11.大青叶、丁公藤注射液除分别与硫酸小檗碱、夏天无注射液有配伍禁忌外，其余均无变化。

12.通痹Ⅱ号注射液与硫酸小檗碱、川芎嗪、夏天无注射液有配伍禁忌。

13.健心灵注射液除与夏天无注射液有配伍禁忌外，仅与复方丹参注射液发生浑浊，其余无变化。

三、中西药物合用配伍禁忌

临床上中西药物合用已较为常见，主要有两种方式：一是中西药配合同时使用，即将中、西药配伍在一起制成某种成药，或中、西药分别处方，供患者同时服用；二是中、西药联合应用，如根据肿瘤患者使用化疗后的毒副作用，采用中药辨证治疗。

鉴于目前中西药物配伍应用的情况越来越多，而中西药物配伍又无经典方剂可遵循，因此配伍后是否禁忌，是应特别注意的。现将某些中西药物配伍禁忌情况予以介绍，以供参考。

1. 含有大量鞣质的中药，如地榆、儿茶、五倍子、虎杖、拳参、石榴皮、老鹳草、大黄等，如与维生素 B_1 合用，则可与之永久结合，而使其从体内排除；与酶制剂合用，可与酶制剂发生相互作用，使其疗效降低；与重金属盐类及生物碱类成分合用，能产生有色沉淀；与蛋白制剂合用，则产生鞣酸蛋白。

2. 含有多量黄酮类成分的中药，如黄芩、槐米、芫花、忍冬叶、橘皮、旋覆花，尤其是含槲皮素类石羟基黄酮类成分的中药，与铝、镁、钙药物合用，如与氢氧化铝、三硅酸镁及碳酸钙等服用，可生成金属络合物而改变其性质与作用。

3. 甘草、鹿茸若长期与水杨酸衍生物合用，能使消化道溃疡的发生率增加。因为甘草口服后，其所含甘草酸可水解成甘草次酸及二分子葡萄糖醛酸，甘草次酸具有肾上腺皮质激素样结构；鹿茸的成分也有糖皮质激素样结构，这些均能导致消化道溃疡的形成。

4. 糖尿病患者口服甲苯磺丁脲、降糖灵等降血糖药物时，若合用甘草、鹿茸，可降低降糖药物的效果。因为糖皮质激素能使氨基酸、蛋白质从骨骼肌中转移到肝脏，由于酶的作用，使葡萄糖与糖原的产生增加，故具有升高血糖的作用，从而与降糖药物产生药理拮抗。

5. 牛黄解毒片与四环素合用会降低四环素的药效。因为后者的结构属氢化四苯的衍生物，分子中含有酰胺基和多个酚羟基，而牛黄解毒片中含有石膏，其钙离子能与四环素形成络合物，降低其溶解度而难以被机体吸收，故属配伍禁忌。同理，含有石膏的中药方剂，如白虎汤、大青龙汤、越婢加术汤等，亦不可与四环素共服。甚至于一些矿物药如自然铜、代赭石（含铁）、铅丹（含铅）、钟乳石（含钙）等，亦可与四环素形成难溶性络合物，从而使吸收减少，血中浓度降低，应注意禁忌配伍。

6. 含朱砂成分的中药制剂，如朱砂安神丸、七厘散、磁朱丸、归神丹、辰砂丸等，不可与含溴化物、碘化物的制剂如巴氏合剂（含 3% ~ 5% 溴化钾）、三溴合剂、碘化钾等合用。因为朱砂的主要成分为硫化汞，在肠内遇碘化物或溴化物可生成刺激性很强的碘化汞或溴化汞之类的沉淀物，引起赤痢样大便，从而导致医源性肠炎。

7. 含有机酸的中药及其制剂，如山楂糖浆、五味子糖浆、山楂丸、保和丸等不宜与磺胺类药及碱性西药（碳酸氢钠、胃舒平、氨茶碱）同服，因为上述有机酸可对抗小苏打的碱化尿液作用，可增加磺胺类药物对肾脏的毒性作用。若与其他碱性药同服，酸碱中和，则失去治疗作用。

8. 含有麻黄的中成药，如大活络丸、人参再造丸、气管炎丸、哮喘冲剂、定喘丸等，不宜与单胺氧化酶抑制剂痢特灵、优降宁、异烟肼、甲基苄肼、苯乙肼等同用。因为这些西药可抑制单胺氧化酶的活性，使去甲肾上腺素、多巴胺、5 - 羟色胺等单胺类神经递质不被酶破坏，贮存于神经末梢中。而麻黄中的有效成分麻黄碱可促进这些神经递质大量释放，而引起头昏、头痛、恶心、呕吐、腹痛、腹泻、呼吸困难、心律不齐、运动失调、心肌梗塞等症状，严重病例可引起高血压危象。

9. 含强心苷类的中药杠柳、蟾酥、罗布麻等，不宜与洋地黄制剂并用。因为这类中药可增强强心甙的作用而易导致心律紊乱等中毒症状。

10. 硼砂（$Na_2B_4O_7 \cdot 10H_2O$）及含硼砂的中成药（如痧气散、红灵散、行军散等）与氨基糖苷类抗生素（如链霉素、卡那霉素、庆大霉素、新霉素等）合用，能使后者排泄减少，抗菌作用增强。但同时又能使脑中的药浓度升高，耳毒性作用增强。

总之，有下列情况之一发生的，应作为中、西药配伍使用的禁忌：产生毒性，导致药源性疾病；增加药物自身毒性；加重或诱发并发症；产生络合物，妨碍吸收；相互拮抗，影响疗效；抑制微生物或破坏酶作用以及酸化尿液，引起尿结晶、血尿者。

第三节　妊娠用药禁忌

妇女妊娠期间，凡属毒剧药、破血药、行气药、逐水药、峻泻药等毒性大，作用猛烈的药物，都有可能对孕妇或胎儿造成不同程度损害，应慎用或禁用。

在 2000 年版《中国药典》一部所载中药材中，明确规定孕妇禁用、忌服、慎用药物近 60 种；成方制剂中，载有孕妇禁用、忌服、慎用药物共 120 余种。

一、孕妇禁用药

孕妇禁用的皆为毒性中药，凡禁用的中药绝对不能使用。其中，属于中药材或中药饮片的有：三棱、土鳖虫、川牛膝、马钱子、巴豆、水蛭、芒硝、芫花、阿魏、附子、闹羊花、牵牛子、轻粉、猪牙皂、商陆、斑蝥、雄黄、蜈蚣、麝香等；属于中成药的有：七厘散、九分散、小金丸、小活络丸、马钱子散等。

二、孕妇忌服药

孕妇忌服的大多是毒性较强或药性猛烈的药物。其中，属于中药材或中药饮片的有千金子、关木通等；属于中成药的有十消反生丸、三七伤药、风湿骨痛胶囊、妇科通经片、祛风止痛片等。

三、孕妇慎用药

孕妇慎用的大多是性质猛烈或有小毒的药物，包括通经祛瘀、行气破滞以及辛热、攻下、滑利等类药物。其中，属于中药材或中药饮片的有：丁公藤、三七、大黄、制川乌、王不留行、天南星、木鳖子、牛膝、片姜黄、白附子、西红花、肉桂、冰片、红花、郁李仁、虎杖、卷柏、草乌叶、枳壳、枳实、禹州漏芦、禹余粮、急性子、穿山甲、桃仁、莪术、凌霄花、通草、常山、硫黄、番泻叶、漏芦、蟾酥等；属于中成药的有：十香止痛丸、三妙丸、三黄片、万氏牛黄清心丸、万应锭等。

现将古代医家的妊娠服药禁忌歌诀附后，供参考。

附：妊娠服药禁忌歌诀

芫[1]斑[2]水蛭及虻虫，乌头附子配天雄，野葛[3]水银并巴豆，牛膝薏苡与蜈蚣，
三棱芫花代赭麝，大戟蝉蜕黄雌雄[4]，牙硝芒硝牡丹桂[5]，槐花牵牛皂角同，
半夏南星与通草，瞿麦干姜桃仁通[6]，硇砂丁漆蟹爪甲，地胆茅根都失中。

注：[1] 蝮蛇属之芜蛇。一说即芫青（青娘虫）。[2] 斑：斑蝥。[3] 野葛：钩吻之别名。
[4] 黄雌雄：即雄黄、雌黄。[5] 桂：指肉桂、官桂、桂枝。[6] 通：指木通、通草。

第四节　服药禁忌

　　患者服药或用药期间，对某些食物不宜同时进服，前人称为服药禁忌，即通常所说的"忌口"。《伤寒论》中有服桂枝汤后"忌生冷、粉滑、肉面、五辛、酒酪、臭恶"的记载。古代文献上还有常山忌葱，地黄、何首乌忌葱、蒜、萝卜，薄荷忌鳖肉，茯苓忌醋以及鳖甲忌苋菜等记载。

　　具体讲，在服药期间，不宜吃与药物性味相反或影响治疗的食物。因为各种食物与药物一样，都有不同的性能，要使忌口适宜，必须根据疾病和药物的性能特点来考虑，才不至于忌得过多、过少或忌错，从而有利于发挥药效，缩短病程，使患者早日恢复健康。例如，患脾胃虚寒或胃寒疼痛等的病人，服温中祛寒药时不宜吃生冷助寒类食物；属胃热疼痛的患者，服清热药时不宜吃辛辣助热类食物；患脾胃消化功能减退的食积不化、胸腹胀闷等症的患者，服健脾消导药时不宜吃粘滞、油煎类不易消化的食物；患神经衰弱、心悸失眠等症的患者，在服镇静安神药时，不宜吃辛辣、酒、浓茶等刺激和兴奋中枢神经的食物；患外科疮疡、痔瘘及皮肤疾病的患者，对姜、椒、酒、腥臭（俗称"发物"）等类食物，当在禁忌之列，否则可助热动血，扩散炎症，增加疼痛，难以收口等。

　　总之，服药和用药期间的忌口与治疗进程是有密切关系的。要恢复健康，除药物力量外，还须病人调理得宜，在服药期间不能吃影响药效的食物，只有这样，才能达到尽快恢复健康的目的。

第七章　中药的合理用药与不良反应

第一节　中药的合理用药

在充分了解疾病和药物的基础上，安全、有效、简便、经济地使用药物，达到以最小的投入取得最大的医疗和社会效益，是当今药学界同仁达成的共识。因此，合理用药的科学定义为：以当代药物和疾病的系统知识和理论为基础，安全、有效、经济、适当地使用药物。

我国对药品不良反应十分重视，并开始实施药品不良反应监测管理制度。

一、合理用药的基本原则

合理用药的首要前提是必须使用合法药品和保证质量的药品，合理用药从用药的目的、过程和结果考虑，主要包括安全性、有效性、经济性、适当性四大要素。

1. 安全性

是合理用药的首要条件，强调让用药者承受最小的治疗风险，获得最大的治疗效果。

要根据患者的病情及年龄、性别、病情缓急、生理状态和用药目的以及药物性质，合理选用适宜的给药途径和给药方案。一般病情口服有效，多采取口服给药方法；危重病人、急症病人宜选用静脉注射或静脉点滴；皮肤、阴道疾病多直接用外用药治疗或配合口服给药方法。

2. 有效性

通过药物的作用达到预期的治疗目的。判断有效性的指标有多种，临床常用的有治愈率、显效率、好转率、无效率等。年龄和个体差异等都影响药物在人体内的代谢能力、耐受能力以及不良反应，因此，应根据病情确定给药时间，充分发挥药品最大的效能，防止或减轻不良反应的发生。一般中药口服药每日 2~3 次，于早、晚或早、中、晚各服 1 次，驱虫药于清晨空腹或睡前服，镇静安眠药应在睡前 1~2 小时服用。

3. 经济性

是指获得单位用药效果所投入的成本（成本/效果）应尽可能的低，所获得的治疗效果应尽可能的满意。药品固有价格高低之分，但最重要的是对症治疗，合理用药。

4. 适当性

是合理用药最基本的要求，强调尊重客观现实，将适当的药品以适当的剂量，在适当的时间，经适当的途径，给适当的病人，使用适当的疗程，达到适当的治疗目的。患者由于治病心切，往往出现希望药到病除，或者不切实际地要求使用没有毒副作用的药品，或者认为药品价格越高就越好等现象；另一方面受市场经济的影响，可能出现医生开高价药品的现象。因此，医患双方都应采取积极、客观和科学的态度选择合理的用药方案。

二、不合理用药现象

不合理用药是相对合理用药而言的，在临床实践中，不合理用药现象屡见不鲜，给患者个人及家庭和社会带来无法弥补的损失。

1. 不合理用药的表现形式

（1）有适应症而未得到治疗　疾病不能得到及时的药物治疗，包括因误诊而未给予需要的药物。

（2）选用药物不当　即不能对症下药。以抗生素类药物滥用最为严重，忽视了抗生素选择的基本原则，强效、广谱成了多数人的首选。在中药的应用中，主要表现在滋补药的滥用方面。

（3）用药剂量太小或疗程不足　多见于因不能全面了解病情和药物的药理作用而单方面地畏惧药物不良反应，或以为病情减轻而过早停药。

（4）用药剂量过大或疗程过长　在治疗过程中不能正确掌握药品剂量和疗程，或给轻症患者用重药、联合用药过多及重复用药等。

（5）不适当的联合用药　主要是由于诊断不清、不能正确全面了解药理、药效或给药方案有误。

（6）无适应症用药　常见于医生安慰性开药，病人保险性用药。

（7）无必要使用价格昂贵的药品　多表现由于医生的因素，为经济收入而给患者开大处方，或患者误认为价格昂贵的药品才是"好药"。

（8）给药时间、间隔、途径不适当　主要由于医术不高或病人不能自觉地服从治疗。

（9）重复用药　常见于并用含有相同活性成分的复方制剂和单方药物，或是多名医生给同一病人开相同的药物。

2. 不合理用药的不良医疗结果

不合理用药必然导致不良的医疗结果，有时还可能产生十分严重的后果。主要表现在以下几方面。

（1）延误疾病治疗。

（2）浪费医药资源。

（3）加重患者经济负担。

（4）产生药物不良反应，甚至药源性疾病。

（5）酿成医疗事故。

第二节 中药不良反应及药源性疾病

中药不良反应是指合格药品在正常用法、用量时出现的与用药目的无关的或意外的有害反应，包括中成药和中药饮片引起的不良反应。中药的不良反应主要是由于药物本身引起的，但也有质量、剂量、用法等方面的原因。药品的不良反应包括毒性作用、后遗效应、过敏反应、继发反应、特异性遗传因素等。

中药药源性疾病是指因药物不良反应致使机体某（几）个器官或局部组织产生功能性或器质性损害而出现的一系列临床症状与体征。包括药物正常用法用量情况下所产生的不良反应，也包括因超量、超时、误服、错用以及不正常使用药物所引起的疾病。

我国对药品不良反应实行监测管理制度。卫生部、国家药品监督管理局于 1999 年 11 月 26 日发布了《药品不良反应监测管理办法（试行）》，这标志着我国正式开始实施药品不良反应报告制度。药物不良反应监测是对合格药品在正常用法、用量时出现与用药目的无关的或意外的有害反应进行的监督和考察。

国家实行药品不良反应报告制度，药品生产经营企业和医疗预防保健机构应按规定报告所发现的药品不良反应。

国家药品监督管理局主管全国药品不良反应监测工作，省、自治区、直辖市药品监督管理局主管辖区内的药品不良反应监测工作，各级卫生行政部门负责医疗预防保健机构中的药品不良反应监测工作。

药品不良反应的监测报告范围包括以下两种：一是上市 5 年以内的药品和列为国家重点监测的药品，报告该药品引起的所有可疑不良反应。二是上市 5 年以上的药品，主要报告该药品引起的严重、罕见或新的不良反应。

中药不良反应监测除对上市药品不良反应进行监测外，还应对因使用中药材而引起的人体伤害进行监测。目前我国尚未对中药饮片实行批准文号制度，且中药材的药效及毒性受品种、产地、种植条件及农药残留等因素的影响较大，所以不良反应监测的难度较大，问题较复杂，应注意引起不良反应的药材品种、基原、产地。

药物不良反应监测工作程序是：第一，国家对药品不良反应实行逐级、定期报告制度，严重或罕见的药品不良反应须随时报告，必要时可以越级报告。第二，药品生产经营企业和医疗预防保健机构必须严格监测本单位生产、经营、使用药品的不良反应发生情况，一经发现可疑不良反应，须进行详细记录和调查，按要求填写不良反应报表，并向所在省、自治区、直辖市药品不良反应监测专业机构集中报告。对其中严重、罕见或新的不良反应病例，须用有效方式快速报告，最迟不超过 15 个工作日。第三，个人发现药品引起的可疑不良反应，应向所在省、自治区、直辖市药品不良反应监测专业机构或药品监督管理局报告。

第三节　常见毒性中药的毒理分析及中毒处理

中药不良反应及药源性疾病的研究已经日益引起人们的重视。本节主要介绍常见毒性中药的毒理分析及中毒处理。

一、常见毒性中药的毒理分析

中药的毒性是由药物所含的有毒成分引起的毒性反应。毒性成分不同，其毒理机制及毒性反应的表现亦不同。含毒中药的毒性成分较为复杂，这里介绍几种主要的类型，并结合分析其毒理机制。

1. 含生物碱类

生物碱是一类含氮的有机化合物，有类似碱的性质。生物碱大多具有比较强烈的作用，容易引起毒性反应的含生物碱中药很多，对机体的毒性可因所含生物碱的不同而异。如含乌头碱的川乌、草乌、附子、天雄、雪上一支蒿等。其毒理作用主要是对神经系统（特别是迷走神经和感觉神经）先兴奋、后抑制，并能直接作用于心脏，产生异常兴奋；含雷公藤碱的雷公藤和昆明山海棠主要作用于中枢神经系统，可引起视丘、中脑、延脑、脊髓的病理改变，并可导致实质脏器的变性坏死；含番木鳖碱的马钱子，可选择性地兴奋脊髓；含莨菪碱、东莨菪碱的曼陀罗、洋金花，其毒性作用是阻断节后胆碱能神经所支配的效应器上的毒蕈碱样胆碱能受体；含苦楝碱的苦楝子，中毒时抑制呼吸中枢，可引起呼吸麻痹而窒息；含麻黄碱的麻黄，可兴奋中枢神经系统，对心脏亦有毒性作用；含甾类生物碱的龙葵和藜芦，主要是对胃肠道的刺激；含类似烟碱及毒芹碱的半夏、天南星，除刺激粘膜引起喉头水肿外，对呼吸中枢可发生抑制作用。

2. 含苷类

苷类是由糖和非糖部分组成的一类化合物，苷类分子中的非糖部分称为苷元。由于苷元的结构不同或医疗效用不一，苷又可分为几种不同的类型，这里仅介绍毒性作用较强的几种。

(1) 含强心苷类　强心苷是许多植物中所含的对于心脏有显著作用的甾体苷类，能使心肌收缩增强、心率减慢。其共同特点是小剂量有强心作用，较大剂量或长时间应用则可致心脏中毒以至停搏。如夹竹桃的毒性作用类似洋地黄，能损害心肌及神经系统；万年青除直接刺激迷走神经与延髓中枢外，还能对心肌产生直接抑制作用。其他还有杠柳、八角枫等均含有强心苷。

(2) 含氰苷类　许多植物的种仁内含有氰苷，进入人体后经酶水解产生氢氰酸，为一种极其强烈的细胞毒，这类植物多见于蔷薇科和豆科中。如白果所含银杏酸和银杏酚，主要损害中枢神经系统，并能抑制呼吸中枢。其他还有苦杏仁、桃仁、枇杷仁、木薯、瓜蒂、巴豆等均含有氰苷成分，水解后可析出氢氰酸，产生毒性作用。

(3) 含皂苷类　皂苷的苷元有甾体化合物和三萜类化合物等。因其水溶液振摇时能产生持久性蜂窝状泡沫，与肥皂相似，故名皂苷。皂苷的毒性主要是对局部有强烈的刺激作用，并能抑制呼吸，损害心脏，尚有溶血作用。如木通、黄药子、商陆等可引起腹痛、吐泻等肠胃刺激症状。木通尚可损害肾脏，黄药子毒害肝脏，商陆损害心脏，并可引起呼吸肌麻痹等。

（4）含黄酮苷类　黄酮苷的苷元为黄酮类化合物，含黄酮苷的中药如芫花、广豆根等，其毒性作用多因刺激胃肠道和对肝脏的损害而引起恶心呕吐、黄疸等症状。

3. 含毒蛋白类

毒蛋白主要存在于植物的种子内，经榨油后则存留于油渣中，是由各种 α - 氨基酸组成的一类高分子化合物。其毒理作用是对胃肠粘膜具有强烈的刺激和腐蚀作用，能引起广泛性内脏出血。如望江南子、苍耳子、蓖麻子等均含有毒蛋白，中毒反应多表现为剧烈吐泻、呕血、血尿，甚至惊厥、死亡。

4. 含萜及内酯类

中药中含萜及内酯类衍生物结构较为复杂，有酸和酚的化学性质，可溶于碱性溶液。其毒理作用是对局部有强烈的刺激性，并对中枢神经系统有抑制作用。如艾叶主要含挥发油、苦艾素，对皮肤有刺激作用，内服可刺激胃肠道，并可由门脉而达肝脏，引起肝细胞损害；马桑叶所含马桑内酯，其毒性与印防己毒素相近，可兴奋大脑及延脑，并降低体温，引起惊厥、窒息。

5. 含金属元素类

含金属元素的中药主要是矿物类药物，其中对人体毒性作用较大的有以下几种：

（1）含汞类药　汞为一种原浆毒，汞化合物对人体具有强烈的刺激性和腐蚀作用，并能抑制多种酶的活性，引起中枢神经和植物神经功能紊乱。如水银、轻粉、朱砂、红升丹、白降丹等中毒后，可出现精神失常、胃肠道刺激症状及消化道出血症状，严重时可发生急性肾功能衰竭而死亡。

（2）含铅类药　铅是多亲和性毒物，作用于全身各个系统，主要损害神经、造血、消化和心血管系统。含铅类中药有密陀僧、广丹、铅粉等。其中毒有急性铅中毒和慢性铅中毒两类。急性铅中毒多见于一次服用过量的可溶性铅盐，以消化道症状为主，同时可发生中毒性肝炎、中毒性肾病，严重的可出现中毒性脑病；慢性中毒者多为长期持续服药所致，一般有腹部经常绞痛、便秘、肌肉关节痛、齿龈变色、贫血、肝肿大、多发性神经炎等症，并可出现铅麻痹，久之可致肾炎、尿毒症等。

（3）含砷类药　砷化合物具有原浆毒作用，能抑制含巯基酶组织的活性，并能使全身的毛细血管极度扩张，大量的血浆漏出，导致血压降低；尚可导致肝脏萎缩、中枢神经损害，以及心、肾的严重损害。含砷类药物除砒霜、雄黄外，有些无毒性的矿类药如石膏、代赭石等，若含砷量超过一定标准时，亦可引起砷中毒。

二、常见毒性中药的中毒处理

毒性中药的中毒，主要由剂量过大，或连续服用，或配伍不当，或煎煮时间不够长以及误服等引起，常常严重损害人体健康，甚至危及生命，应及时采取各种解毒措施，进行抢救。现将部分毒性中药的基本毒性、中毒症状及处理方法介绍如下。

1. 植物类中药中毒及处理

(1) 乌头类（川乌、草乌、附子、一枝蒿等）

①基本毒理　为毛茛科植物，含有毒性很强的乌头碱等成分。主要作用是使迷走神经和末梢神经先兴奋后麻痹。由于增强了心脏迷走神经的兴奋性，并对心肌有直接作用，从而提高了心肌的应激性，导致心律失常。乌头碱致死量为2.5mg。中毒致死的原因为严重心律紊乱及呼吸中枢麻痹。

②中毒症状　一般在过量服用后10～15分钟出现症状。先觉口舌有辛辣麻木感，继而肢端及全身麻木、蚁走感，伴头晕、视力模糊、恶心、呕吐、流涎、腹痛、腹泻、瞳孔缩小、心动过缓、心律不齐等，严重者出现昏迷、肌肉强直、抽搐、呼吸与循环衰竭，危及生命。

③处理办法　立即催吐，用1/5000高锰酸钾液洗胃，硫酸钠导泻；输液促进排泄；阻断迷走神经兴奋作用，用阿托品12mg皮下或肌肉注射，每日4～6次，必要时静脉注射，有心律失常者加利多卡因；中药：生姜15g、银花15g、甘草15g，或绿豆20g、甘草60g，水煎服。

(2) 巴豆

①基本毒理　巴豆内含毒性球蛋白巴豆毒素，其毒性类似蓖麻碱，能溶解红细胞。巴豆油有剧烈的腹泻作用，并对皮肤有刺激性。巴豆霜内服量为0.15～0.45g。

②中毒症状　内服巴豆中毒可引起恶心、呕吐，1～3小时即有多次腹泻伴腹痛和里急后重等类似急性胃肠炎症状。严重者见口腔粘膜红肿、水疱、局部烧灼感，上腹剧痛，头痛，剧烈腹泻，呈米泔样便。个别可见呕血、便血、蛋白尿，甚至急性肾功能衰竭、休克、抽搐、昏迷。外用可产生急性接触性皮炎，局部见红斑、烧灼感和瘙痒，甚至发生水肿、水疱、脓疱。

③处理方法　温水洗胃，口服冷牛奶、蛋清或豆浆；给予抗休克、解痉、止呕等对症治疗；中药可服黄连黄柏汤或甘草绿豆汤解毒，芭蕉叶捣烂榨汁饮服亦有解毒作用。

(3) 雷公藤（又称黄藤根、断肠草）

①基本毒理　为卫矛科藤本植物，毒性极强，内含多种雷公藤碱，还含有雷公藤内酯醇、内酯酮。本品有剧烈的胃肠道刺激性和肾毒性，对血管运动神经、心肌、肝脏有毒性作用，可引起心、肝出血和坏死。

②中毒症状　中毒表现以消化道症状和肾损害为主，呈进行性加剧。一般出现口舌糜烂、溃疡、呕吐、腹痛、腹泻、血便、肌痛、浮肿、贫血，常伴尿频、尿急、尿道刺痛、肾区叩痛，严重者出现呼吸困难、紫绀、休克、急性肾功能衰竭。

③处理方法　彻底洗胃、导泻；服蛋清、牛奶、鲜萝卜汁保护胃粘膜；给予糖皮质激素、654－2、利尿剂，抢救急性肾功能衰竭，进行抗休克、纠酸、保肝等综合治疗。

(4) 天南星

①基本毒理　为天南星科植物，含有毒生物碱及苛辣性毒素，对皮肤粘膜有强烈刺激作用，抑制神经系统、呼吸系统。

②中毒症状　皮肤接触则发生瘙痒。误食后口腔粘膜轻度糜烂，甚至部分坏死脱落，咽喉干燥并有灼热感、舌体肿大、口唇水肿、大量流涎、口舌麻木、味觉丧失、声音嘶哑、张

口困难、抽搐，严重者可因呼吸抑制而死亡。

③处理方法 皮肤中毒可用清水、稀醋或鞣酸洗涤；内服中毒，可服稀醋、鞣酸、浓茶或鸡蛋白等；吸氧；生姜30g、防风60g、甘草15g，煎汤含漱并内服。或食醋30~60g，加生姜汁少许含漱并内服。

（5）马钱子

①基本毒理 含有毒生物碱番木鳖碱（士的宁）、马钱子碱等。口服后首先是兴奋脊髓的反射机能，其次兴奋延髓中的呼吸中枢及血管运动中枢，并提高大脑皮质感觉中枢的功能，剂量过大则产生抑制作用。成人一次服5~10mg士的宁则中毒，致死量为30mg。

②中毒症状 早期头痛、头晕、烦躁不安、呼吸增强、全身紧束感，继而出现抽搐、角弓反张、瞳孔散大、心动过速、血压上升，发作停止后极度疲乏，可反复发作。严重者可导致呼吸循环衰竭、昏迷，直至死亡。

③处理方法 将病人置于安静的暗室中，避免各种刺激；用1%~2%鞣酸或0.05%高锰酸钾液洗胃；给予镇静、抗惊厥药，如静注阿米妥钠、安定，或用水合氯醛灌肠，必要时给乙醚或氯仿轻度麻醉；中药可用甘草120g煎汤即服，每4小时1次；惊厥时，用蜈蚣3条、全蝎6g，研末一次冲服；或僵蚕4g、天麻12g、全蝎9g、甘草12g，水煎服。

（6）苦楝皮

①基本毒理 为楝科植物苦楝或川楝的根皮或干皮。其主要苦味成分为苦楝素，即川楝素，能导致中枢性兴奋，最后出现中枢性麻痹，故有驱蛔作用。此外，还可引起血管壁通透性增加，导致内脏出血，血压下降。

②中毒症状 常见头晕、头痛、嗜睡等。严重时可出现呼吸中枢麻痹，类似莨菪碱类植物的中毒症状，以及出现内脏出血、中毒性肝炎、精神失常、视力障碍等，甚至死亡。

③处理方法 催吐、洗胃、导泻；服蛋清、面糊及活性炭；输液，给予保肝药物，抗休克，控制抽搐，防止心力衰竭；中药可用甘草、白糖煎汁内服。

（7）山豆根

①基本毒理 主要含苦参碱，属于神经毒类，使中枢神经系统先兴奋后麻痹。

②中毒症状 可见头痛、头晕、恶心、呕吐、腹痛、四肢肌肉震颤、共济失调、言语不清、眼球震颤，同时心率加快、呼吸急促，严重者出现惊厥、呼吸衰竭。

③处理方法 洗胃、导泻；服蛋清、浓茶、牛奶等保护胃粘膜；对症治疗可采用安定、水合氯醛、苯巴比妥等。

（8）瓜蒂（甜瓜蒂）

①基本毒理 含有氰甙类植物毒素甜瓜蒂毒素，能强烈刺激胃粘膜，引起剧烈的呕吐，并使呼吸中枢麻痹。

②中毒表现 胃部灼痛、剧烈吐泻，严重者神志不清、休克、呼吸麻痹。

③处理方法 0.05%高锰酸钾液洗胃，口服活性炭；对症治疗应特别注重纠正酸中毒，维持水、电解质平衡，防止呼吸衰竭。

（9）商陆

①基本毒理 属商陆科植物，内含商陆毒素、氧化氰等，可刺激副交感神经兴奋，促进胃肠道蠕动，并有局部粘膜刺激作用，还能直接兴奋呼吸中枢及血管运动中枢。大剂量则引

起惊厥、呼吸中枢麻痹，以及运动障碍。

②中毒症状　服药后20分钟至3小时发病，出现发热、心动过速、恶心呕吐、腹痛腹泻甚至脓血便，继而语言不清、烦躁、站立不稳、肌肉抽搐、神志恍惚，甚至昏迷、瞳孔散大、对光反射消失、腱反射亢进。大剂量则引起严重中毒，出现血压下降、心动过缓、循环呼吸衰竭。孕妇可引起流产。

③处理方法　洗胃，导泻，服活性炭；给予小剂量镇静剂，抗抽搐惊厥，用强心剂、呼吸兴奋剂治疗循环呼吸衰竭。心动过缓者用阿托品及异丙基肾上腺素。

(10) 藜芦

①基本毒理　为百合科植物，主要含藜芦碱、胚芽儿碱及红藜芦碱等有毒成分，作用与乌头碱相似。对中枢及周围神经先兴奋后抑制，并有剧烈的胃肠道刺激作用。

②中毒症状　上腹部灼痛、流涎、恶心、呕吐、出汗、四肢麻木、视物模糊，严重者昏迷、谵妄、抽搐、休克、心律失常、呼吸抑制。

③处理方法　洗胃、导泻；补液，纠正酸中毒；吸氧及其他对症处理。

(11) 苍耳子

①基本毒理　为菊科植物，主要有毒成分为苍耳苷、毒蛋白、毒苷。损害心、肝、肾，引起广泛出血，同时引起消化、神经系统障碍。

②中毒症状　头痛、头晕、恶心、呕吐、腹泻、乏力、嗜睡、尿少，数日后出现烦躁不安、休克、黄疸、呕血、皮下出血、脑出血、肝肿大、腹水、昏迷，甚至死亡。

③处理方法　早期可洗胃、导泻；补液、吸氧、抗休克、止血、保护肝肾；中药可以内服甘草绿豆汤。

(12) 洋金花

①基本毒理　为茄科植物，主要含阿托品、莨菪碱，能抑制和麻痹胆碱能神经，使中枢神经先兴奋后抑制。

②中毒症状　颜面及皮肤潮红、躁动不安、脉率增快、步态不稳、头晕、幻觉幻听、口干渴、口发麻、呕吐、言语不清、瞳孔散大、光反射消失，甚至高烧、昏迷、大小便失禁、阵发性抽搐等。

③处理方法　洗胃、导泻、输液；解毒剂可用毛果芸香碱或新斯的明；中药可用防风6g、桂枝6g、生甘草12g，水煎服；甘草绿豆汤或浓茶汁煮豆腐服下亦可；可用冷敷或冷浴法救治。

2. 动物类中药中毒及处理

(1) 蟾酥

①基本毒理　含蟾酥二烯内酯、吲哚烷基胺类、茶酚胺类等，有类似强心苷作用，使心率变慢，致心律失常。还可出现胃肠道症状，有致惊厥、致幻作用。

②中毒症状　初见恶心、呕吐、流涎、腹胀、腹痛、腹泻、心悸、心率减慢，也可出现窦性心动过速、心律不齐、房室传导阻滞及头痛、头晕、口唇及四肢麻木，严重者见呼吸抑制、抽搐、昏迷、休克，还可发生剥脱性皮炎。

③处理方法　洗胃、导泻、输液；心律失常者可用阿托品肌肉注射，应用激素或其他对症治疗。

（2）斑蝥、红娘子

①基本毒理　含剧毒的斑蝥素，此外还有斑蝥酸盐。外用刺激性极强，可使皮肤粘膜起泡；内服使局部组织及粘膜腐蚀，并使其发炎、溃烂、穿孔，还损害肾、肝、心肌及神经系统。内服中毒量为 1g，致死量约 3g。

②中毒症状　内服中毒见剧烈的消化道症状，如咽部烧灼感、恶心、呕吐或呕出血水样物，腹部绞痛、便血，并有不同程度血尿及中毒性肾炎（即斑蝥毒素性肾炎）症状。严重者见高热、休克、昏迷、四肢麻木、复视、下肢瘫痪等。少数因急性肾功能不全或循环衰竭，抢救无效而死亡。

外用触及皮肤，见局部烧灼感、红斑、继发水疱；入眼可见流泪、睑浮肿、结膜炎、角膜溃疡等。

③处理方法　洗胃，服活性炭、蛋清、牛奶，导泻；输液、抗休克及对症治疗；中药用绿豆、甘草、黄连，水煎服。

（3）全蝎

①基本毒理　含蝎毒等，与蛇毒相似。主要能抑制呼吸中枢，兴奋心脏、血管、骨骼肌。

②中毒症状　见头晕、头痛、肌痛、恶心、呕吐、血压先增高后降低，肌震颤、抽搐、烦躁不安及胃肠道出血、血尿、蛋白尿，甚至呼吸抑制。

③处理方法　洗胃；服镇静剂或可的松类激素。

3. 矿物类中药中毒及处理

（1）含铅类（黄丹、密陀僧、樟丹、红丹、黑锡丹）

①基本毒理　此类药物分别含一氧化铅（PbO）、四氧化三铅（Pb_3O_4）及氧化亚铅（Pb_2O）等成分。铅进入人体后，在细胞内易与细胞器（主要是线粒体）及蛋白质的巯基酶结合，抑制巯基酶的活性，使机体发生代谢障碍及影响细胞的氧化和呼吸，甚至可以导致细胞的变性、坏死，主要损坏造血系统、神经系统、消化系统和肾脏，急性中毒亦可损害肝脏。

②中毒症状　急性中毒后口内有金属味，食欲不振，恶心呕吐，腹痛腹泻或便秘，常有中毒性肝病及贫血。严重者有中毒性脑病，见头痛剧烈、烦躁不安、惊厥、谵妄、幻觉、昏迷、循环衰竭、尿少，甚至死亡。慢性中毒者临床上有神经、造血和消化等系统的综合症状。

③处理方法　催吐或硫酸镁、硫酸钠溶液洗胃，口服蛋清或牛奶保护胃粘膜，口服硫酸镁导泻；驱铅疗法首选依地酸二钠钙或二巯基丁二酸钠静脉注射；对症及支持疗法；中西医结合治疗。

（2）含汞类（朱砂、轻粉）

①基本毒理　主要毒性成分为硫化汞（HgS）、氯化亚汞（Hg_2Cl_2）等。进入人体的汞被氯化成二价汞离子而发挥毒性作用。汞离子与体内各种蛋白质的巯基（$-SH$）、二巯基（$-S-S$）极易结合，形成极易解离的硫醇盐，可使一些重要的生物活性酶失去活性，导致组织细胞和细胞膜的损害，从而损害神经系统、肾脏系统等。

②中毒症状　急性中毒见恶心、呕吐、腹泻、口内有金属味、头痛、易激动、震颤、昏迷、少尿、血尿，甚至危及生命。慢性中毒见头痛、头晕、失眠、多梦、心悸、易兴奋震

颤、口腔炎症、蛋白尿、肢体感觉障碍等。

③处理方法　洗胃，口服蛋清、牛奶或豆浆；驱汞治疗首选二巯基丙磺酸钠或二巯基丁二酸钠，其次可选青霉胺；补液、抗休克、保护肾功能。

（3）含砷类（砒霜、砒石、雄黄、代赭石）

①基本毒理　主要含三氧化二砷（AS_2O_3）、硫化砷、砷盐等。砷是一种原浆毒，进入人体内能与多种参与细胞代谢的含巯基酶结合，影响细胞正常代谢，最先造成广泛的高级神经活动失调，随后延及植物神经中枢，出现毛细血管病变和组织营养改变。

②中毒症状　初见喉部灼热、恶心、呕吐，继之呕血、腹痛、腹泻、大便如米汤水状，随后尿量减少，甚至尿闭、循环衰竭等。重者迅速发生中枢神经麻痹症状，出现晕厥、昏迷、惊厥，以至死亡。

③处理方法　催吐，洗胃，服牛奶、蛋清导泻；驱砷治疗首选二巯基丙磺酸钠，也可用二巯基丁二酸钠肌肉或静脉注射；对症及支持疗法有补液、维持水电解质平衡和抗休克疗法等；中药：选用防风、大青叶各30g、甘草60g、绿豆30g，煎汤服。

含以上易中毒中药材或饮片的中成药，其中毒毒理、中毒症状及处理方法均参照本节处理。

第八章　中药调剂室的基本设施及工作制度

第一节　中药调剂室的基本设施

中药调剂室是为患者配方、发药的重要场所，其基本设施有饮片斗柜、毒性中药柜、贵重药柜、成药柜、调剂台、包装台、药架等设施以及戥、碾、钵、筛等调剂工具。以上物品应因地制宜进行合理布局，要求放置整齐、美观、大方，方便操作。

一、饮片斗柜

又称"百药斗"或"百眼橱"。主要用于装饮片，供调剂处方使用，其规格可视调剂室面积大小和业务量而定。一般斗架高约 2.0m，宽约 1.5m，厚约 0.6m，装药斗 60~70 个，可排列成"横七竖八"或"横八竖八"，有的在斗架最下层设 3 个大斗。每药斗中又分为 2~4 格，底部大斗一般不分格，以装有些体积大而质地轻的药材。1 个斗架约装药 150~170 种，一般中药房应置此类斗架 3~5 台。

二、成药柜

成药柜的构造、尺寸大小与药斗架基本相似，自中间一半以上不设药斗，改为 3~4 个阶梯状台阶，用于贮备成药；下半截专设药斗。另有一种成药柜，其内用木板隔成 3 层，外设玻璃门，以防灰尘飞入。目前成药柜的结构样式不一，形状各异，但一般以能容纳 100~150 种成药为宜。

三、饮片调剂台

在商业性药房中又称柜台，一般置于调剂室与候药室中间，以此与候药者隔开，在较大型医院亦可设在调剂室中间。调剂台一般高约 100cm，宽约 60cm。其长度可按调剂室大小而定。在调剂台内面的上层安装大抽屉，下层设有方格，备放调剂用品及日常应用饮片。此外还有一种双面调剂台，适用于较宽敞的调剂室。其结构特点是：两侧面皆有药斗，台的正中放小型药斗架，调剂人员可在两侧同时进行工作。

四、常用调剂工具

调剂室内常用的工具有戥秤、分厘戥、研钵、铜冲钵、铁碾船、药筛、药刷、药匙等。

此外，为了便于对贵重药物的保管，还应置备冰箱、干燥箱等。目前，国内有些单位已采用了电子控制配方机调剂饮片，值得进一步总结推广。

第二节 斗谱的排列

斗谱是指药斗柜内药物的编排法。编排斗谱的目的主要是方便调剂，减轻劳动强度，避免发生差错事故，提高配方速度，同时也有利于药品的管理。

一、斗谱的排列原则

1. 分类排列

根据临床用药情况，将药物分为常用药、次常用药和不常用药，并结合各种药物性状、颜色、气味、作用等特点分成 5 类：

(1) 常用中药，装入最近的中层药斗，便于调剂时称取。如当归、白芍与川芎；黄芪、党参与甘草；金银花、连翘与板蓝根；防风、荆芥与白芷；黄芩、黄连与黄柏等。

(2) 不常用者，质地较轻且用量较少的饮片应装入最远处或上层药斗。如月季花、白梅花与佛手花；玫瑰花、玳玳花与厚朴花；络石藤、青风藤与海风藤；地枫皮、千年健与五加皮；密蒙花、谷精草与木贼草等。

(3) 较常用者，装入在前两者之间。如焦麦芽、焦山楂与焦神曲；酸枣仁、远志与柏子仁；肉苁蓉、巴戟天与补骨脂；附子、干姜与肉桂等。

(4) 质重饮片（包括矿石类、化石类和贝壳类）和易于造成污染的饮片（炭药类）应放在斗架的底层。质重饮片如磁石、代赭石与紫石英；龙骨、龙齿与牡蛎；石决明、珍珠母与瓦楞子；石膏、寒水石与海蛤壳等。炭类药如藕节炭、茅根炭与地榆炭；大黄炭、黄芩炭与黄柏炭；艾叶炭、棕榈炭与蒲黄炭等。

(5) 质松泡且用量大的饮片应放在斗架最下层的大药斗内。如灯心草与通草；芦根与茅根；茵陈与金钱草；白花蛇舌草与半枝莲；竹茹与丝瓜络；薄荷与桑叶等。

2. 特殊中药的存放

(1) 形状类似的饮片 不宜放在一起，以防混淆。如炙甘草片与炙黄芪片；天南星片与白附子片；血余炭与干漆炭；韭菜子与葱子等。

(2) 配伍相反的饮片 不允许同放一斗或邻近安放。如乌头类（附子、川乌及草乌）与半夏的品种炮制品、瓜蒌、瓜蒌皮、瓜蒌子、瓜蒌仁霜及天花粉；甘草与京大戟、甘遂、芫花；藜芦与人参、党参、西洋参、丹参、南沙参、北沙参、玄参、苦参、白芍、赤芍、细辛等。

(3) 配伍相畏的饮片 不允许同放一斗或邻近安放。如丁香（包括母丁香）与郁金（黄郁金、黑郁金）；芒硝（包括玄明粉）与三棱；各种人参与五灵脂；肉桂（官桂）与石脂（赤石脂和白玉脂）等。

(4) 为防止灰尘污染，有些中药不宜放在一般的药斗内。如熟地黄、龙眼肉、青黛、玄明粉、乳香面、没药面、儿茶面、生蒲黄、血竭面等，宜存放在加盖的瓷罐中，以保持清洁卫生。

（5）细贵药品（价格昂贵或稀少的中药）不能存放在一般的药斗内，应设专柜存放，由专人管理，每天清点账物。如人参、西洋参、牛黄、麝香、西红花、羚羊角、鹿茸、珍珠、冬虫夏草、海龙、海马等。

（6）毒性中药和麻醉中药必须按《医疗用毒性药品管理办法》和《麻醉药品管理办法》规定的品种和制度存放，绝不能放在一般药斗内，必须专柜、专锁、专账，由专人管理，严防意外恶性事故的发生，如川乌、草乌、斑蝥及罂粟壳等。

二、常用斗谱排列方式

1.按常用方剂编排

如麻黄汤的麻黄、桂枝、杏仁、甘草等；四物汤的当归、川芎、白芍、熟地等；四君子汤的党参、白术、茯苓等。宜编列在同一斗或临近斗中，以便于调配。

2.按性味功能近似排列

即根据药物性味功能相近而又经常在中医处方中使用的药物进行排列，如麻黄、桂枝；防风、荆芥；苍术、白术、白芷、牛蒡子；党参、黄芪；法半夏、陈皮等。

3.按处方常用"药对"排列

二术（苍术、白术）、二活（羌活、独活）、二芽（麦芽、谷芽）、二母（知母、贝母）、二冬（天冬、麦冬）、龙牡（龙骨、牡蛎）、乳没（乳香、没药）、制二乌（制川乌、制草乌）、焦三仙（焦山楂、焦麦芽、焦神曲）等。

4.按药名及功用近似的品种排列

川牛膝、怀牛膝；白芍、赤芍；羌活、独活；百部、百合；枳壳、枳实；青皮、陈皮等。

5.按同一品种的不同炮制方法排列

生大黄、熟大黄；生山药、炒山药；生甘草、炙甘草；当归、炒当归；生地黄、熟地黄等。

6.按药用部位排列

根、茎、叶、花、果实、种子、动物药、矿物药等分类装入斗中。

此外，需要特殊保管的药物，如毒剧药应设专人专柜保管；对易燃药材如火硝、硫黄、艾叶炭宜装在缸、铁容器内，并要远离火源、电源；对贵重药物如山参、鹿茸、羚羊角、珍珠、麝香、牛黄宜装瓶内，专柜保存。

以上所举仅是一般情况，在编排药斗时，除依照上述基本原则外，还要结合各地方的用药习惯灵活变化，以期合理。现介绍两种常用的斗谱排列方式于次，以供参考（见表8-1）。

表 8-1　斗谱排列参考表（一）

高良姜 荜茇 荜澄茄	白附子 天南星 胆南星	乌梢蛇 全蝎 蛇蜕	路路通 猪牙皂 皂角刺	煨肉蔻 草果 草蔻	苏木 降香 檀香	诃子肉 柿蒂 常山	山楂 乌梅 五倍子
肉苁蓉 锁阳 巴戟天	附子 狗脊 仙茅	肉桂 杜仲 续断	炮姜炭 五灵脂 干姜片	壳砂仁 广砂仁 豆蔻衣	秦皮 白头翁 椿根皮	鸡血藤 海风藤 络石藤	千年健 刘寄奴 地枫
生甘草 炙甘草 太子参	木蝴蝶 金樱子 百合	白果 五味子 马兜铃	冬花 杏仁 紫菀	生麻黄 炙麻黄 桂枝	栝楼壳 栝楼仁 薤白	生桑皮 炙桑皮 地骨皮	陈皮 青皮 佛手
台党参 潞党参 明党参	北沙参 生黄芪 炙黄芪	生白术 焦白术 苍术	川贝母 浙贝母 知母	清半夏 法半夏 姜半夏	葶苈子 紫苏子 白芥子	旋覆花 穿心莲 枇杷叶	白鲜皮 地肤子 败酱草
茯苓 茯神 赤茯苓	白芍 川芎 当归	熟地 生地 山药	细辛 白芷 防风	淡豆豉 荆芥 紫苏叶	牛蒡子 玄参 板蓝根	鱼腥草 射干 山豆根	大青叶 马勃 土牛膝
泽泻 丹皮 山萸肉	生薏米 炒薏米 莱菔子	白前 前胡 白薇	金银花 连翘 桔梗	生山栀 黑山栀 焦山栀	黄芩 黄连 黄柏	生枳壳 炒枳壳 炒枳实	乌药 青皮 沉香
丹参 茜草 泽兰	赤芍 红花 桃仁	延胡索 郁金 香附	焦神曲 焦谷芽 炒麦芽	穿山甲 王不留行 漏芦	鸡内金 龟板 鳖甲	忍冬藤 夜交藤 伸筋草	麻黄根 糯稻根 浮小麦
硼砂 明矾 枯矾	生石决明 煅石决明	煅龙骨 生龙骨 生龙齿	生牡蛎 煅牡蛎	代赭石 磁石 花蕊石	生瓦楞子 煅瓦楞 寒水石	生石膏 煅石膏	玄明粉 芒硝 滑石粉
丝瓜络		谷精草		大腹皮		通草	

斗谱排列参考表（二）

山慈菇 鸦胆子 四季青	泽兰叶 鸡冠花 血见愁	大青果 芫蔚子 天竺黄	藿香梗 广藿香 香薷	白胡椒 白豆蔻 红豆蔻	雷丸 黑牵牛子 白牵牛子	南瓜子 榧子 使君子	莲子肉 白扁豆 芡实
广木香 川木香 青木香	阿胶珠 阿胶块 棕榈炭	白茅根 丹皮炭 蒲黄	大蓟 小蓟 地榆炭	京三棱 莪术 姜黄	姜黄 公丁香 母丁香	覆盆子 益智仁 胡芦巴	金樱子 楮实子 沙蒺藜
川楝子 荔枝核 橘核	海螵蛸 桑螵蛸 川牛膝	羌活 独活 五加皮	汉防己 木瓜 威灵仙	穿山龙 制川乌 制草乌	桑枝 桑白皮 桑寄生	藁本 辛夷 桑叶	胡麻仁 黑芝麻 桑椹子
小茴香 吴茱萸 大茴香	枸杞子 女贞子 桂圆肉	菟丝子 补骨脂 墨旱莲	何首乌 黄精 玉竹	酸枣仁 远志 合欢花	石菖蒲 节菖蒲 柏子仁	天门冬 麦门冬 石斛	怀牛膝 杜仲 续断
薄荷 钩藤 僵蚕	柴胡 银柴胡 醋柴胡	蒲公英 紫地丁 紫草根	胡黄连 芦荟 马齿苋	川黄连 姜黄连 吴茱萸	生大黄 酒大黄 番泻叶	火麻仁 郁李仁 莱菔子	秦艽 天麻 木瓜
谷精草 青葙子 蔓荆子	白菊花 草决明 龙胆草	紫苏 苏梗 苏叶	百部 苦参 川椒	芦根 竹茹 佩兰叶	木通 石韦 车前草	海金沙 瞿麦 萹蓄	槐花 槐角 血余炭

续表

黄药子 白药子 红药子	十大功劳 千里光	玉米须 赤小豆 冬葵子	茵陈蒿 青 蒿 半边莲	益母草 泽兰叶 月季花	仙鹤草 白茅根 侧柏叶	白 及 苎麻根 艾 叶	当归炭 茜草炭 藕 节
紫石英 白石英 铜 绿	地蝼蛄 水 蛭 虻 虫	金礞石 白石脂 赤石脂	海 藻 海带丝 昆 布	露蜂房 壁 虎 刺猬皮	石榴皮 苦楝皮 紫荆皮	木鳖子 蓖麻子 大枫子	炉甘石 明雄黄 血 竭
夏枯草		大青叶		蝉 蜕		金钱草	

第三节 中成药的排列

中成药的种类很多，性质各不相同，必须分类存放，并结合包装特点进行排列。

中成药的排列一般按照丸剂、散剂、冲剂、膏剂、片剂、糖浆剂、注射剂等常见剂型归类，并结合某些药物的特殊要求，尽可能将相同性质的药物分类排列在一起。然后根据具体存放条件，再选择每一类成药最合适的存放位置，并把排列位置划分为若干区，每个区又划分为若干货位，依次编号。这种"分区、分类、分货位编号"的存放方法，便于药品出入，提高工作效率；便于调剂员熟悉药品性能，掌握变化规律，妥善保管和发放药品。

另外，按照《处方药与非处方药流通管理暂行规定》，必须将处方中成药及非处方中成药分柜摆放，并在药柜上面作好标记，避免因混合放置而导致发生医疗责任事故。

第四节 调剂用药的供应

调剂用药的供应包括中药饮片的供应及中成药的供应。

一、中药饮片的供应

中药调剂以饮片为主，一般常用药以贮存1日用量为宜，不常用品种装一斗够多日调配。但大型医院调剂业务繁忙，有些常用品种需要临时不断给予补充。调剂室应派专人逐日检查药品供应品种及数量情况，对短缺品种要及时登记，随时整理药品，补充所耗品种，以备调剂使用，这项工作俗称装斗。装斗是确保调剂质量的重要环节，亦直接关系到患者的用药与治疗。因此，饮片的供应主要包括查斗、装斗、调剂与保管。

1. 查斗

系指检查药斗中药物每日销售量，每斗中储量减少程度。检查时主要记录以下三方面情况，并随时作好记录，以此为据来整理和补充药品。

（1）检查药名是否相符及短缺品种；

（2）检查日消耗量（即应补量）；

(3) 检查药品的清洁度、有无生虫变质等情况。

2. 装斗

通过检查后所得的记录结果是补充药品的依据，装斗时对饮片品种要鉴别准确无误，一定要核对名签，切不可粗心大意，否则将造成药材混淆，乃至发生医疗事故。装斗时一般应做到以下 4 点。

(1) 药斗装量不可过满，防止调剂时抽拉药斗使药物溢出，造成相互掺混。一般装入容积的 4/5 处，种子药粒较圆而细小，更易冲出，故应装入容积的 3/5 处。装饮片时不可按压，防其碎乱而影响饮片的外观。

(2) 对补充的饮片应事先进行整理。有的饮片需要过筛，全草类或种子类饮片要过筛或过箩，鲜药如生姜、芦根等均须洁净之后放置备用。

(3) 对细粉或细小种子药品，如青黛、滑石、蒲黄、马勃、车前子、葶苈子等，须垫纸盛装；如遇饮片外观形体相似的药品，如煅牡蛎、煅石决明等，一定要核准名签，以免装错斗。

(4) 掌握先入者先出的原则，即新添的饮片放在下面，原有的装在浮层，以免斗底药积累日久而变质。

3. 装斗与调配、保管的关系

装斗、调剂、保管三方面工作必须相互配合协作，才能提高工作效率，保证供应及时无缺，且能发现饮片的品质变异情况。

调配工作人员对药斗内的药品数量与质量最为清楚，能监督装斗工作，装斗前应每日检查，以免有遗漏，互相协作能提高质量，减少供应失调现象。

装斗人员要与仓库保管员紧密配合，由装斗人员将饮片日消耗量、短缺品种等信息及时提供给仓库保管员，作为采购进药的依据。保管员将采进的新品种及时通知装斗人员，以便给调剂使用，勿误患者医疗。此外，装斗人员要将每日新添的饮片规格及等级变动情况及时通知计价人员，以便及时调整价格，免致价格不适当而造成经济上的损失。因此，只有调配、装斗、保管之间密切配合，才能提高药物质量，减少损失，保证调剂用药的供应。

二、中成药的供应

加强对中成药的入柜检验在中成药的供应过程中非常重要。

中成药入柜上架时，除了应按照一般入柜手续核对其品名、批号、规格、厂牌和数量外，必须按不同剂型的特点，进行仔细的质量检验，可选用感官检验（检查中成药的包装外形、颜色、气味、硬度、粘性等是否合乎标准规定，有无破损变色、沉淀、浑浊、潮解、粘连以及生虫发霉等情况）或实验检验（利用仪器和机械等手段对中成药进行物理、化学等方面的分析检验）法。

此外，中成药入柜时，还要重点检查以下内容。

1. 标签整洁，不歪斜，字迹清楚，内外标签品名、数量、规格、批号一致。

2. 瓶盖旋紧，袋口封牢，不松盖，不漏气，封扎牢固。

3. 瓶身清洁干燥，无药液粘附（如糖浆、膏汁等）。

4. 瓶、袋、盒、箱内装量准确，无漏装，无破损。

5. 外包装纸箱控制的含水量应在 12% 以下；木箱的含水量应在 18% 以下，封条完整，无开口箱。

6.同一批号产品的色泽应一致，不同批号的产品色泽应基本一致。

第五节　中药的验收

中药的验收包括中药饮片的验收及中成药的验收。

一、中药饮片的验收

1.采购中药饮片必须有真实、完整的购进验收记录，购进验收记录至少必须保存2年。购进验收记录的内容包括：购进日期、经销企业名称、药品名称、规格、数量、生产批号、生产单位名称、验收人及质检情况等。

2.验收毒性中药饮片，必须检查生产企业是否持有《毒性中药材的饮片定点生产证》，确认经销企业是否具有经营毒性中药饮片资格，验收必须2人以上在场。

3.为了强化药品采购制约机制，应实行药品质量验收、采购、付款三者分离的管理制度，各负其责。

4.中药饮片包装要求

中药饮片包装要选用符合国家药品、食品包装质量标准的材料，禁止采用麻袋、竹筐、塑料编织袋及其他不利于药品安全保管的包装材料和容器，直接接触中药饮片的包装材料均为一次性使用，不得回收重复使用。毒性及麻醉中药饮片的包装还要根据国家的有关规定，增印毒性及麻醉药品警示标记。

5.中药饮片的质量验收一般采取三级验收制度，首先由保管员和本部门质检员验收，如有疑问请上级药师检验，如还不能确定药品质量是否合格，应送报药检室（所）检验。

6.中药饮片的质量要求标准应符合中国药典、《全国中药炮制规范》《地方炮制规范》及国家中医药管理局关于《中药饮片质量标准通则（试行）》的要求。中药饮片各品种色泽、特性、气味应符合该品种规定。中药饮片各品种片型应符合各自规定的片型规格，厚薄均匀、整齐、表面光洁、无整体、无连刀片、斧头片等，异型片不得超过10%，饮片的厚度符合规定的要求。中药饮片炮制品应色泽均匀，虽经切制或炮制，但应具有原有的气和味，不应带有异味或气味消失。

中药饮片出现虫蛀、发霉、泛油、变色、气味散失、风化、潮解溶化、挥发及腐烂等现象为质量检验不合格。

中药饮片的质量除对其外观进行经验鉴别外，还可以进行显微、理化鉴别，并对中药饮片的纯度、浸出物、含量进行测定。

二、中成药的验收

1.中成药的包装药品外包装纸箱应坚固耐压。纸箱包装外应刷一层清油，内应有瓦楞纸防潮，用胶粘牢，捆扎紧。外包装上必须印有药品品名、规格（含量及包装）、数量、批准文号、生产批号、注册商标、有效期限或使用期限、生产企业名称、生产许可证号、体积、重量、储运图示标志、危险物品标志等。内包装的瓶、塞、盖、纸、盒、塑料袋等容器以及盒内、瓶内填充物应清洁、干燥、封口严密、无渗透、无破损等。包装内一般应附有说明书，内外包装上应贴有标签。

2. 药品的标签和说明书标签或说明书上必须注明药品名称、规格、数量、生产企业名称、批准文号、生产文号、注册商标、主要成分、适应症、用法、用量、禁忌、不良反应、注意事项及储存条件等。有有效期或使用期限的药品，标签上必须标明该药的有效期或使用期限。检查标签、说明书，应注意外包装与内包装的标签是否一致，标签是否贴正，有无漏签或掉签现象。毒性中成药及外用中成药必须在标签和说明书上注明规定标志。

3. 有符合规定的批准文号、注册商标、失效期或使用期限。

4. 外观质量检查

中成药的外观质量检查十分重要，本书仅将最为常用的丸、散、片、膏、酒的外观质量检查予以介绍。

（1）丸剂　丸剂的外观应圆整均匀，色泽一致，无发霉或生虫现象。大小蜜丸应细腻滋润，软硬适中，无皱皮，无异物；水丸、浓缩丸要求丸粒坚硬，大小均匀而完整，表面光滑，无裂缝；浓缩丸还要求表面无色斑；包衣丸剂要求包衣材料必须包裹全丸，外观色泽一致，无花斑，表面光洁；滴丸要求外表色泽均匀一致，大小一致。

（2）散剂　散剂一般应干燥、疏松、混合均匀、色泽一致，粉末细度符合临床各科用药要求。

（3）片剂　包衣片应大小均匀，色泽一致，无花斑、褪色、脱壳、龟裂、溶化、粘连、脱皮、露边；生药粉片（素片）应片面光洁，色泽均匀，无缺边、毛边、碎片、松片、脱粉，有适当的硬度。

（4）酒剂　酒剂应澄明、不混浊，允许有少量轻摇易散的沉淀。

（5）膏剂　煎膏剂膏滋应细腻均匀，无细小纤维，无胶臭、异味、酸败，无糖的结晶析出（反糖）；膏剂应乌黑发亮，油润细腻，老嫩适中，摊涂均匀，无飞边缺口，无龟裂，加温后应粘于皮肤上，且不移动；橡皮膏的膏面应光洁，厚薄均匀，色泽一致，无脱膏、失粘现象；布面应平整、洁净，无漏膏现象；软膏剂应细腻、均匀，涂在皮肤上应无不良刺激性，有适当的粘稠性，涂在皮肤上不融化，无酸败、异臭、变色、分层、流油等现象。管装软膏封口应严密，无沙眼、无压迫，管尾端应压平整，尾部批号应清晰。

中成药除进行外观质量检查外，必要时应送药检室（所）进行卫生学和各种剂型特殊检查及各种药品的内在质量检查。

第六节　中药调剂室的工作制度

1. 配方前认真审查处方中患者姓名、性别、年龄、药名、剂量、剂数、服法、配伍禁忌以及是否计价交费等，经审查无误后，方可配方。如发现处方中有疑问或有不妥处，经向医生问明后由医生更改，药剂人员不得擅自修改处方。并对医生处方中的差错做好记录，以共同加强医疗质量的管理。

2.对违反规定，滥用药品，有配伍禁忌、涂改及不合理用药的处方，药剂人员有权拒绝调配，情节严重者应报告院领导。

3.凡医生注明急、重病人的处方，一律优先配发，其余按先后顺序配发。

4.调配人员为自己取药或其亲友取药，不得自行配发，必须经配方室其他工作人员配发。

5.配方前校准戥子，配方要细心、认真、准确，戥秤称量有毒药物后应及时擦洗干净，以防串性、生锈而影响药效和发生中毒事故。

6.调配处方中的矿石、贝壳、果实和种子类药物需打碎的必须在冲筒内打碎。凡注明"先煎"、"后下"、"烊化"、"冲服"、"包煎"等需特殊处理的药物，必须按医生处方要求进行调配并予以另包；对需临时炮制的中药应及时解决。

7.建立差错登记簿，登记差错事故。处方配发必须坚持核对制度，复核后，配方者、复核者均应在处方上签名，以示负责。经核对无误并交待清楚有关事项后发药。

8.经常清查药斗内的药物，保持清洁，若发现霉烂变质、过期失效的，应及时报告负责人，按有关规定处理，不得继续使用或擅自销毁。

9.建立药物领发负责制度，定时、按期检查药品数量、质量、价格等。药斗中若需补充药物，应将原饮片取出放在补充药物之上，做到先进先出的原则。

10.新到药品、短缺药品、积压药品应及时向科主任报告并与医生联系。

11.对毒、麻、限剧药品，应严格按照国家有关管理毒、麻、限剧药品的规定办理；对贵重紧缺药品应有专人保管。配发贵重药物时，应分别称取，并另包、注明，告诉患者或取药人。

12.对处方药与非处方药的调剂，应严格按照国家有关规定执行。

13.当天配发的处方，应与收费室核账，核账后的处方逐日装订成册，普通药品处方按有关规定保存1年，到期登记，经批准后销毁。

第九章 中药配方程序

第一节 收 方

中药调剂工作是一项复杂而细致的工作，它直接关系到患者的生命安危。配方得当，可提高治疗效果，配方不当或有差错，则可能误伤人命。因此，中药调剂人员必须具有高度的责任感，体恤病人的痛苦。配方人员不仅要对所配处方的药物是否正确、数量是否准确负责，而且对药物的质量优劣、真伪、炮制是否得当、药品有无污染以及医生处方是否正确等都具有监督检查的责任。

中药调剂的依据是处方，收方人员应由有实践经验的主管中药师或中药师担任，他们必须熟悉处方的内容及含义，具有认真负责的工作态度，准确迅速的工作作风，杜绝草率从事。收方人员接到患者处方后，应着重审查以下项目：

1. 按顺序审核处方的日期、姓名、性别、年龄、药名、剂量、剂帖数及医师签字（章）等。住院处方还要核对科别、住院号及病床号，发现问题应及时处理。同时对处方中的短缺药品也要妥善处理。

2. 审查处方中的药名是否有书写潦草不清、药味重复、药量模糊或遗漏，有无毒性药、峻烈药超量或笔误等，如发现问题应及时与医师联系。

3. 审查处方中有无"相反"药味（如"十八反"类的药）、"相畏"药味（如"十九畏"类的药）及"妊娠禁忌"药味。如发现问题，原则上不给配方，只有取得医师同意并签名或盖印章后，方予配方。处方中有不适合煎剂的药物（如朱砂）应退回医生更正，然后配方。

4. 发现处方中有毒性药味时，必须严格执行有关毒性中药的管理规定。不符合规定者，应向患者说明原因，不予调配。

5. 对委托加工丸、散等剂型的处方，应审阅方中所用药物的性质（如矿石类、纤维类、脂肪油类）及药物的总量是否可以配制，以免承接后难以配制，影响患者用药。

6. 问清患者配药帖（付）数，是自煎还是代煎。

7. 非正式医师的处方，一般不予调剂配方。

8. 对于处方中的缺味药，在审方时应先告知患者，并征得医生调换药味后配方。此外，对处方中的自备药引，也应向患者说明，讲清自备的方法及用量。

由于中医用药广泛、灵活多变，因此作为一名合格的中药调剂员，不仅在日常业务工作中要不断熟悉医师书写笔路及用药规律，而且更应系统地学习中医药理论，结合自己的日常工作，不断积累经验。只有这样，才能熟练地识别和处理处方中所出现的各种问题。

第二节　计　　价

药物计价是指按处方中的药味逐一计算得出每剂的总金额并填写在处方药价处，一般由收方者完成。药价涉及到国家的物价政策，不得任意抬高药价，必须明码实价、计算准确无误。因此，不仅要熟悉经营品种的现行零售价，以及各种剂型的计算方法，而且还要具备熟练的运算技能，才能迅速而准确地完成此项工作。

一、计价的原则

1. 严格执行国家规定的药品价格，随时注意更新调整过的药价，不得任意估价或改价。

2. 计价一定要准确，应注意帖（付）数，以免造成补费和退费现象。

3. 计算的金额要求书写清楚，以免造成不必要的麻烦。

4. 对分等级的药材，应注明等级或单价，以免调配时混淆。

二、计价注意事项

1. 计价时，每味药的价钱尾数不得进位或舍去，规定每一剂药价的尾数按四舍五入到"分"。单味药的药方，以一张处方药价的尾数四舍五入到"分"。

2. 凡分等级的品种，算方人员必须在药名上注明单价（顶码），以便再配时复核用。

3. 原方复配时，应重新核算价格，不得随原价。

4. 将单价、总价及调剂员签名等内容填写在处方相应位置。

三、价格计算方法

1. 汤剂　是将每种药的单价乘以该药的分量，求出每味药价积数，再将每味药价积数逐一相加，即为每帖（付）药的单价。每帖（付）药的单价乘以帖数，即为汤剂的总价。然后将总价写在处方的左下角或上角固定栏目类，并注明年、月、日，然后签字以备查。

如属代煎药，再另加代煎费。然后办理收款手续，给患者开具报销凭证；是特约挂钩单位，即可填入"联单"，以供结算用。

2. 散剂　即在汤剂的基数上增收加工费。计算方法可分为三部进行。

（1）算出汤剂价；

（2）单位加工费×全方总重量＝加工费价；

（3）汤剂价＋加工费价＝散剂价。

其他如丸、膏等剂型的价格计算，也在汤剂的基数上，分别增收加工费、辅助材料费或燃料费等。

第三节 配 方

配方是中药房工作中的主要环节，配方工作的质量直接影响患者的医疗和身心健康。因此，配方工作人员要有高度的职业道德和责任感。调配处方时，思想要集中，严肃认真，按医师用药意图，一丝不苟地进行调配。配方人员接到处方后，须再行审阅。为确保配方质量，保证患者用药安全，在操作中应注意以下几点。

1. 调配时先行洁净工具，如药盘、天平、戥子等。然后拿起戥子，检查定盘星，固定盘星的零点，作为称药时零点的标准，太过或不及即表明所称的剂量不准确，故一定要和零点相符。秤砣、秤盘、秤杆、秤绳都应保持完备、清洁，以免造成称量误差。要注意称量的准确，反对眼估手抓。

2. 调配开始时，要随时参看处方，不能凭记忆操作，以防记错出差。对每味药应按处方的先后顺序及药物的外形、质地、颜色，逐味单列排放，以便对药味的复核，避免差错。配发饮片的点排方法一般是："色白块片压四角，子实粉末中间搁，花叶全草放里面，质地重实内层数，另包药物称一边，逐一查对无差错，然后包扎小（包）压大（包），或装药袋写姓名，注明煎法和服法，讲清医嘱再发药。"

3. 对鲜药类，如鲜藿香、鲜薄荷、鲜芦根等，在配药帖（付）数较多的情况下，应另行处理或另包，以免干湿相混，发生霉烂变质，影响疗效。

4. 需要特殊处理的药物，如先煎、后下、包煎、吞服、冲服、烊化、另煎等，必须按处方要求或配付常规予以另包并注明。对质地坚硬的药物，必须放于铜冲筒内捣碎；在使用冲筒前后，应清洁冲筒内外，使之不留残渣。如有特殊气味或毒性，更须洗涤，以免串味串性，影响疗效或发生事故。

5. 处方中如有另行临时加工炮制的药物，可派专人处理，以免延误配方时间。

6. 一方配多剂时，要求剂量准确，用戥称分量，逐项复戥，即递减法，能使剂量均匀准确。

7. 配方完毕，需仔细逐味核对，经确认无差错并签名后，即可转入检查复核阶段。

第四节 复 核

为了保护患者用药安全、防止调剂错误和遗漏，应把好调剂复核这一关。这项工作应由责任心强、业务水平高、经验丰富的中药师负责，以确保调配处方的质量。复核的内容一般有以下几个方面。

1. 调配的药味、称取的分量和质量是否与处方相符。

2. 药料（饮片）有无虫蛀、发霉变质和该制不制、该捣不捣、生炙不分的药材。

3. 有特殊煎服法的药物是否已作另包说明。

4. 配伍禁忌和毒剧药、贵重药应用是否得当。

5. 代煎药还须复核煎药凭证与处方上的姓名、送药日期、时间、地址、药帖（付）数是否相符。

6. 处方经全面复核无误后，即可签字（章），而后将药物装袋或包扎。

第五节 发 药

发药是中药调剂工作的最后一个环节。对调配装（包）好的药剂，发药人员应再次核对，无误后立即发给病人。发药工作虽简单，但稍有疏忽错发药剂，后果不堪设想。因此，必须注意以下几点。

1. 核对患者姓名、取药凭证号码以及药剂（帖）数，以防错发、漏发药品而发生事故。

2. 处方中需特殊处理的药物或需另加的"药引"，以及煎法、用法、服法，必须向患者说明。特别是有毒性中药的处方，更须详细向患者加以说明。

3. 某些药物须介绍服药期间的饮食禁忌。

4. 检查附带药品是否齐全。

5. 药品包扎是否坚固、美观，药袋有无破损。

第十章 中药临方炮制

第一节 中药临方炮制的基本要求

临方炮制要突出"临方"的特点，以满足医师对药品的某些特殊要求，以增强疗效。临方炮制工作室一般应设在医院药库或药房附近，以便领取药料，随时加工。室内应保持清洁干燥，不起尘，空气流通，无污物积水。炒炙间因多采用火制法，室内应具备通风装置和消防设施。

临方炮制室内的炮制工具一般以传统操作工具为主，包括切药铡刀、片刀、竹压板、棕刷、碾床、陶罐、炒药锅、蒸锅、蒸笼、槟榔钳、蟹钳、簸箕、竹筛、马尾箩筛、乳钵、冲筒等。

第二节 中药临方炮制的目的

中药临方炮制对保证临床用药的安全、有效具有重大意义。其主要目的表现在以下方面。

1. 去除杂质、区分药用部位

由于中药材大多数来源于天然物质，在采收、运输过程中常带有杂质、泥土及非药用部分，在储存中也难免混杂和虫蛀等，因此对这些原药材进行加工处理后才能达到临床药用的要求。同时有些药材由于药用部位的不同而疗效各异，如人参的根茎习称芦头，功能涌吐升阳，而人参根则大补元气、生津止渴。这类药就是通过加工将其各部位区别开，分别入药。此外，经过加工炮制的药材纯净、干燥、体积小，可以久存，便于保管。如槐米含苷和酶，加热处理后使酶失去活性，有利于储存。

2. 改变药物的作用趋向和部位

药物的作用趋向是指药物的升降浮沉，药物的作用部位是指药物的归经；通过炮制可以改变药物的作用趋向和部位。如黄柏清下焦湿热，经酒制后作用向上，能兼清上焦之热；柴胡、香附经醋制后有助于引药入肝经，能更有效地治疗肝经疾病。

3. 改变或缓和药物的性能

经过炮制后的中药可以改变其偏盛的药性。如黄连为大苦大寒的药物，经辛温的姜汁制后，能降低其苦寒之性；生地黄味甘苦、性寒，能清热凉血，而经过炮制后的熟地黄则味甘、微温，能滋阴补血。

4. **降低或消除药物的毒性或不良反应**

有些药物含有一定的毒性成分或有副作用，直接入药不安全，因而要通过炮制减缓其毒性，降低副作用，达到治疗的目的。如姜制半夏、醋制甘遂等，都是取其降低原药材的毒性而保证临床用药安全有效。

5. **增强药物的治疗作用**

中药经炮制后能不同程度地改变其理化性质。如含有生物碱类的药物用醋、黄酒、白酒炮制后可使游离生物碱转化为生物碱盐而溶于水，有效成分易被煎出，因此醋制延胡索可增强镇痛作用。又如炉甘石本身的主要成分为碳酸锌（$ZnCO_3$），煅后变为氧化锌（ZnO），具有消炎、止血、生肌的作用；树脂类药物如乳香、没药能溶于乙醇，酒制或醋制后可增强活血、止痛的疗效。

6. **便于调剂和制剂**

药材经过加工炮制后制成片、块、丝、段等不同规格，便于调剂。有的需要经过炮制后配料，便于粉碎，达到药用的要求。如穿山甲需用砂烫松脆，使之有利于调剂和制剂。

7. **矫臭、矫味，便于服用**

有些中药通过加酒、醋、盐、姜等辅料炮制，可以达到矫臭、矫味、有利于患者服用的目的。如乌蛇、蕲蛇用酒制可以去腥解毒，醋制乳香、没药可以去除浓烈的刺激性气味，便于服用且可增强疗效。

第三节 中药临方炮制的常用方法

一、净制

即净选加工。经净制后的药材称为"净药材"。药材在切制、炮制或调配制剂时，均应使用净药材。

净制药材可根据其具体情况，分别选用挑选、风选、水选、筛选、剪、切、刮削、刷、擦、碾及泡洗等方法达到质量标准。

二、切制

药材切制时，除鲜切、干切外，须经浸润使其柔软者，应少泡多润，防止有效成分流失，并应按药材的大小、粗细、软硬程度等分别处理。注意掌握气温、水量、时间等条件。切后应及时干燥，保证质量。

切制品有片、段、块、丝等。其厚薄大小通常如下。

片：极薄片 0.5mm 以下，薄片 1～2mm，厚片 2～4mm；

段：长 10～15mm；

块：8～12mm 的方块；

丝：皮类药材丝宽2~3mm，叶类药材丝宽5~10mm。

其他不宜切制的药材，一般应捣碎用。

三、碾捣

对某些矿物类、甲壳类以及植物类药物，因质地坚硬或坚实，不便调剂或不易煎出有效成分，故须碾碎和捣碎。现将须碾捣的常用药物举例如下：

1. 矿物类

如石膏、代赭石、磁石、龙骨、龙齿、花蕊石、白石英、紫石英等。

2. 甲壳类

如鳖甲、龟板、炙穿山甲、牡蛎、石决明、海蛤壳、瓦楞子等。

3. 果实种子类

如芥子、牵牛子、莱菔子、牛蒡子、酸枣仁、豆蔻、草果仁、栝楼仁、郁李仁、杏仁、桃仁、诃子等。

四、揉搓

对某些质地较松散而呈丝条状或片状的药物，需揉搓成团使用，便于调配或煎煮。如竹茹、谷精草等需揉成一定剂量的小团状，桑叶需揉搓成小碎片等。

五、炒

炒制分清炒和加辅料炒。炒时应火力均匀，不断翻动。掌握加热温度、炒制时间及程度要求。

1. 清炒

即不加辅料的炒法。清炒包括炒黄、炒焦和炒炭。

(1) 炒黄　将药用文火炒至表面微黄或较原色加深，并可嗅到药物固有的气味为度。种子类药材要炒至爆裂，使之松脆。目的是使药物易于粉碎，有效成分易于煎出，并可缓和药性，降低毒性，破坏某些药物中的酶，从而保存苷类成分。常用炒黄的药物有牛蒡子、牵牛子、白芥子、莱菔子、葶苈子、紫苏子、栝楼子、冬瓜子、决明子、苍耳子、蔓荆子、莲子、王不留行、火麻仁、郁李仁、酸枣仁、薏苡仁、白果、芡实等。

(2) 炒焦　将净制或切片后的药物置热锅内，用中火加热，不断翻动，炒至药物表面焦褐色并有焦香气为度。目的是缓和药性，增强药物消食止泻的功效。常用炒焦的药物有山楂、川楝子、栀子、槟榔等。

(3) 炒炭　将药物置热容器内，用武火或中火加热，不断翻动，炒至表面呈焦黑色、内部焦黄色或焦褐色为度，喷淋清水少许以灭火星，取出，晾干。其目的是使药物产生或增强止血作用。常用炒炭的药物有大蓟、小蓟、干姜、乌梅、地榆、侧柏叶、卷柏、茜草、贯众、蒲黄、槐角、荆芥、藕节等。

2. 加辅料炒

将某种辅料放入锅内加热至规定程度再投入药物共同拌炒。辅料有中间传热的作用，能使药物受热均匀，炒后质变酥脆，减低毒性，缓和药性，增强疗效。常用的加辅料炒法有：

麸炒、米炒、土炒、砂炒、蛤粉炒、滑石粉炒等。

（1）麸炒 用武火将锅烧热，撒入麦麸，至起烟时投入药材，不断翻动并适当控制火力，炒至药材表面呈米黄色或深黄色时取出，筛去麸皮，放凉即得。每100kg药物用麦麸10~15kg。目的是缓和药性，矫味矫臭，增强健脾之功。常用麸炒的药物有苍术、僵蚕、枳实、枳壳、扁豆、山药等。

（2）米炒 先将锅烧热，加米于锅内，炒至冒烟时投入药物共同拌炒，米呈焦黄色或焦褐色、药物挂火色时取出，筛去米即得。每100kg药物约用米20kg。其目的是增强药物健脾止泻的作用，降低药物毒性、矫正不良气味。常用米炒的药物有党参、红娘子、斑蝥等。

（3）土炒 将细土粉（灶心土）置锅内，武火加热至灵活状态，随即投入药材拌炒，至药材表面均匀挂上一层土粉并透出土香气时取出，筛去土，放凉即得。每100kg药物用灶心土（伏龙土）25~30kg。其目的是增强温中补脾、止呕止泻之功。用于治疗脾胃疾患的药物，经土炒后，能增强其固脾止泻的功效。常用土炒的药物有山药、白术、扁豆、薏苡仁等。

（4）砂炒（烫） 取处理后的河砂置于锅内，用武火加热至滑利、翻动灵活时，投入药材，不断翻动，至质地酥脆或鼓起、外表呈黄色或较原色加深时取出，筛去砂，放凉或趁热投入醋中略浸，取出干燥即得。砂的用量一般以能淹没药物为度。其目的是便于粉碎和煎煮，降低毒性，矫味矫臭，有利于去毛。常用砂炒的药物有鳖甲、龟板、穿山甲、鸡内金、骨碎补、马钱子、狗脊等。

（5）蛤粉炒 将研细过筛后的蛤粉置锅内，中火加热至灵活状态，投入药材，不断翻动，至鼓起、内部酥松时取出，筛去蛤粉，放凉即得。每100kg药材用蛤粉30~50kg。其目的是使药材质地酥脆、便于调剂和制剂；降低药物的滞腻之性，矫正不良气味，同时能增强清热化痰的功效。常用蛤粉炒的药物有阿胶等。

（6）滑石粉炒 将滑石粉置于锅内，加热至灵活状态时，投入药材，不断翻动，至质地松泡酥脆、颜色加深时取出，筛去滑石粉，放凉即得。每100kg药材用滑石粉40~50kg。目的是使药材质地松泡酥脆，便于煎煮和粉碎，降低药物毒性，矫正不良气味。常用滑石粉炒的药物有鱼鳔、黄狗肾、象皮、刺猬皮、水蛭等。

六、炙

将净选或切制后的药物加入一定量液体或辅料拌炒，使辅料逐渐渗入药物组织内部。根据所加辅料的不同，可分为酒炙、醋炙、盐炙、姜炙、蜜炙及油炙等法。

1. 酒炙

取净药材加酒拌匀、闷透，置锅内用文火炒干，取出放凉。酒炙法所用的酒以黄酒为佳。每100kg药物用黄酒10~20kg；有的地区亦有用白酒的，用量宜减半。其目的在于改变药性，引药上行；增强活血通络作用，矫臭矫味。常用酒炙的药物有黄连、大黄、常山、乌梢蛇、蕲蛇、蟾酥、川芎、白芍、续断、当归、牛膝（怀牛膝）、威灵仙等。

2. 醋炙

取一定量的米醋与药物拌匀，放置闷润，待醋被吸尽后，置锅内用文火炒至一定程度，取出放凉。每100kg药物用米醋20~30kg，最多不超过50kg。其目的在于引药入肝，增强活血止痛作用，降低毒性、减少副作用，矫臭矫味。常用醋炙的药物有甘遂、商陆、柴胡、延胡索、香附、三棱、青皮、乳香、没药、五灵脂、艾叶、莪术、红大戟、狼毒等。

3. 盐炙

即将净选或切制后的药物，加入一定量的食盐水溶液拌炒的方法。其操作方法有两种：①先拌盐水后炒药。将一定量的食盐加适量水溶化，与药物拌匀，放置闷润，待盐水被吸尽后，用文火炒至一定程度，取出放凉或干燥。②先炒药后加盐水，适用于含粘液质较多的药物。先将药物置锅内，炒至一定程度，再喷盐水，用文火炒干，取出放凉即得。每100kg药物用食盐2～3kg。目的是引药下行，增强滋阴降火的作用。常用盐炙的药物有知母、泽泻、巴戟天、小茴香、杜仲、补骨脂、橘核、益智仁、黄柏、沙苑子、荔枝核、车前子、砂仁、菟丝子等。

4. 姜炙

先将生姜捣烂，压榨取汁，取姜渣再加水适量重复压榨1次，合并汁液，即为姜汁；如用干姜，捣碎后加水煎煮2次，取汁。然后将净药材加入姜汁拌匀，置锅内用文火炒至姜汁吸尽或至规定程度时，取出晾干。每100kg药物用生姜10kg。其目的是制其寒性，增强和胃止呕作用，缓和毒副作用，增强疗效。常用姜汁炙的药物有厚朴、竹茹、草果等。

5. 蜜炙

先将一定量的"炼蜜"加适量开水稀释，与药物拌匀，放置闷润，使蜜逐渐渗入药物组织内部，然后置于锅内，用文火炒至颜色加深且不粘手时，取出摊凉即得。每100kg药物用炼蜜25kg左右。其目的是增强润肺止咳、补脾益气的作用，缓和药性，矫味矫臭，消除毒副作用。常用蜜炙的药物有甘草、黄芪、党参、紫菀、马兜铃、百部、白前、枇杷叶、款冬花、旋覆花、桑白皮、百合、麻黄、金樱子等。

6. 油炙

油炙最常用的有两种方法。①油炒：先将羊脂切碎，置锅内加热，炼油去渣，然后取药材与羊脂拌匀，用文火炒至油被吸尽、药物表面呈油亮时取出，摊开晾凉。②油炸：取植物油，倒入锅内加热至沸腾时，倾入药物，用文火炸至一定程度取出，沥去油，碾碎。目的是增强温肾助阳作用，便于粉碎和制剂。常用油炙的药物有淫羊藿、蛤蚧等。

七、煅

将药物直接放于无烟炉火中或适当的耐火容器内煅烧。有些药物煅红后，还要趁其炽热时投入规定的液体辅料中"浸淬"。根据操作方法和要求的不同，又分明煅、煅淬、闷煅（扣锅煅）三种。

1. 明煅

取净药材，砸成小块，置无烟炉火上或适宜的容器内煅至酥脆或红透时取出，放凉，碾碎。目的是使药物疏松或失去结晶水，便于粉碎或煎煮，增强药物的收敛作用。常用明煅的药物有：白矾、寒水石、龙骨、牡蛎、石膏、瓦楞子、石决明、蛤壳、花蕊石、钟乳石、阳起石等。

2. 煅淬

将药物按明煅法煅烧至红透，趁热投入一定量的淬液或冷水中，骤然冷却，使之酥脆。多适用于质地坚硬，经过高温仍不能酥松的矿物类、介壳类药物。目的是改变药物的理化性质，增强疗效，减少副作用，除去不纯成分，使药物酥脆，易于粉碎，利于调剂和制剂。常用煅淬的药物有：自然铜、代赭石、炉甘石、磁石等。

3．扣锅煅（焖煅）

将药物置于锅中，上盖一较小的锅，两锅结合处用盐泥封严，盖锅上压一重物以防止锅内气体膨胀而冲开锅盖，待泥稍干后，加热煅烧至透为度（全部炭化）。目的是为了改变药物的性能，产生新的疗效，增强止血作用，有毒药物经煅炭后可降低毒性。常用扣锅煅的药物有：血余炭、棕榈、灯心、荷叶、干漆、露蜂房等。

八、蒸

取净药材，依照各药材品种炮制项下的规定，加入液体辅料拌匀（清蒸除外），置适宜的容器内，加热蒸透或蒸至规定程度，取出，干燥即得。目的是改变药物性能，扩大用药范围，减少副作用，利于贮存。常用蒸的药物有：何首乌、黄芩、女贞子、桑螵蛸、地黄、黄精、肉苁蓉、山茱萸、五味子等。

九、煮

取净药材加水或液体辅料共煮（在 100℃左右的温度下较长时间加热），辅料用量照各药品种炮制项下的规定，煮至液体完全吸收或切开无白心时为度。目的是消除或降低药物的毒性，改变药性，增强药效，清洁药物。常用煮的药物有：珍珠、藤黄、川乌（乌头）、草乌、远志、白附子、吴茱萸、硫黄等。

十、焯

即取净药材投入沸水中，翻动片刻，捞出。有的种子类药材焯至种皮由皱缩至舒展而能搓去时，捞出，放冷水中浸泡，除去种皮，晒干。其目的是为了在保存有效成分的前提下，除去非药用部分或剥取药用部分。常用焯的药物有：苦杏仁、白扁豆、桃仁等。

十一、煨

将药物用湿面或湿纸包裹，置于加热的滑石粉中或埋于热火灰中，或将药物直接置于加热的麦麸中，煨之使熟为度。目的是除去药物中的部分挥发性及刺激性成分，以降低副作用，缓和药性，增强疗效。常用煨的药物有：肉豆蔻、诃子、木香、葛根等。

十二、制霜（去油成霜）

取净药材碾碎如泥状，经微热后，压去部分油脂，制成符合一定要求的松散粉末。其目的是为了降低毒性，缓和药性，消除副作用，增强疗效。常用制霜（去油成霜）的药物有：巴豆、千金子、柏子仁等。

十三、水飞

将药材置乳钵内，加入适量清水，研磨成糊状，再加适量水搅拌，粗粉即下沉，及时倾出混悬液，下沉的粗粒再行研磨，如此反复操作，直至研细为止。最后将不能混悬的杂质弃去，将前后倾出的混悬液合并静置，研磨成极细粉末。目的是为了使药物更加细腻和纯净，便于内服和外用，并防止药物在研磨时飞扬。常用水飞的药物有：朱砂、雄黄、滑石、炉甘石等。

第十一章　中药临方制剂

第一节　中药临方制剂的基本要求

中医临床用药，除内服汤剂和一般成药外，有时因治疗上的需要，医师处方要求将药物临时加工制成丸、散、膏、酒等剂型，称之为"临方制剂"。临方制剂一般用药量不大，一料药多者500g左右，少者仅20～30g，主要用于病后调理、慢性病的治疗和外用贴敷等。

临方制剂多为小型制剂，而且处方用药灵活多样，因此配制要求也与大生产制剂要求有所不同，主要是传统的手工制作，制备过程技术性较强。所以操作人员除具有必要的制剂理论知识外，还必须在实践中学习，积累经验，熟练地掌握临方制剂的操作技能。

药品生产质量管理规范（GMP）是保证药品生产质量的法规性文件，国家药品监督局发布的《医疗机构制剂配制质量管理规范》（试行）就制剂配制质量作出了明确规定，具体包括机构人员、房屋与设施、设备、物料、卫生、文件、配制管理、质量管理与自检及使用管理等。上述这些规定都适用于临方炮制。

临方制剂室应安静卫生，空气洁净，无尘土飞扬，无污水及垃圾，有良好的照明、取暖及通风设备。工作室内应备齐常用的粉碎、搅拌、熬制等制剂设备。

第二节　中药临方制剂室的工作制度

中药临方制剂室的工作制度主要包括以下方面。

1. 制剂室的任务是在保证质量的前提下制备临床医疗和科研需要而市场供应不能满足的制剂，只能自用，不准流入市场。特殊情况下，经药品监督管理部门批准，可在指定的医疗机构之间调剂使用。

2. 配制制剂应以《中国药典》、部（局）颁标准或省、市、自治区颁布的药品标准或制剂规范为依据，制订出制剂操作规程和质量标准，并履行报批或报备手续，未经批准的品种不得制备和使用。

3. 保证制剂质量，所有原料、辅料、溶剂及其他附加剂等均应符合药用标准。中药制剂所用中药饮片必须符合省、市、自治区颁布的《中药炮制规范》要求，不得采用变质、发霉、虫蛀的药材。使用毒、麻、精神药品应严格遵照有关条例执行。

4. 制剂生产时应填写制剂单，作为原料消耗和制剂成品生产的依据，填写的内容包括制剂名称、配制日期、处方内容、配制总量、配制过程及配制人、核对人签字等。每次配药所用原、辅料称量时，必须执行双人核对制度，制备时不得任意改变配制工艺和处方内容。

5. 配制制剂需要的容器、衡器、量器应保持清洁、准确，定期进行校正。配制内服、外用、毒剧药品的容器、量具应严格分开，配制前、后所用容器必须严格按操作规程进行处理。

6. 自配的制剂，其成品必须进行检验，未经检验或检验不合格的不准使用。

7. 要严格执行卫生制度，保持工作间的清洁、整齐，不得堆放废旧物品，不得存放非生产用品及私人物品。

8. 工作人员应讲究个人卫生，按规定穿戴工作服、口罩、帽子和专用鞋，直接接触药品制剂操作的人员不得留长指甲或戴戒指。制剂室内严禁吸烟，非制剂人员不得擅自进入制剂室、工作间。

9. 要注意安全，制剂工作完毕后，应将工作间进行打扫、整理，关好水阀，切断电源，关好门窗，防止意外事故发生。

第三节 常用的临方制剂及操作

中药临方制剂主要以丸、散、膏、酒、合剂、酊剂等传统制剂为常用剂型。

一、丸剂

丸剂是指将药物细粉或药材提取物加上适量的粘合剂或其他辅料制成的球形或类球形制剂。根据加入赋形剂的不同，丸剂可分为多种类型，但临方制剂主要以蜜丸、水丸为多。

1. 蜜丸

蜜丸系指药物细粉用炼蜜作为粘合剂（赋形剂）制成的丸剂。

（1）制备方法

先取蜂蜜炼赋形剂。炼蜜程度有 3 种：嫩蜜（105℃～115℃）、中蜜（116℃～118℃）、老蜜（119℃～122℃）。制备蜜丸时，应根据气候、药物的粘性等情况，选择合适的炼蜜。然后将药物的细粉摊在泛丸匾内或乳钵中，再放入适量的炼蜜，趁热搅拌合匀，取出搓成大小不同的丸粒。如方中有大枣，可煮后除去核、皮并捏成泥状与药粉混合均匀，再加入适量炼蜜塑制成丸。如须以朱砂为衣，则在成丸后加入适量朱砂细粉滚匀即可。若为水蜜丸，成型后还须经干燥处理。

（2）质量要求

① 重量差异以一次服用量最大丸数为 1 份（丸重 1.5g 以上的丸剂 1 丸为 1 份），取供试品 10 份，分别称定重量，再与总示总量（一次服用量最高丸数 × 每丸标示量）或标示重量相比较，应符合表 11-1 所示规定。超出重量差异限度不得多于 2 份，并不得有 1 份超出限

度1倍。

② 蜜丸外型圆整，柔软滋润，无空心，颜色一致，表面无皱皮、反砂，散块后能搓合还原。其他各项均应符合《中国药典》的质量要求。

表 11－1 丸剂重量差异限度表

标　示　总　量	重量差异限度
0～0.05g	± 12 %
0.05～0.1g	± 11 %
0.1～0.3g	± 10 %
0.3～1.5g	± 9 %
1.5～3g	± 8 %
3～6g	± 7 %
6～9g	± 6 %
9g以上	± 5 %

2．水丸

水丸系指药物细粉用冷开水、药汁或其他液体作粘合剂（如黄酒、醋等）制成的丸剂，具有崩解迅速、吸收快等特点。

（1）制备方法

水丸的操作包括起模子（起母子）、成型包衣等。首先按照药粉的多少及处方药的性质来决定起模子的粉量（一般是总药量的2%～5%）。操作时，将少量水或药液倒于药匾内，然后用小帚刷匀，撒上药粉（模粉应超过100目筛），起匾旋转，使药粉均匀地贴附在匾上，另用小帚沿药粉逐渐剔刷，使药粉成为潮湿、细小的颗粒，然后两手执匾，不断地轻轻旋转后，再加入适量清水或药液，用小帚刷匀，两手执匾旋转后，再加入适量药粉，如此反复操作（手工操作要特别注意交替使用团、拉、撞、翻、旋等手法），至丸粒达到规定的标准后，筛选匀净的颗粒，除去畸形或过大过小的颗粒。

水丸制成后，应置通风处晾干，然后再晒干或低温烘干，不宜立即进行烘、晒，以防变色或出现两面色。干燥温度一般以60℃为宜，不应超过70℃，避免暴晒。特别是含挥发性药物丸剂，应在45℃下进行通风干燥，或待通风干燥后，再置低温下短时干燥。在干燥过程中，除保持清洁外，还要不断翻动，以使色泽一致。

此外，根据医疗的需要，常将水丸包上不同的外衣。包装用料一般根据处方要求而定，常用的有滑石粉、朱砂、代赭石粉、礞石粉、青黛等。方法是将干燥的水丸置在药匾内，加适量粘合剂，如"淀粉糊"、"桃胶水"等，不停转动，使水丸表面全部湿润，加入适量包衣粉，再继续不停转动均匀，然后取出晾干。

（2）质量要求

① 重量差异

见蜜丸剂项下。

② 丸粒大小均匀，光滑平圆，无粗糙纹，颜色一致，不透油渗色，轻握不脱壳。

二、散剂

散剂系指一种或多种药物混合均匀制成的粉末状制剂。根据医疗作用的不同，又分为内服散剂和外用散剂。

古有"散者散也，去急病"的记载，说明散剂有发散和奏效迅速的特点。此外，散剂还有制法简便、容易配制、运输、携带都较方便的优点。其缺点是某些药物增加了不良气味和刺激性，且易吸潮变质。

配制散剂应根据临床医疗需要和药物性质的不同，分别对药物采用或混合或单独或串碾的方法进行粉碎。内服散剂，一般要求过 80～100 目筛；如用于消化道溃疡病、儿科和外用散剂，则过 120 目筛；眼用散剂过 200 目筛。

1. 制备方法

散剂的操作过程是运用机械力或人力将固体药物粉碎或碾碎成适宜的细度，并与处方中其他药物研匀成粉。在操作过程中，要掌握共研、分研、串研、掺研、套研等配研或"等量递增"等方法，以研细、研匀、色泽一致为原则。所以应根据药物种类和性质的不同而分别采用不同的方法。

（1）一般药物　粉碎前应先进行烘晒，然后趁其干燥、质地酥脆时，用小型粉碎机、球磨机或铁碾船研细，然后过筛，混合均匀，即共研法。

（2）含粘性酯类的药物　此类药物粉碎时比较困难，如地黄、黄精、玉竹、大枣等，一般采用"串料"的方法进行粉碎，即将上述药物烘热（或加入适量水煮烂），与处方中其他含淀粉较多的药物同捣，烘干后再研粉过筛。另一种方法是将药物切成薄片，然后烘干，趁热快研，过筛，剩余的残渣经烘烤后再研成细粉，过筛。

（3）含脂肪油类药物　这类药物如与其他药物混研，则难以成粉末。如桃仁、杏仁、柏子仁、核桃仁（胡桃肉）、郁李仁等，所以常采用"串油"的方法，即掺研法。将这些药物单独捣碎研磨后，再掺入其他适量的细粉同研，过筛。这样边研、边掺、边筛，直至完全研成细粉为度。

（4）树脂类的药物　此类药应分研后再与其他药物的细粉用"等量递增"的方法研匀。如乳香、没药、血竭等，在粉碎前既不能曝晒，又不能烘烤，尤其在夏季湿度较高时，更难以粉碎研细。可置放于石灰缸内，经干燥后研成细粉，过筛。

（5）动物类药物　动物类药物由于入药的部位不同，所以有的质地坚硬、有的质地柔软、有的质地柔韧，在粉碎时应根据药物的不同性质分别加工。例如狗骨等质地坚硬的药物，应用铁砂炙酥后打碎研粉；蕲蛇、乌梢蛇、蛤蚧、海马等质地柔韧，应切成小块，烘焙后研粉；凤凰衣、露蜂房等质地柔软的药物，则应剪细，烘焙后研粉。

（6）生用介壳或矿物类药物　此类药物质地坚硬，应先粉碎成粗末，再另行研成极细粉末，大多采用"水飞"法。

（7）芳香类药物　由于此类药物多含挥发油，所以一般只能晾晒干燥后再进行粉碎研粉，切忌烘烤。

（8）贵重细料药　因此类药物具有价贵、用量少、疗效高的特点，如牛黄、麝香、冰片等。所以在研粉时，必须分研后再用"等量递增"法合匀。

（9）毒性类药物　如藤黄、斑蝥、马钱子、巴豆霜等，一般应单独粉碎后，用"等量递增"法混合均匀，并按药典规定加入稀释剂制成倍量剂，其成分含量应符合药典规定，以防中毒。对所用过的工具如碾船、乳钵、箩筛等，均需洗涤干净。

2. 注意事项

(1) 散药混匀时若两药比重相差过大，应将比重较大的成分加到比重较小的成分中混合。大剂量散剂配制混合后，须再次过筛，使成品均匀。

(2) 用于深部组织创伤及溃疡面的外用散剂，应在清洁无菌的环境下配制，保证药品的卫生质量。

(3) 散剂中加入的稀释剂、着色剂、矫味剂等，均应符合《中国药典》或有关药品标准的规定。

(4) 一般散剂应密闭贮藏，含挥发性药物或易吸潮药物的散剂应密封贮藏。

3. 质量要求

(1) 细粉应干燥、疏松、柔和均匀、色泽一致，无粘结、凝块等。

(2) 重量差异　取供试品 10 袋（瓶），分别称定每袋（瓶）内容物的重量，每袋（瓶）的重量与标示装量相比较，超出限度的不得多于 2 袋（瓶），并不得有 1 袋（瓶）超出限度 1 倍。（见表 11 - 2）

表 11 - 2　散剂装量差异限度表

标 示 装 量	装 量 差 异 限 度
0~0.1g	± 15 %
0.1g~0.5g	± 10 %
0.5g~1.5g	± 8 %
1.5g~6g	± 7 %
6g 以上	± 5 %

三、膏剂

传统的膏剂包括两类，一是供内服的膏滋剂，另一种是供外用敷贴的膏药剂。

1. 膏滋（煎膏剂）

膏滋系指药物经加水多次煎煮，过滤去渣浓缩后，加糖（白糖、冰糖、红糖）或炼蜜制成的呈半流体状态的制剂。

(1) 制备方法

膏滋的制备主要分三步。

① 煎煮　按医生的处方称取饮片，加水浸泡，再煎煮 2~3 次，每次加水待沸后再煮 2~5 小时，然后压榨取汁，过滤，合并滤液。

② 浓缩　将合并的滤液静置 1~2 小时（夏天要早滤），取上清液置适宜的锅中浓缩成稠膏，取少许稠膏滴于滤纸上检视，以无渗透水迹为度，即得清膏。

③ 收膏　取清膏与中蜜（炼蜜）或冰糖、白糖（微炼、除沫）各等量混合，搅拌均匀，装入灭菌瓶中封存。一般加炼蜜或糖的量不超过清膏量的 3 倍。

(2) 质量要求

① 膏滋的质量要求浓稠适度，取少许以手触之应细腻，无残渣；

② 无焦臭和酸败味；

③ 贮藏一定时间后，允许有少量沉淀物，但不得霉败变质；

④ 菌检不得含有大肠杆菌，含杂菌总数每毫升不得超过 100 个；

⑤ 每瓶装量与标示量比较，装量差异限度应符合规定。

2. 膏药

膏药，系指药物由植物油与红丹粉等经高温炼制而成的外用制剂。

(1) 制备方法

膏药的制备过程可分为三步：

① 煎炸药物 将适宜油炸的药物打碎或切断，置油中浸泡，然后用先文后武的火力煎炸药物，使药物在油温 220℃～240℃ 以内炸枯。对不耐油炸的药物应待其他药物炸至枯黄时加入，再炸至深褐色为度，捞出药渣；

② 炼油下丹 将油继续升温至 320℃～330℃ 时，即可"滴水成珠"，这时改用中火或离火放置，待油温降至 270℃ 时加入红丹粉，充分搅拌使之化合。注意下丹搅拌时应离火较远，防止油液外溢，造成火灾。对含挥发性的药物及矿物和贵重药物应研成细粉，在温度降至 70℃ 以下时再下或在摊涂膏药时熔化后加入。

③ 去火毒 有两种方法。一是下丹后使之充分化合，待温度稍降即倒入冷水中浸泡数日，然后捏去药料中的水分；二是直接置于露天中半个月左右。

(2) 质量要求

① 老嫩适宜，粘贴于皮肤上不流、不脱落、不移动；

② 外观油润细腻，对皮肤无刺激性；

③ 摊涂差异不得超过 ±5%。

四、酒剂

酒剂，又称药酒，系用白酒浸制药物而得的澄明液体制剂（白酒含醇量约为 50%～60%）。

1. 制备方法

取药物饮片，制成适当粗细颗粒（薄片不需破碎），采用冷浸法或热浸法等加白酒浸制。

(1) 冷浸法 将加工炮制后的药材置适宜容器（瓷缸等能密封的容器）中，加入规定量的白酒，密封，置暗处浸渍 15～20 天（每周搅拌 1 次），吸取上清液，压榨药渣取汁，合并后过滤，酌加调味剂（冰糖或蜂蜜，其量视处方规定而定），搅拌溶解，密封静置 14 天以上，过滤澄清，分装。

(2) 热浸法 将药物装入酒浸容器内，加入规定的白酒量，置水浴锅中，隔水加热至水沸，立即取出，倾入缸中，酌加调味剂，严封容器，浸渍 15～20 天，吸取澄清液与药渣的压榨汁合并，密封，静置适宜时间，过滤澄清，分装。

(3) 回流法 将加工炮制后的药材与白酒、糖（或蜜）同置密闭提取罐中，蒸汽加热回流，提取 3 次，合并滤液，置不锈钢罐中静置 3～4 个月，取上清液滤过澄清，分装。

(4) 渗漉法 将加工炮制后的药材置渗漉器中，由上边不断加入白酒渗过药材，由下端流出浸出液，过滤澄清，分装。

2. 注意事项

（1）生产酒剂所用的药材，一般应适当加工成片、段、块、丝或粗粉。

（2）生产内服酒剂应以谷类酒为原料。

（3）酒剂可各按该品种项下的规定，加入适量的糖或蜂蜜调味。

（4）配制后的酒剂须静置澄清，滤过后分装。

（5）酒剂应密封，置阴凉处贮藏。

3．质量要求

外观应澄明无沉淀，久贮可有少量沉淀，但经振摇后能散开；白酒的含醇量应符合《中国药典》规定。

四、合剂

中药合剂系指中药材经提取、浓缩而制成的内服液体剂型。中药合剂一般根据协定处方和药物性质，采用煎煮法、渗漉和蒸馏法来制备，必要时可加适量防腐剂与矫味剂。

配制中药合剂的目的在于保持汤剂特点并克服汤剂临时煎服的麻烦，缩减体积，便于服用、携带和贮存。但是合剂不能随证加减，故不能代替汤剂。

1．制备方法

中药合剂的制法与汤剂相似。按处方称取药材饮片，置煎锅内，加水至淹没药面 3 ~ 5cm，浸泡 20 ~ 30 分钟左右，加热煎煮，未沸之前用武火，沸后改为文火（并注意补加水量）。一般煎煮 2 次，每次 1 ~ 2 小时，滤出药液，压榨弃渣，合并，静置沉淀，再过滤，加热浓缩至每剂量为 20 ~ 50ml，必要时加矫味剂与防腐剂。分装于经灭菌的瓶内，加贴标签即得。

在制备过程中，亦可根据药材及其所含成分的性质，采用先煎、后下、包煎、另煎、烊化兑入等程序，确保合剂质量，提高疗效。

此外，还可采用渗漉法、蒸馏法、水煮醇沉法等来制备中药合剂。若处方中含有芳香性药物如薄荷、荆芥、木香、川楝、细辛、菊花、肉桂等，可先采用蒸馏法提油，然后将药渣并入其他药物中煎煮。有的药物成分对热敏感，可选用渗漉法，并在减压下浓缩至一定体积。水煮醇沉法沉淀的使用要慎重，在中药成分尚不十分清楚的情况下，很难确保在沉淀物中不含有效成分；同时要注意方剂各成分有无可能生成难溶性成分，滤过遗弃可能影响成品质量。

2．注意事项

（1）除另有规定外，药材应洗净，适当加工成片、段或粗粉，按各该品种项下规定的方法提取、纯化至规定的相对密度；含有挥发性成分的药材宜先提取其挥发性成分，再与余药共同煎煮。

（2）合剂应在清洁避菌的环境中配制并及时灌装于无菌的洁净干燥容器中。

（3）中药合剂常含有糖类、蛋白质类等，久存易引起发酵或生霉变质，应注意防腐。

合剂中可加入适宜的附加剂，其品种与用量应符合国家标准的有关规定，不得影响制品的稳定性，以免对检验产生干扰。必要时亦可加入适量的乙醇。

（4）在生产过程中，要严防微生物的污染，注意用具清洁，环境卫生。成品应贮藏在阴凉处。

3. 质量要求

(1) 合剂若加蔗糖作为附加剂，除另有规定外，其含蔗糖量不得高于 20% （g/ml）。

(2) 除另有规定外，合剂应澄清。不得有酸败、异臭、产生气体或其他变质现象。

(3) 一般应制定相对密度、pH 值等检查项目。

(4) 合剂应密封，置阴凉处贮藏。在贮藏期内允许有少量轻摇易散的沉淀。

六、酊剂

酊剂系指将药物用规定浓度的乙醇提取或溶解而制成的澄清液体制剂，亦可用流浸膏稀释而成。

1. 制备方法

(1) 溶解法或稀释法 按处方称取药物粉末或流浸膏，加规定浓度的乙醇适量，溶解或稀释，静置，必要时过滤即得。

(2) 浸渍法 取适当粉碎的药材，置有盖容器中，加入溶剂适量，密盖，搅拌或振摇，浸渍 3~5 日或规定的时间，倾取上清液，再加入溶剂适量，依法浸渍至有效成分充分浸出，合并浸出液，加溶剂至规定量，静置 24 小时，过滤即得。

(3) 渗漉法 用适量溶剂渗漉，至流出液达到规定量后静置，过滤即得。

2. 注意事项

(1) 除另有规定外，含有毒性药的酊剂每 100ml 应相当于原药物 10g；其他酊剂每 100ml 相当于原药物 20g。

(2) 含有毒性药的酊剂，其有效成分明确者，应根据其半成品的含量加以调整，使其符合各该配剂项下规定。

(3) 酊剂应制定乙醇量项目的检查。

(4) 酊剂应置遮光密封容器内，在阴凉处贮藏。

3. 质量要求

酊剂久置产生沉淀时，在乙醇和有效成分含量符合各该品种项规定的情况下，可过滤除去沉淀。

第十二章 煎药与服药

第一节 煎 药

煎药是中药汤剂在使用前的一种加工工序。汤剂又称汤液，是通过用煎煮或浸泡去渣取汁，将药物制成液体的剂型。

一、汤剂的类型

汤剂按其制备方法的不同可分为煮剂、煎剂、煮散和沸水泡药四种类型。

1. 煮剂

煮剂是用一定的温度和加热时间，将药物煎煮所得的液体剂型。煮剂浓度适中，具有吸收快、奏效迅速、作用强的特点，如麻黄汤等。

2. 煎剂

煎剂是将经过煎煮去渣的药液再经加热浓缩所得的液体剂型。煎剂加热时间比较长，药液浓度比较高，能使药液在体内缓慢吸收，以延长药物作用时间，如大乌头煎等。

3. 煮散

煮散是将药材粗颗粒与水共煮去渣取汁而制成的液体药剂。与汤剂相比较，具有节省药材、便于煎服等优点。近年来对中药煮散的实验研究和临床应用方面有新的发展。

4. 沸水泡药（饮剂）

是药物经过沸水浸泡去渣所得的液体剂型。以沸水泡药，频频饮之，故又称饮剂。沸水泡药加热时间较短，温度较低，药液味薄气清，擅长于清泄上焦的热邪，如泻心汤等。

二、汤剂的特点

汤剂是我国应用最早、最广泛的一种剂型。早在《灵枢·邪客》中就有治目不瞑的半夏汤；东汉张仲景著《伤寒论》中载方113首，其中95方是汤剂，可见汤剂在汉代的应用已很普遍。现代中药剂型中，以汤剂最为常用，一般汤剂饮片销售量约占中药的50%左右。它具有以下优点：

1. 可根据病情变化在方剂的基础上加减化裁，灵活变通地使用药物，适应中医辨证施治、随症加减的原则。

2. 汤剂多为复方，可按照中药配伍原则，使药物之间相互促进、相互制约，从而达到增强疗效、缓和药性的目的。

3.汤剂为液体制剂，内服后吸收快，能迅速发挥药效，所以对人体急、慢性病均适宜。

4.汤剂一般以水为溶媒，对人体无刺激性及副作用。

5.汤剂溶媒来源广，制备简单易行。

三、汤剂的煎煮

为了提高汤剂的疗效，对汤剂的煎煮方法和服药法应予足够重视。我国历代医家都很重视中药的煎煮法。如明代李时珍在《本草纲目》中指出："凡服汤药，虽品物专精，修治如法，而煎煮药者，鲁莽造次，水火不良，火候失度，则药亦无功"。清代名医徐灵胎说："煎药之法最宜深究，药之效不效全在乎此，夫烹饪禽、鱼、牛、羊，失其调度，尚能损人，况药专主治病，而可不讲乎。"由此可见，正确地掌握药物煎煮法直接关系到中药的临床疗效。

（一）煎药的操作要求

1.煎药人员应严格掌握操作规程，把药锅和所有用具清洗干净。并把"先煎"、"后下"、"烊化"、"冲服"等特殊药物分别处理。根据医生或患者（代煎药）指定的送药时间和要求，按先后程序煎煮。急症患者的中药应随到随煎。煎药前应先用冷水浸泡药物半小时左右。

2.掌握好火候与时间，以防煎干或煎焦。同时应把对号联单夹在药罐上。在装药汁时，应仔细核对联单号码、姓名、日期，以及"冲服"等特殊药物，以防遗漏或差错。操作人员要严格执行交、接班制度。

3.药汁是汤剂的成分，煎出药汁的浓度、多少直接影响疗效，所以汤剂应做到煎透榨干，不能任意抛弃药液。

4.煎煮毒性、烈性中药，应在煎药用具上作出明显标记，工具使用完毕应反复洗擦，必要时煮过后再用。此外，在煎煮有特殊气味、颜色较深的药物后，也要将煎具反复擦洗干净，防止串味、串色而影响药物疗效和煎剂质量。

5.煎药室应保持清洁，并注意个人卫生。煎药用具，如煎药锅、榨具、量杯、漏斗、药瓶等，均应保持内外清洁，并严格执行消毒制度。

（二）煎药器具的选择

中药汤剂的质量与选用的煎药器具有着十分密切的关系。历代医家对煎药器具均有论述。如梁代陶弘景说："温汤勿用铁器。"明代李时珍说："煎药并忌用铜铁具，宜银器瓦罐。"古人强调用陶器煎药，因陶器与药物所含的各种成分不发生化学反应，煎出的汤剂质量好，加上砂锅传热均匀、缓和，价格低廉，因而自古沿用至今。玻璃和搪瓷制器亦可选用。惟铁质器虽传热快，但其化学性质不稳定，易氧化，可能在煎制时与中药所含多种成分发生化学反应。如与鞣质生成鞣酸铁，使汤液的色泽加深，药味变涩变酸；与黄酮类成分生成难溶性络合物；与有机酸生成盐类等。均可影响中药的疗效。实践证明，采用铁质煎器煎煮的汤液色泽不佳，如诃子、苏木、地榆等所含的酚羟基化合物与铁起化学变化则产生深紫色、黑绿色或黑色沉淀。或经过长时间的煎煮后，药液带有铁锈，甚至引起患者恶心、呕吐。有些中药的成分尚不十分清楚，用铜、铁具煎煮时可能发生的化学反应尚难估计。因此，人们广泛使用的多为硅酸盐类的药具，即陶瓷砂锅。

目前，随着医药科技的发展，对中药煎药工具的不断改进与更新，各种新型自动煎药机已相继问世并广泛应用。如陶瓷自动煎药机（见图 12-1），在内胆材料上选用特种耐高温防炸裂陶瓷，使之更符合中医传统煎药"宜银器瓦罐"的要求。并具有以下特点：①可随时先煎后下；②可精确控制文火、武火温度；③浸泡、加热、沸腾时间控制程序完全智能化；④自动抽出药液；⑤自行检测故障，报警显示功能；⑥管路清洗方便；⑦节能方式加热。适合于各大中型医院、专科医院、诊所及药店选择使用。

（三）煎药用水及加水量

1. 用水

汤剂的溶媒主要是用洁净的水，也有加酒或加醋等混合煎煮的。在古代煎药所采用的水种类很多，仅明·李时珍《本草纲目》所记载的就多达 42 种。李时珍多选用雨水、潦水、腊雪、露水等，这些都是天然蒸馏水，含矿物质较少，比较洁净。总之，煎药用水以洁净、少含矿物质或其他杂质为原则。目前所常用的是自来水、井水或洁净的河水等。

2. 加水量

汤剂加水量的多少，直接影响煎药的质量。用水过多虽能增加有效成分的溶出量，但汤液得量过大，不宜病人服用；相反，用水过少会造成"煮不透，煎不尽"，使有效成分不易全部煎出，稍一蒸发，药汁即行干涸，药物有效成分可因局部高热而受到破坏。

药材的质地不同，其吸水量有显著差异。如重量相等的药物，质地轻松的吸水量多，质地坚硬的则吸水量少。煎煮花、叶、全草及其他质地轻松的药物，其用水量大于一般药物的用水量；煎煮矿物、贝壳及其他质地坚实的药物，其用水量则小于一般药物的用水量。现将三种常用的加水方法介绍如下。

（1）将饮片置煎锅内，加水至超过药物表面 3～5cm 为度，第二次煎煮可超过药渣表面 1～2cm。这种方法既方便，又易于掌握。

（2）按每克中药加水约 10ml 计算，取总水量的70% 用于第一煎中，余下的 30% 留作第二煎用。

（3）根据煎药的时间长短、水分蒸发量的多少、中药吸水性能的大小以及所需药液收得量等来具体掌握加水量。

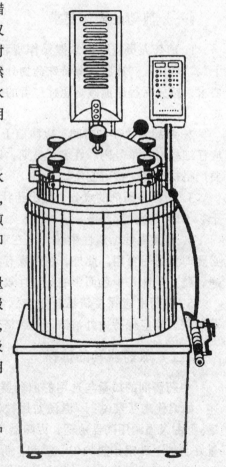

图 12-1 陶瓷自动煎药机

（四）煎药前的饮片浸泡

由于植物类中药大多是干品，有一定的体积和厚度，因此在煎煮前必须用冷水在室温下浸泡。其目的是使中药湿润变软、细胞膨胀，使有效成分首先溶解在药材组织中，产生一定的渗透压，从而使有效成分渗透扩散到组织细胞外部的水中。同时可避免在加热煎煮时药材组织中所含的蛋白质凝固、淀粉糊化而使有效成分不易渗出。实验证明，白头翁汤经20分钟浸泡之后所煎得的汤液与未浸泡煎得的汤液相比，其抑菌圈明显增大。可见浸泡有利于药物有效成分的溶出，从而提高中药在临床上的治疗作用。

浸泡时间应根据药材的性质而定。一般对花、茎、全草类药材为主的可浸泡20～30分钟，以根、根茎、种子、果实等类为主的药材可浸泡60分钟，但浸泡的时间不宜过久，以免引起药物酶解或霉败。

（五）汤剂的煎煮次数

因多次煎煮优于一次长时间煎煮，所以汤剂一般需煎煮2～3次。因为煎药是药中成分溶出的过程，完全符合浸出原理。药物中所含的生物碱盐类、苷类、有机酸及有机酸盐类、糖类、鞣质、蛋白质、色素、酶类等多种成分几乎都能溶于水中，树脂与脂肪油虽不溶于水，但与其他成分一起煎煮时亦能部分溶解，因此形成了浓度差，利于有效成分从组织内向外渗出。当药材内外浓度相等，即处于平衡状态时，溶出停止。此时必须滤取药液，在药渣中再添加水量，使其重新建立浓度差，只有这样才有利于药材的有效成分继续溶出。实验证明，汤剂煎煮2次能煎出所含成分的80%～90%，因此，汤剂的煎煮次数以2～3次为佳。

（六）煎药的火候

煎药火力的大小，中医习称为"火候"，主要包括"文火"和"武火"。文火又称"慢火"、"弱火"，温度较低，水分蒸发缓慢；武火又称"紧火"、"强火"，温度较高，水分蒸发较快。因此，煎药火力的强弱直接影响汤剂成分的煎出。火力过强，水分很快被蒸发，药物的成分不易煎出，而且药物易于焦糊，药液易于煎干；火力过弱，煎煮效率低，药物的有效成分也不易煎出。一般应"先武后文"，即在沸前宜用武火，使水很快沸腾，沸后用文火，保持微沸状态，使之减少水分蒸发，以利于煎出药物的成分。根据各类药剂的不同特点，煎药火候也有区别。（见表12-1）

表12-1　汤剂的煎药火候

汤剂类型	应用火力说明
解表药	应用武火速煎，"气足势猛"，药力迅速
一般药	应用文火和武火交叉煎煮，使有效成分充分煎出
滋补调理药	开始用武火煎沸，沸后用文火慢煎，使药汁浓厚，药力持久

（七）煎药的时间

煎药时间的长短，一般与加水量的多少、火力的强弱、药物吸水能力及治疗作用等因素

有关，目前各地掌握的煎药时间一般多根据治疗作用来确定。（见表12-2）

表12-2　汤剂的煎药时间

汤剂类型	头煎煎药时间（分）	二煎煎药时间（分）
解表药	10～20	10～15
一般药	20～25	15～20
滋补调理药	30～35	20～25

上述列表中的煎药时间，均从煎沸时算起。煎药时间除上述外，还应参考药物的质地，如花叶及芳香类药物煎煮时间宜短；根茎、果实、种子类药物煎煮时间宜长；金石、介壳、动物类及质地坚实的药物煎煮时间更长。

（八）需要特殊处理的药物

由于汤剂多由复方煎制而成，其药物成分相当复杂，有溶于水和难溶于水的，亦有易挥发、分解、焦化的成分等等。因此，为了提高汤剂煎出量，减少挥发性物质的损失和有效成分的分解破坏，提高汤剂的质量，确保疗效，对某些药物在煎煮时，需要进行特殊处理。

1. 先煎

先煎的目的是为了增加药物的溶解度，降低或缓解药物的毒性，充分发挥其疗效。

（1）对矿物类、介壳类，动物的骨、甲、角及质地坚硬、有效成分不易被煎出的药物，应先煎15～30分钟。如生石膏、寒水石、赤石脂、灵磁石、紫石英、白石英、代赭石、海浮石、鹅管石、青礞石、花蕊石、自然铜、牡蛎、石决明、珍珠母、海蛤壳、瓦楞子、龟板、鳖甲、穿山甲、龙骨、水牛角等。

（2）对有毒的药物，如乌头、附子、雪上一支蒿、落地金钱、商陆等，要先煎1～2小时，通过先煎、久煎达到减毒或去毒的目的。乌头类药因含乌头碱而有毒，久煎可使乌头碱分解为乌头次碱，进而分解为乌头原碱，其毒性只及原来的1/200。附子久煎不仅能降低毒性，而且还能增强强心作用。

2. 后下

后下的目的是为了减少挥发油的损耗，使有效成分免于分解破坏。

（1）对气味芳香、含挥发油多的药物，如薄荷、藿香、木香、豆蔻、檀香、降香、沉香、青蒿、玫瑰花、细辛等，均应后下。一般在中药汤剂煎好前5～10分钟入药即可。

（2）对久煎后有效成分被破坏的药物，如钩藤、杏仁、大黄、番泻叶等，均应后下。钩藤含钩藤碱，煎20分钟以上，其降压成分易破坏；杏仁含苦杏仁苷，久煎也能水解一部分，产生氢氰酸而随水蒸气逸散，减弱其止咳作用；大黄取其泻下作用，因大黄苷泻下效果比苷元强，亦不宜久煎，一般在煎好前10～15分钟入药即可。

3. 包煎

（1）对花粉类药物，如松花粉、蒲黄等；细小种子类药物，如葶苈子、苏子、菟丝子、车前子等；药物细粉，如六一散、黛蛤散等，均应包煎。这些药物虽体积小，但表面积大，颗粒的流水性强，表面张力大，不易与水充分接触而浮于水面，故须用纱布包好与其他药物入砂锅中同煎。

（2）对含淀粉、粘液质较多的药物，如秫米、浮小麦、车前子等，因在煎煮过程中易粘锅糊化、焦化，故需包煎。

（3）对附绒毛药物，如旋覆花等，采取包煎可避免绒毛混入汤液中刺激咽喉而引起咳嗽。

4. 煎汤代水

其目的是使药物充分煎出，发挥疗效。煎汤代水的药物多质地松泡、用量较大，如葫芦壳等。一般先煎 15～25 分钟，去渣取汁，再按药剂类型，分头、二煎的用水量和其他药同煎。

5. 烊化（溶化）

对胶质类、膏滋类、糖类或无机盐类的药物，应于其他药煎得滤出液后，再入药液中溶化，如阿胶、龟胶、鹿胶、枇杷叶膏、蜂蜜、饴糖、芒硝、玄明粉等，以免影响其他药物成分的煎出或粘锅。

6. 另煎

一些贵重中药，为使其有效成分充分煎出，或减少其有效成分被其他药渣吸附引起的损失，常需单独煎煮取汁，再将药渣并入其他群药合煎，然后将前后不同煎煮的药液混匀后分服，如人参、西洋参等；而质地坚硬的贵重药材，则应单独煎煮 2～3 小时，取汁后再将药渣并入群药中同煎，然后将不同煎煮的药液混匀后分服，如羚羊角、水牛角等。

7. 冲服

对于贵重药品或成分易被破坏的药物，宜研粉冲服，如羚羊角、牛黄等等。

8. 兑入冲服

对于液体中药，若放入其他药中煎煮，往往会影响其他成分，所以应待其他药物煎煮去渣取汁后，再进行兑入服用，如竹沥、黄酒、鲜藕汁、姜汁、梨汁、酸石榴汁等。

第二节 服 药

中药汤剂的服法包括服药的温度、时间、剂量及服药食忌等几个方面。

一、服药温度

1. 温服

一般汤剂均宜温服，特别是一些对胃肠道有刺激性的药物，如瓜蒌仁、乳香等，温服可和胃益脾，减轻对胃肠道的刺激。

2. 冷服

呕吐病人或中毒病人所用汤剂均宜冷服，热证用寒药亦可冷服，真寒假热证宜热药冷服。

3. 热服

解表药、寒证用药均宜热服，以助药力；真热假寒证宜寒药热服。

此外，对易于恶心、呕吐的病人，宜在服药前先嚼一片生姜或橘皮，以防止呕吐。

二、服药时间

服药时间必须根据病情和药性而定。

1. 滋补药宜在饭后服下，使之同食物中的营养成分一并吸收，以利身体康复。

2. 慢性病服药必须定时，使体内保持一定的血药浓度。

3. 解表药煎后应趁热服下，覆盖衣被，令其微汗，促使汗解，表解即可停药。

4. 对胃肠有刺激性的药应在饭后立即服下，以减轻对胃肠的刺激。

5. 驱虫、攻下药最好空腹服，因空腹服药力集中，起效快。

6. 安神药应在临睡前服。

7. 治疟药应在疟疾发作前 2~3 小时服，使之达到截疟目的。

8. 特殊方剂应遵医嘱服。

1 剂中药 1 天通常服 3 次，病缓可服 2 次，而病重病危时可隔 4 小时左右服药 1 次，昼夜不停，使药力持续，利于顿挫病势。在应用发汗、泻下等药时，若药力较强，要注意病者个体差异，一般以得汗、得下为度，适可而止，不必尽剂，以免汗、下太过，损伤正气。

三、服药剂量

汤剂的服药剂量往往存在着煎得量或多或少、其质或淡或浓的问题，难以适合病情的需要。为了保证煎药质量，除加水量、煎煮火候及时间要严格按照规定操作外，对汤剂的服用量也有相应的规定：

1. 成人服用量一般每次 150ml，每日 2 次。

2. 儿童服用量一般每次 75ml，每日 2 次。婴儿酌减。应注意的是，小儿服药宜浓缩汤液，以少量多次为好，不要急速灌服，以免呛咳；对病情危重者，应遵照医嘱服药。

四、服药时的饮食禁忌

服药时一般宜少食豆类、肉类、生冷及其他不易消化的食物，以免增加病人的消化负担，影响病人恢复健康。

热性疾病应禁用或少食酒类、辣味、鱼类、肉类等食物。因酒类、辣味食物性热，鱼类、肉类食物厚腻易生热生痰，食后助长病邪，使病情加重。

服解表、透疹药时，宜少食生冷及酸味食物。因冷物、酸味均有收敛作用，有碍于药物的解表、透疹作用。

服温补药时，应少饮茶，少食萝卜。因茶叶、萝卜的凉性及下气作用能降低药物温补脾胃的功效。

第十三章 中药计量

第一节 中药的计量单位

我国历代中医药书籍中，关于用药计量单位的名称，虽大体相同，但其具体的轻重、多少往往随着各个朝代的变迁和制度的改革而颇有出入。一般说来，古制小于今制。对剂量的掌握，当以现代药理研究及临床经验为主要依据。

一、古今度量衡对照

古代度量衡制度在各个历史时期有所不同，学者们虽作了大量的考证工作，但是对于历代度量衡制度的具体规定和大小，各家结论总不一致。据汉书记载，度量衡三者均源于律，而律之长短以黍算之，以一黍为一分，十分为一寸，十寸为一尺，此乃度之准则；若夫黄钟之容，千二百黍为一仑，二仑为合，十合为升，此乃量之准则；又以千二百黍之重为十二铢两，以之为两，此为衡之准则。汉制古称之黍、铢、两、斤计量，未有分者。到了晋代，则以十黍为一铢，六铢为一分，四分为一两，十六两为一斤。直至唐代，中药处方仍沿用之。到了宋代则立有两、钱、分、厘、毫之制，即以十毫为厘，十厘为分……，以十进累计，积十六两为一斤。元、明至清代沿用宋制，很少变易。

在临床应用时，应当按近代中药学著作和参考近代各家医案所用剂量，并随地区、年龄、体质、气候及病情需要来决定。现根据有关资料，将古今度量衡对照列表于下，以供参考。（见表13-1）

表13-1 古今度量衡对照表

年 代	朝 代	尺 度		容 量		衡 量		
		一尺合市尺	一尺合厘米	一升合市升	一升合毫升	一斤*合市两	一两*合市两	一两*合克数
约公元前11世纪~公元前221年	周	0.5973	19.91	0.1937	193.7	7.32	0.46	14.3
公元前221年~公元前207年	秦	0.8295	27.65	0.3425	342.5	8.26	0.52	16.13
公元前206~公元25年	西汉							

年代	朝代	尺　度		容　量		衡　量		
		一尺合市尺	一尺合厘米	一升合市升	一升合毫升	一斤*合市两	一两*合市两	一两*合克数
公元25年~220年	东汉	0.6912	23.04	0.1981	198.1			
公元220年~265年	魏	0.7236	24.12	0.2023	202.3	7.13	0.45	13.92
公元265年~420年	晋 西晋							
	东晋	0.7335	24.45					
公元420年~589年	南朝 宋南齐	0.7353	24.51	0.2972	297.2	10.69	0.67	20.88
	梁陈			0.1981	198.1	7.13	0.45	13.92
公元386年~501年	北朝 北魏	0.8853	29.51			7.13	0.45	13.92
	北齐	0.8991	29.97	0.3963	396.3	14.25	0.89	
	北周	0.7353	24.51	0.2105	210.5			15.66
公元581年~618年	隋 开皇	0.8853	29.51	0.5944	594.4	21.38	1.34	41.76
	大业	0.7065	23.55	0.1981	198.1	7.13	0.45	13.92
公元618年~907年	唐	0.9330	31.10	0.5944	594.4	19.10	1.190	37.30
公元907年~960年	五代							
公元960年~1279年	宋	0.9216	30.72	0.6641	664.1			
公元1279年~1368年	元			0.9488	948.8			
公元1368年~1644年	明	0.9330	31.10	1.0737	1073.7			
公元1644年~1911年	清	0.9600	32.00	1.0355	1035.5			

* 均为十六进制

二、古方中几种特殊的计量单位

1. 方寸匕

古代量取药物的器具，其形状如刀匕，大小为1寸正方，故名。1方寸匕约等于现代的2.74ml，盛金石药末约为2g，草木药末为1g左右。

2. 钱匕

用汉代的五铢钱币量取药末至不散落者为1钱匕；用五铢钱币量取药末至半边者为半钱

匕；钱5匕者，是指对药末盖满五铢钱边的"五"字至不落为度。1钱匕约合今5分6厘，约2g多；半钱匕约合今2分8厘，约1g多；钱5匕约为1钱匕的1/4，约合今1分4厘，合0.6g。

3．刀圭

形状像刀头的圭角，一端是尖形，中部略凹陷。1刀圭约等于1方寸匕的1/10。

4．一字

即以开元通宝钱币（币上有"开元通宝"四字）抄取药末，填去一字之量，即称"一字"。一字药散约合一分（草木药散要轻些）。

5．铢

汉以24铢为1两，16两为1斤。

6．枚

为果实计数的单位，随品种不同，亦各有其标准，例如大枣12枚，则可选较大者为1枚之标准。

7．束

为草木及蔓类植物的标准，以拳尽量握之，切去其两端超出部分称为1束。

8．片

将物切开之意，如生姜1片，约计0.3g为准。

另外，有以类比法作药物用量的，如：1鸡子黄＝1弹丸＝40桐子＝80粒大豆＝160粒小豆＝480粒大麻子＝1440粒小麻子。

三、公制与市制计量单位的换算

为了统一我国的计量工作，国务院指示从1979年1月起，全国启用米制作为用药计量单位，即用"克（g）"、"毫克（mg）"，"升（l）"、"毫升（ml）"。其中，"中药计量单位的换算，按十两为一斤的市制的一钱等于5克，十六两一斤的市制的一钱等于3克，尾数不计。"

1．市制与公制的换算（见表13－2）

表13－2　市制与公制的换算

十六进位制	公　　制	十进位制	公　　制
1斤＝16两	500g	1斤＝10两	500g
1两＝10钱	31.25g	1两＝10钱	50g
1钱＝10分	3.125g	1钱＝10分	5g
1分＝10厘	0.3125g	1分＝10厘	0.5g

2．公制度量衡符号单位及换算（见表13－3）

表13－3　公制度量衡符号单位及换算表

度：　　　m＝米

cm＝厘米＝百分之一米

mm＝毫米＝千分之一米

μm＝微米＝百万分之一米

nm = 纳米 = 十亿分之一米

量：　　l = 升

ml = 毫升 = 千分之一升

μl = 微升 = 百万分之一升

衡：　　g = 克

kg = 公斤 = 一千克

mg = 毫克 = 千分之一克

μg = 微克 = 百万分之一克

3. 十六进制与公制计量单位的换算、折算（见表 13 - 4）

表 13 - 4　十六进制与公制计量单位换算、折算表

换	算	折	算
十六进位旧制单位	米制单位（g）	十六进位旧制单位	米制单位（g）
1 厘	0.03125	1 厘	0.03
5 厘	0.15625	5 厘	0.15
1 分	0.3125	1 分	0.3
5 分	1.5625	5 分	1.5
1 钱	3.125	1 钱	3
1.5 钱	4.6875	1.5 钱	4.5
2 钱	6.25	2 钱	6
2.5 钱	7.8125	2.5 钱	7.5
3 钱	9.375	3 钱	9
3.5 钱	10.9375	3.5 钱	10.5
4 钱	12.5	4 钱	12
4.5 钱	14.0625	4.5 钱	13.5
5 钱	15.625	5 钱	15
6 钱	18.75	6 钱	18
7 钱	21.875	7 钱	21
8 钱	25	8 钱	24
9 钱	28.125	9 钱	27
1 两	31.25	1 两	30

＊按旧制的一钱相当于 3g 折算。

第二节　中药的计量工具

中药计量工具是中药称重的衡器，因此，计量工具的准确与否，直接影响中药在临床中的治疗作用，必须校准使用，才能符合药剂质量要求。

在中药调剂工作中最常用的是传统的戥秤（又称戥子），其次是分厘戥、盘秤、勾秤、台秤、天平及字盘秤，乃至现代的电子秤。

戥秤、分厘戥、盘秤、勾秤的构造原理和使用方法基本相同，仅用途和精确度有所不同。台秤与天平的构造原理和使用方法稍有不同。

一、戥秤的构造及使用方法

1. 戥秤的构造

戥秤是一种单杠杆不等臂秤器，其原理为"三点"：一点是不动的支点（毫纤），其二是用力的力点（戥砣），其三是荷重的重点（戥盘），其主要结构由戥杆、戥砣、戥盘、戥纽等组成。戥砣、戥盘是用金属制成的，戥杆是用木质、塑料或骨质制成。戥杆的上侧和内侧用铜或铅嵌成两排小点以指示分量，称为"戥星"。戥纽2个，靠左面的叫"内纽"（也称"前毫"或"第一毫"），用以称较轻的物品；靠右面的叫"外纽"（也称"后毫"或"第二毫"），用以称较重的物品。内纽的戥星（内侧面）一般从1g开始（定盘星除外），每隔1粒星为1g，以此类推，到杆梢大多为70g。外纽的戥星（向上面）一般从50g开始（没有定盘星），用4粒或5粒星表示，以后1粒星表示2g，以此类推，到杆梢大多为250g。（见图13-1）

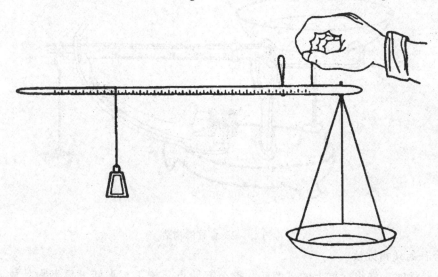

图13-1 戥秤的构造

2. 戥秤的使用方法

使用戥秤时首先检查戥盘与戥砣的号码是否相符；然后检查戥砣放在定盘星上是否平衡，灵敏度如何，如平衡而灵敏则可使用，否则应修理后再用。提拿戥秤时不宜过远或过近、太高或太低。在称量时，左手握戥杆，稳住砣线，右手抓药放入戥盘内，提起戥纽，目视戥星，左手将砣线在戥杆上移动至欲称量的指数位置上随即放开，当戥星的指数和戥杆取得平衡时，即是所称药物的重量。

如称重1g以下的药量，就需选用分厘戥。分厘戥的制作原理及使用方法与戥秤相同，其体型较戥秤小，戥杆长约 30cm，多用兽骨或金属制成。其称重范围在 200mg～50g 之间，主要用于调配细料、贵重药和毒剧药处方。

戥秤用过后，戥盘应擦干净，将戥砣放在戥盘中，挂在适当的位置，防潮防锈，以免影响准确度。分厘戥应放在木盒中保存。

二、台秤的构造及使用方法

1. 台秤的构造

台秤，又称台磅，是一种放在台上使用的不等臂杠杆增砣秤，用于称较重或数量较大的物品，有多种规格。其构造见图 13－2，除托盘涂有搪瓷外，其余均用铁铸成。另外有铁砣，分别为 500g、1000g、5000g 等。台称左面有一个托盘，是盛放被称物品的。右面有一支横的标尺，上面刻着指示物品重量的数字和一个可以左右移动的"游砣"。标尺上的数字一般从 5g 开始，每格为 5g，至 100g 处标有 100 字样，以此类推。标点终级为 500g。如被称重物超过 500g 时，则在标尺末端挂一个最小限量的铁砣，在这挂砣上可以根据称的重量任意增减铁砣。

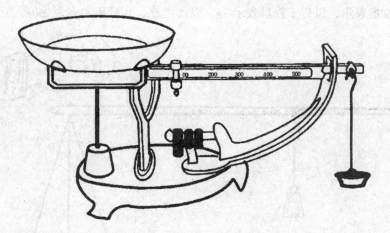

图 13－2　台秤的构造

2. 台秤的使用方法

使用台秤时，先将标尺上的"游砣"推至起始点，校正至平衡，再将物品放入托盘内，移动游砣至标尺欲称的数字上取得平衡，即是物品所称的重量。若有增砣，即是游砣左面标尺上的数字和增砣之和为物品的重量。

三、天平的构造及使用方法

1. 天平的构造

天平（见图 13－3）与前所介绍的戥秤及台秤不同，它是等臂杠杆秤。秤梁用铝合金铸成，两个托盘一般用塑料制成，中央与两端各装钢质刀口一只，在绝对中间有个测验平衡的押针，左右两旁托盘架附有连杆，其上端支架于秤梁两端的刀口处。由于秤梁与连接的杠杆平行，因而当天平摆动时，秤盘仍能保持水平的位置。秤梁前附有标尺，标尺一般分 5 大格，每一大格又分 10 小格，可称 0.1～10g 以内的物品，并装有一个可以移动的"游码"，称量大时可在右边托盘上加"砝码"。

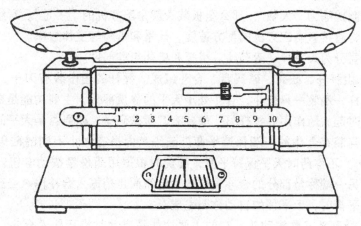

图 13－3　天平的构造

2. 天平的使用方法

先将天平置于平衡的工作台上，检查天平摆针是否平衡，然后将物品放于左面的托盘中，再用游码在标尺上推移，当游码移到标尺数字平衡（看摆针）时，即为物品的重量。如物品称量量大时，则用砝码（一般放在右面的托盘中）来平衡，再加上标尺上的小数，即为物品的重量。

天平比戥秤准确，但应注意天平是等臂杠杆秤，在使用时不能振动和摇摆，一定要放在平稳的工作台上，否则无法使用。

四、中药配方机的构造及使用方法

中药门市部配方，历来沿用传统的戥秤进行手工操作，劳动强度大，工作效率低。因此，为适应中医中药的发展，经我国科技工作者及药工的不断探索研究，继试制成继电器式中药配方机和用晶体管及可控硅等电子元件组成的电子控制中药配方机后，又先后试制成功以数字代码形式作为输入信息的 DS－320 数字编码中药配方机和 75－7 数字代码中药配方机，改进了落药的装置，使自动化程度有了进一步提高。

中药配方机是中药行业中所出现的先进设备，多年来，经过多次试验和改革，应用电子技术，使配方机能自动完成称药、落药、计数、出盘、复位、监缺等程序。其配方率比手工操作提高 5 倍左右，每分钟可配药 5 付（帖），每小时约配药 300 付（帖），适应配方药剂较多的需要，减轻了劳动强度，提高了工作效率，缩短了病人候药时间。

1. 中药配方机的基本构造

配方机型号有多种，其机械结构基本相似，主要分为四大部分：即组板装置、机架、落药装置和控制台，每一大部分都各自装有小部件，分管着各种机械操作功能，使之成为一个整体。现将四大部分分别介绍如下。

（1）组板装置

一台配方机是由一块块小板组成的，每块小板上一般装有 4 种药味和药量，如需装 240

种药味，就需用60块小板组成，所以叫"组板"。

组板装置是配方机极为重要的组成部分，也是配方机自动配药的机械执行机构。如果把配方机的电子控制比喻为"大脑"，那么组板装置就是配方机的"手足"。对组板上各部件的安装是否正确，将直接影响配方机的配方速度、计量和落药等工作效率。

组板装置主要分为天平秤、落药斗、组板和盛药箱等部件。

① 天平秤　由秤杆、砝码、砝码盘、合斗组成。秤杆的正中装有刀子，刀子两端装入秤杆吊架上。秤杆一端装一只合斗，合斗处于天平的称量部分，主要功能是在闭合时起贮药称量作用，张开时起放药作用。秤杆另一端装有圆形砝码盘，砝码盘是天平的压重部分，内装锥体形锡块，与装有合斗的一端保持平衡。砝码盘内吊有大小不同的砝码4只，一般是3g、4.5g、6g、9g。不称药时天平保持平衡，配药时根据用药份量按动电钮，砝码自动落入砝码盘内，这时另一端称量部分的合斗也被按动电钮而将药振入合斗内。当药的重量到达砝码重量取得天平平衡时，天平秤的自动称药完成。

② 落药斗　落药斗又称振动斗，它的主要功能是启动时将药振入合斗，使天平秤进行称药。落药斗由内门、外门以及2只电磁铁组成。一只电磁铁装在落药斗前面，叫"外门"，称药时电磁铁通电后产生磁场，吸动外门使之打开，将药振出。不称药时则磁场消失，外门关闭；另一只电磁铁叫"内门"，通电时发生振动，使药从落药斗内振出，进入合斗进行称药。内门用以调节出药的速度，如装的是小颗中药，内门就需开得小，否则称药振动时易漏出，影响药物的称量准确度；如装的是较大块或草药，内门就需开得大，否则会使出药不畅，中途阻塞，影响配方速度。

③ 组板与盛药箱　组板和盛药箱的形状大小是由配方机的机架类型和大小来决定的。机架有长方形和圆形两种，长方形的机架，组板用方形的，盛药箱用4只扁形的；圆形机架则组板和盛药箱是用梯形的。

组板用木板制成，盛药箱一般用薄铁皮制成，箱体从中腰到下口有一定的锥度，使药物能顺势而下。

（2）机架

配方机的机架大体上分为长方形和圆形机架两种，一般为三角铁制成。其主要作用是将配方机的几十块组板分层排列，便于安装落药管道以及管理人员装药和清洁。

（3）落药装置

落药装置主要包括下药板、木方管、落药管、吸尘器、出药箱等。其作用是将各组板上称好的药由合斗张开放下，通过下药板、木方管进入落药管，最后落至出药箱内的药盘里。亦可称之为配方机下药的通道装置。

（4）控制台

控制台是中药配方机的"大脑"，里面安装稳压电源、调压总控、计数器、报警器和许多开关按钮，以及对讲机设备等。

在板面上装有约500只键钮开关，即240只药名和240只份量键（组板60块，每块4只药名键，如党参、白术、茯苓、甘草；4只份量键，如3g、4.5g、6g、9g），再加选贴、启动、复位等。

2. 中药配方机的工作原理

中药配方机是通过控制电路使机械部件能按一定程序完成配方工作的机器。配方机按操作键钮、电子元件、信号输入方式的不同，又可分为直键型配方机和数字代码配方机两大类。

现将由电子元件控制的普及型配方机（即直键型）程序方框图介绍如下。

药帖输入 ⇨ 药名输入 ⇨ 称量输入 ⇨ 启　　动
⇩
出　　药 ⇦ 开斗落药 ⇦ 称　　药
⇩
计　　数 ⇨ 复　　位 ⇨ 报　　警

[说明]

1. 药帖输入：即按选帖（剂）键钮。如需配 5 帖中药，则按标有"5"的选帖按钮，控制台面板上药帖选数指示"5"灯亮。

2. 药名输入：即按药名键钮。如需党参，按标有"党参"的按钮，则党参指示灯亮。

3. 称量输入：即按称量键钮。如所需中药剂量为 9g，则按标有"9"的按钮，同时见"9"的指示灯亮。

4. 启动：即按启动键钮。如配方人员根据处方的药名、药量、帖（剂）数，均已按下键钮，并已核对无误，则可按"启动"按钮，启动指示灯亮，即称药开始。

5. 称药：即自动称药。工作人员只需目视各路指示灯不停地闪亮，待闪亮全部熄灭，表示称药已完毕。

6. 开斗落药：即配方机自动张开合斗，将药落入落药管道，是连接下一道"出药"、"计数"的行程。

7. 出药、计数：是自动进行的。将配好的药帖由落药管道落入药盘内，同时每配一帖药，计数指示灯上就记一个数。

8. 复位：即按"复位"键钮。当一张处方帖数配完，再按一下"复位"钮后，所有药名、称量开关全部复位，输入信号全部消失，一切恢复到未配方前的状态。

9. 报警：是指某一组开关因故障不能复位时，报警装置中就会发出蜂鸣声样报警，配方人员应及时使开关复位。

3. 中药配方机的使用维修

为使配方机发挥良好效能，提高配方质量，加强维修工作十分重要。

（1）每天开始使用时，应注意电压是否正常，如遇电压过高或过低，则需调整稳压器。

（2）平时要注意保养，定期进行检修，保持合斗内的清洁，以免影响称量的准确度。

（3）要建立复称制度，发现称量不准确、漏药、混药等情况，应及时修理，切勿拖延。

（4）当配方工作结束或停机时间较长，应关机并切断电源，以保证安全用电。

总之，中药配方机的使用提高了配方效率，减轻了劳动强度，提高了服务质量，但也还存在着一些问题，尚须不断改进，逐渐完善。

第十四章 中药贮藏与养护

第一节 常见的中药变异现象

中药（包括中药材、中药饮片及中成药）的贮藏与养护是中药调剂的一项重要任务，其内容包含着丰富的贮藏养护知识和复杂的操作技术。

中药在运输、贮藏过程中，由于管理不当，可能出现虫蛀、发霉、泛油、变色、变味、风化等理化变化，影响中药的质量和疗效，这种现象称为中药变异现象。掌握各类中药的变异现象及特点，熟悉发生变异现象的原因，并积极地进行防治，是做好中药调剂工作的基础。

现将常见的中药变异现象予以介绍。

一、虫蛀

虫蛀是指昆虫侵入中药内部所引起的破坏作用。中药材及其制剂大都含有淀粉、脂肪、糖、蛋白质、氨基酸等，营养丰富，若温度和水分适宜则极易滋生昆虫，发生虫蛀，造成药材变质。易受虫蛀的中药有白芷、天花粉、白沙参等。

昆虫从虫卵孵化成幼虫，从幼虫到蛹，再到成虫，一般生活在饮片的空隙裂痕处或药物的碎屑中。药物经虫蛀后会造成内部或外部的组织破坏，轻则结串或蛀成空洞、破碎，重则被蛀空成粉末状，严重影响药物的质量，造成疗效的降低，甚至完全失去药用价值。此外，害虫蛀入中药内，排泄、分泌的异物，生长、繁殖变化的残体，死亡的尸体等存在中药之中，造成不洁和污染，也对人体健康造成危害。

蛀食中药的害虫分布面广、繁殖迅速、适应力强，因此在中药仓库、产地加工场、运输车站、购销机构以及使用单位等中药仓库中都有它们的踪迹。据报道，我国已发现的仓库害虫有五六十种之多，常见的药材害虫有谷象、米象、大谷盗、赤拟谷盗、药谷盗、锯谷盗、日本标本虫、烟草甲虫、赤毛皮蠹、地中海粉螟、印度谷螟、粉斑螟、粉螨等十余种。

昆虫生长繁殖的适宜温度为18℃~35℃（22℃~32℃最适）。仓库中的害虫一般能耐38℃~45℃的高温，高于48℃为致死温度，在10℃以下停止发育，−4℃以下不能存活。中药材含水量>11%时易生虫并受虫蛀，而7~8月是害虫最容易繁殖的时间。根据中药害虫的不同生活特性，可分别采取灯光诱杀、高温或低温防治、昆虫生物激素诱杀或化学药剂杀灭等方法。

二、霉变

霉变是指中药在适宜的温度（20℃～35℃）、湿度（相对湿度75%以上或中药含水量超过15%）和足够的营养条件下，其表面附着或内部寄生的霉菌繁殖滋生所致的发霉现象。其过程中可以见到很多的毛状、线状、网状物或斑点，继而萌发成黄色、绿色的菌丝，分泌酵素而侵蚀药物。发霉的药物轻则颜色变化、气味走失，严重的变质败坏，以致中药的有效成分发生变化而失效。易受霉变的中药有车前子、大青叶、马齿苋、独活、紫菀等。

霉菌是指真菌中不形成大的子实体的全部丝状菌类，一般常见的霉菌有黑酵菌、云白霉、绿霉菌、兰霉菌等。其中有些真菌的发育主要由孢子产生分枝样的菌丝，形成菌丝体，或产生气生菌丝，菌丝为棉絮状、毛状、网状、团状或粉状。其中与中药发霉关系比较密切的霉菌有毛霉、根霉、黄曲霉、黑曲霉、灰绿曲霉、青霉、灰绿青霉、黄绿青霉、镰刀霉、刺黑乌霉、念珠霉等，其中以曲霉、青霉、毛霉和根霉所占比例最大。有的霉菌还可产生毒素，危害人与动物的健康，如黄曲霉毒素、杂色曲霉素、黄绿青霉素、灰黄霉素等。

一旦服用了发霉的药品，就可能由于霉菌毒素而引起肝、肾、神经系统、造血组织等方面的损害，严重者可导致癌症（如黄曲霉毒素等）。

6～7月间的"黄梅季节"是中药容易霉变的时期，应尽早采取防备措施。日晒、烘干、阴干、石灰干燥、化学熏蒸法均可防霉变。用放射性钴60产生的 γ 射线或加速器产生的 β 射线进行照射的辐射防霉法，也具有极好的杀灭霉菌或害虫的作用。

三、泛油

中药泛油，习称"走油"，是指某些含油中药的油质溢于中药表面的现象。含有脂肪油、挥发油、粘液质、糖类等成分较多的中药，在温度和湿度较高时出现的油润、返软、发粘、颜色变深等现象被称为"走油"或"泛油"，实际上即是指干燥中药表面呈现出油样物质。如含植物油脂多的中药（杏仁、桃仁等）出现内外色泽严重加深，油质渗透外表，具有油哈气；含粘液质多的中药（天冬、党参等）质地变软，外表发粘，内色加深，但无油哈气；动物类药材（刺猬皮、九香虫等）躯体易残，色泽加深，外表呈油样物质，酸败气味强烈等，这几种现象均通称泛油。易泛油的中药有牛膝、天冬、玉竹、杏仁、太子参、北沙参等。

药物泛油，其所含的油分或糖质反复受到温、湿度等的影响而产生分解作用，改变了原有的性质而影响药物的疗效。

四、变色

色泽是中药外表美观的标志，也是中药品质好坏的指标之一。

中药的变色指中药在采收、加工、贮藏过程中，由于受到温度和空气、日光的影响而引起中药自身原有色泽改变的现象。变色的中药往往变质失效，不能再供药用。变色的主要原因是中药所含化学成分不很稳定（如含酚羟基成分），或由于酶的作用而发生氧化、聚合、水解等反应而产生新的有色物质。此外，中药在加工干燥的过程中，因火烤、曝晒致温度升高而变色，或因霉蛀后用硫黄熏蒸也会变色。

另有些矿物类药如青矾因空气中 O_2 的作用使 Fe^{2+} 变成 Fe^{3+} 而失去原有青绿色泽；某些

汞制剂的中成药如红升丹、三仙丹、轻粉等，光照过久后不仅能逐渐析出水银，而且颜色也会加深变色。

中药变色的概念范围很广，严格来说，各类药在流通过程中色泽总是在不断地变化，只是有的不甚明显罢了。而中药一旦发热、生霉、泛油之后，就会产生不同程度的变色，这种现象比较普遍，尤其是一些色泽鲜艳的中药，如玫瑰花、月季花、梅花、款冬花、腊梅花、扁豆花、菊花、红花、山茶花、金银花、槐花（米）、莲须、莲子心、橘络、佛手片、通草、麻黄等。

五、散气变味

散气变味是指一些中药含有易挥发的成分（如挥发油等），因贮藏保管不当而造成挥散损失，使得中药的气味发生改变的现象。药物的气味是由所含成分决定的，各种气味都包含有治疗作用，如果气味散失或变淡薄甚至消失，就会使药性受到影响。如药物发霉、泛油、变色能使气味不同程度地散失，从而导致疗效的降低或丧失。

引起药材挥散走气的原因，主要是由于受热导致药材的温度升高，使内含的挥发性成分散失，或因药材的包装不严，药材露置空气中使挥发性成分的自然挥发损失。另外，某些熔点较低的中药受热易融化变软、变形，如乳香；含结晶水的中药易风化失水，如芒硝；含盐中药易潮解，如盐全蝎等，虽不会引起变质，但都会引起中药有效成分含量的变化，从而影响临床药用剂量及贮藏，亦应加以防护。

挥发油含量丰富的药物容易散气变味，如当归、木香、独活、羌活、苍术、降香、沉香、厚朴、肉桂、花椒、青皮、檀香、薄荷、乳香、冰片等。

六、风化

风化是指含结晶水的盐类药物经风吹后失去结晶水，变为非结晶状的无水物质而形成粉状的现象。如月石、芒硝等。

七、潮解融化

潮解融化是指某些固体药物在潮湿的空气中逐渐吸收水分而发生溶解的现象。如大青盐、碱秋石等。

八、粘连

粘连是指有些固体药物因受热发粘后连在一起，使原来的形态发生变化的现象。如芦荟、乳香等。

九、腐烂

腐烂是指有些新鲜药物因受到气温影响而引起焖热，或存放过久，出现干枯、霉烂、腐败等现象。如鲜生地、鲜生姜、鲜藿香等。

第二节　影响中药变异的因素

影响中药变异的主要因素有两个方面：中药自身因素和自然环境因素。

一、自身因素

中药变异的自身因素包括化学成分及其性质、含水量、细菌污染情况等。中药含水量及污染情况是发霉、虫蛀、变色的重要影响因素，含淀粉、糖类、蛋白质等营养物质较多的中药易生虫、发霉、遭鼠害等；含挥发油较多的中药易散失气味；含盐分较多的中药易潮解。在贮藏时，应将中药充分干燥、灭霉，根据中药化学成分的性质分类存放，并采取相应措施，防止变质现象的发生。常见中药变异的自身因素有以下方面。

1. 水分

任何一种中药都含有一定量的水分，它是中药的重要成分之一。如果中药的水分含量过高或过低，就容易发生质量的变化。当含水量过大时，中药会发生虫蛀、霉烂、潮解、软化、粘连等；当过多地失去水分时，又会产生风化、走味、泛油、干裂、脆化、变形，而且重量也要发生变化，加大中药的损耗。某些中成药（如大蜜丸）水分走失后会皱皮、干硬、反沙。

在一定的条件下，把中药本身的含水量控制在一定的限度和幅度内，质量就不易发生异变。以北方地区为例，在温度30℃时，把红枣的含水量控制在12%～17%、党参为11%～16%、麦冬为11%～15%就不易发生异变。中成药也是如此，如把水分分别控制为蜜丸11%～15%、水丸6%～9%、片剂4.5%～6%，一般不会发生其他变化。

2. 淀粉

含淀粉质的药物容易吸收水分，当表面水分增加时，霉菌就容易寄生繁殖并吸收其养料而导致发霉，同时淀粉又是害虫的营养食料，因此含淀粉的药物容易发生虫蛀。

3. 粘液质

粘液质为近似树胶的多糖类物质，它存在于植物细胞中，遇水后会膨胀发热，也易引起发酵，如麦冬、枸杞子、黄精等，同时含糖类粘液质是微生物、害虫的营养食料，所以这类药物易发霉生虫。

4. 油脂

油脂是脂肪油和脂肪的总称，有植物性油脂和动物性油脂两大类。一般植物性油脂大多含有色素，呈淡黄色或淡绿色，有些动物性油脂常含有维生素。

含植物性油脂的药物如经常与空气、日光、湿气等接触，就会逐渐产生异味，这是因为水解和氧化作用使油脂分解变质，如桃仁、使君子仁等。含动物性油脂的药物也可因微生物的作用，产生氧化物质，这时除了气味特殊外，因其游离脂肪酸增多，使油脂呈酸性反应，这种现象称为油脂的酸败，如刺猬皮、狗肾等。光线、温度、水分以及油脂中的杂质等因素均能加速油脂的酸败，故油脂应除去水分与杂质，盛满于密闭容器中置于避光处保存。同样，含有大量油脂的中药，必须贮藏于干燥场所，防止水分侵入；且库房的温度要低，避免日光直射。最好置于密闭容器中避免与空气接触。

5．挥发油

挥发油在植物药材中分布较广，在伞形科、唇形科、樟科、姜科等植物中含量都很丰富，如当归、白芷、薄荷、肉桂等。含挥发油的药物若长期与空气接触，随着油分的挥发其气味也随之减退。

含挥发油的中药宜保存在密闭容器中，量大时则应堆放于凉爽避光的库房内。对温度必须控制，夏季尤须注意，温度过高则使所含挥发油散失或走油。堆垛不宜紧密、重压，以免破坏中药的含油组织，并要保持一定的干燥和疏松，避免吸潮挤压，以防止由于中药中其他成分的败坏而对挥发油产生不良的影响。

含挥发油药材的加工常采用较低温度干燥，一般不宜超过 35℃，以免挥发油散失。某些含有挥发油的药材，其本身具有杀虫、杀菌的作用，因此在贮藏过程中，不仅在较差的外界条件下不霉不蛀（如丁香等），亦可使与其共存的其他中药避免发生虫蛀，如花椒、山鸡椒、大蒜等。

6．生物碱类

生物碱广泛分布于植物界中。含有生物碱的中药常因干燥的方法不适宜，其含量可能降低；同时此类中药所含的生物碱因久与空气和日光接触，可能有部分氧化、分解而变质。故此类中药应避光贮藏。

7．苷类

苷是存在于植物体各器官的细胞质或液泡中的一种复杂的有机化合物。苷类具有容易分解的性质，因此在植物采集后，必须用适当的温度迅速予以干燥。多数含苷植物可在 55℃～60℃干燥，在此温度下酶被破坏而失去作用。有一些含苷类中药在贮藏前应先使其发酵，以产生有效成分，如自香荚中制备香荚醛。有的中药在应用时须先加水，放在适当温度下，促使所含的苷与酶进行水解，例如白芥子中制取的芥子油，苦杏仁中制取的苦杏仁水。像这类中药不宜用 60℃温度干燥，以免所含的酶失去作用。

含苷类的中药在贮藏时必须注意干燥，避免湿气的侵入，如果含水量过多或不断吸收水分，则由于酶的存在，或由于光线和微生物的影响，很容易使苷分解而失效。中药中如果没有水分存在，苷是不会分解的。

8．鞣质类

鞣质又名单宁，在植物界中分布极广，大多存在于树皮中，在木材、果实中也有存在，某些昆虫的虫瘿也含有大量的鞣质。含鞣质的药材露置空气及日光中，渐渐变成棕黑色，特别在碱性溶液中，更易氧化变色。

要防止鞣质氧化变色，一方面要减少与氧接触，另一方面是破坏氧化酶或抑制其活性。在药材加工过程中，对于含有鞣质的植物，如处理不当，常可形成不同颜色。鞣质遇铁盐变成黑色，与锡长时间加热共煮时能生成玫瑰色化合物，以致直接影响加工品的质量，因此在加工与贮藏时对容器及用具的选择是十分重要的。

9．色素

一般药物都含有不同的色素，特别是花类药物，主要分为黄酮类色素、醌类色素、类胡萝卜素类色素等,这些色素常常与葡萄糖等结合成苷类化合物。但色素很不稳定,受到日光、空气等影响易被破坏,受潮后也易发霉变色,如月季花、玫瑰花、莲须等。

颜色从外观上反映中药的质量,不仅作为鉴别中药品质的重要标志,同时也直接表明药材加工质量的优劣。因此在加工贮藏过程中,要尽量防止变色,保持原有的色泽。鉴于有些色素比较稳定而有些易发生变化,加工处理时应特别注意。如鲜花色素因环境变化而呈现各种颜色:酸性为红色,碱性为蓝色,中性为紫色;与金属盐类如铁、锡、铜等化合则变成蓝色以至黑色,并产生沉淀;加热可使其分解、褪色;受日光或空气中氧的影响,亦可发生色泽变化。故含有色素的药材在干燥以及加工炮制时,必须根据其性质调整适宜的酸度和温度,尽量避免采用铁质工具和容器。干燥时避免在强烈的日光下曝晒,贮藏期间应防止氧化及日光的照射,以保持其固有的色泽。

二、环境因素

中药来源复杂、成分各异、物理性质各有不同,在贮藏过程中,由于外界因素的影响,极易发生各种变化。这种变化现象的快慢和程度大小,是衡量药物保管措施的标准,因此在保管过程中,必须掌握以下4个方面的因素。

1. 温度

温度对于中药的贮存影响最大。中药对气温有一定的适应范围,在常温(15℃~20℃)下,药材成分基本稳定,利于贮藏。当温度升高时,中药水分蒸发,失去润泽甚至干裂,氧化、水解反应加快,泛油、气味散失亦加快;动物胶类和部分树脂类会发生变软、变形、粘结、融化等现象。温度升高到34℃以上时,含脂肪油较多的中药,如杏仁、桃仁、柏子仁等以及某些动物类中药产生油质分解外溢,形成"走油"(泛油),产生油哈味,药物颜色加深,而且由于水分蒸发,药的重量降低。温度升高还能使芳香类中药所含的挥发油加速挥发(如薄荷、荆芥、肉桂、丁香等),芳香气味降低;使含糖质较多的中药(如天冬、玄参、党参等)软化乃至变质;使动物胶类、植物树脂类、干浸膏类、蜜丸类以及饮片蜜炙品软化粘连成块或溶化。温度在30℃左右时,有利于害虫、霉菌的生长繁殖,致使中药霉变、虫蛀。而温度在0℃以下时,某些鲜活中药(如鲜姜、鲜石斛等)所含水分就会结冰,细胞壁及内容物受到机械损伤,引起局部细胞坏死;某些液体制剂的中成药则会变稠,产生沉淀甚至凝固。

另外一些因素能引起中药自身产热,影响中药质量。如植物类中药因受潮其组织细胞呼吸作用加强引起发热,植物中的淀粉、胶质或糖吸潮膨胀也会产热,微生物生长繁殖及某些害虫的蛀蚀活动和它们变态时虫体脂肪的氧化、分解等也能产热。中药自身产热不能散发时,中药温度就增高,严重时会使中药变糊变黑,质地枯松,引起质量的变化。

2. 湿度

湿度是指空气中水蒸气含量多少的程度,也就是空气的潮湿程度,湿度过高能直接引起中药潮解、溶化、糖质分解、霉变等各种变化。中药的含水量与空气的湿度有密切关系。

一般药物的含水量为10%~15%左右,如果因贮藏条件不善,逐渐吸收空气中的水蒸气,会使含水量增加。若空气相对湿度在70%时,中药的绝对含水量不会有较大的改变,但是当空气相对湿度超过70%以上时,中药的含水量会随之增加;含糖质多的中药,如精人参及蜜制品，会因吸潮发软发霉乃至虫蛀；盐制药物（盐附子等）及钠盐类的矿物药（如芒硝等）会潮解溶化。当空气相对湿度在 60% 以下时，空气中的水蒸气含量即显著降低，中药的含水量又会减少，含结晶水较多的矿物药，如胆矾（硫酸铜 $CuSO_4 \cdot 5H_2O$）、芒硝（硫酸钠 $Na_2SO_4 \cdot 10H_2O$）则易风化（失去结晶水）。叶类、花类、胶类中药因失水而干裂发脆、蜜丸剂类失润发硬、中药的含水量减少，是其表面上的蒸气压高于空气中的蒸气压而导致水分蒸发所造成的，温度升高蒸发强度即大，相反蒸发即小。当然，水分的蒸发与中药的包装、堆放、仓库条件也有重要关系。所以冬天药材进库时库内温度较高，或春天热空气进入仓库，都会造成中药表面冷凝水的产生，亦会影响中药质量。

3. 空气

空气中含有多种成分，其中以氧最易与药材产生氧化反应，因此在贮藏过程中，空气中的氧和臭氧对药物的变质起着关键的作用。臭氧作为强氧化剂，可以加速药材中有机物质，特别是脂肪油的变质。维生素类易氧化，挥发油受到氧的作用易引起树脂化，脂肪油特别是干性油中的不饱和物容易氧化而结成块状，含有不饱和成分的油脂在一般接触空气的环境中能缓慢发生氧化酸败的现象，若受热或日晒则迅速变质。

对药材颜色的改变，氧也起着很大的作用，可使中药的色泽由浅加深。例如蓼科的大黄、毛茛科的白芍、百合科的黄精等药物颜色的改变就与空气中氧的作用有密切关系。含鞣质的某些皮类中药与空气接触后，内皮层表面极易氧化为棕红色或更深的颜色，这种变色是氧化变色。因此，这类中药应密闭贮藏，方能防患于未然。

4. 日光

日光对某些药物的色素有破坏作用而可导致变色，所以红色和绿色或有显著颜色的药物不宜在日光下久晒，否则就会变色。日光具有大量的热能，能促使药物的温度增高、质量发生变化。如某些药物的气味散失、泛油、融化，以及药酒产生浑浊等，都和日光与温度有直接的关系。但日光中的紫外线和热能又能杀害霉菌并使过多的水分蒸发，起到散潮防霉的作用。

5. 霉菌和害虫

霉菌和害虫对中药的破坏最常发生，亦最为严重。但其他影响因素控制得当，霉菌和害虫的危害亦可得到克服。

总之，温度、湿度、空气、日光、霉菌和害虫等虽然能使药物产生很多变化，但只要了解和掌握自然因素对药物造成变化的规律，熟悉各种药物的性能，结合季节气候的特点采取有效的措施，防止不利因素对药物的影响，保证药物储存安全是完全可以做到的。

第三节　常用中药的贮藏与养护

一、中药的贮藏与养护技术

中药贮藏养护技术是指运用现代科学的方法，研究中药保管和影响中药贮藏质量及其养护的一门综合性技术，是在继承中医药学遗产和劳动人民长期积累贮藏中药经验的基础上，运用当代自然科学的知识和方法，研究中药材、中药炮制品、中药成药贮藏养护的理论和实践。

现代中药贮藏养护以预防中药变化为主，近年还进一步研究防止中药在贮藏养护过程中的毒物污染，以符合 21 世纪无残毒、无公害绿色中药的要求。

现将常用中药的贮藏与养护技术予以介绍。

1. 干燥

干燥可以除去中药中过多的水分，同时可杀死霉菌、害虫及虫卵，起到防治虫、霉，久贮不变质的效果。常用的干燥方法有晒、晾、烘等。对于颗粒较小的中药粉末状药材，还可用微波干燥法或远红外加热干燥法。

(1) 摊晾法

摊晾也称阴干法，即将中药置于室内或阴凉处所，借助温热空气的流动，吹去水分而使其干燥，适用于芳香性叶类、花类、果皮类药物。因为这些药材若用曝晒法会使挥发油损失，或引起质地龟裂、走油、变色等。例如陈皮，水分多时易霉烂，水分少则易干脆而损耗增加，如置于烈日下曝晒则干枯变色，因此只能用拆包摊晾的方法。又如枣仁、知母、柏子仁、苦杏仁、火麻仁等药材，不宜曝晒，可放于日光不太强的处所或通风阴凉处摊晾，以免走油降低质量。

(2) 高温烘燥法

对含水量过高的中药，可以采用加热增温的方法去除水分，所用方法有火盆烘干、烘箱（烘房）烘干与干燥机烘干三种。这种加热干燥的方法适用于大多数药材，由于它效率高、省劳力、省费用，不受天气的限制等优点，目前各药材仓库均有此项设备。此外，加热干燥时温度可以任意掌握，不致影响药材质量，还能收到杀虫驱霉之效，因此是一种很常用的方法。但在烘干药材时必须掌握烘干的温度、时间及其操作法，一定要根据药材的性质及加工炮制的要求分别对待，以免影响质量。

(3) 石灰干燥法

凡容易变色，价值贵重，质量娇嫩，容易走油、溢糖而生霉虫蛀，回潮后不宜曝晒或烘干的中药品种如人参、枸杞子、鹿茸等，可采用石灰箱、石灰缸或石灰吸潮袋的干燥法。如白糖参经曝晒或火烘后，内含的白糖即溶解外溢，有损质量，怀牛膝曝晒易脆断变色等，因此采用石灰箱吸潮较为适合。所放石灰约占灰缸容量高度的 1/5～1/6。

(4) 木炭干燥法

先将木炭烘干，然后用皮纸包好，夹置于易潮易霉的中药内，可以吸收侵入的水分而防虫防霉。

此外还可采用翻垛通风、密封吸湿等法，也能增强干燥防虫防霉的效果。

2. 冷藏

采用低温（0℃～10℃）贮存中药，可以有效地防止不宜烘、晾中药的生虫、发霉、变色等变质现象。有些贵重中药也采用冷藏法，如人参、蛤士蟆油等。

3. 埋藏

(1) 石灰埋藏法

适于肉性和部分昆虫类中药，如刺猬皮、蜣螂虫等，因其在夏季稍遇湿气即易走油变味、腐烂败坏。方法是用大小适宜的缸或木箱，先用双层纸将药材包好、注明名称，然后置入，所用石灰以恰好埋没所贮中药为度。如数量较少，可将几种中药同贮之。

（2）沙子埋藏法

适于少数完整中药如党参、怀牛膝、板蓝根、白芷、山药等，目的是为了隔绝外界湿气的侵入，防止生虫发霉。容器用缸或木箱，沙子应充分干燥后使用。容器底部先用沙子铺平，再将中药分层平放，每层均撒盖沙子，沙子厚度约 4～7cm，但容器上下和四周沙子应稍厚些，7～13cm 即可。贮藏容器应置于干燥通风处，如能垫高最好。

地下室贮藏中药，由于气温较低、不直接受到阳光照射、气候较干燥，对于怕光、怕热、怕风、怕潮、怕冻的药物有着一定的养护作用。

4. 化学药剂养护

化学药剂养护技术就是利用无机或有机化学药物来抑制霉菌、害虫的生长和繁殖。化学药剂通常分为防霉剂和杀虫剂。

目前应用的各种防霉剂和杀虫剂较多，但是适用于中药贮藏的很少。因为中药是供内服的药物，所用的防霉杀虫剂必须是对人类无害的，而且必须是毒性小、效力高、价格低廉、防霉效果持久的药物，才能普遍应用于大量的中药。目前用于直接与中药接触的杀虫防霉剂有硫黄、氯化苦（CCl_3NO_2）、磷化铝（AlP）、对硝基酚、氨水、醋酸钠氯仿、四氯化碳、二硫化碳、有机氯等，以选择毒性小的为宜。使用时通常以燃烧熏蒸或以水、水醇混合液为溶剂，配成适当浓度的溶液，用喷雾器喷洒在中药表面及霉菌、虫着生蛀蚀之处。

5. 对抗同贮

对抗同贮也称异性对抗驱虫养护，是利用不同性能的中药具有相互制约虫害的作用来进行中药贮藏保管的一种养护方法。其作用机理是运用一些有特殊气味、能起驱虫去霉作用的中药或植物及其他物品与易生虫发霉的中药一起存放，从而达到防止中药生虫霉变的目的，这实际上也就是相当于现代生物防治方法的一种中药养护技术。

常见的对人畜无毒害而能防治仓贮中药害虫的植物、矿物、食物和中药有不少，如灵香草、除虫菊、无名精、闹羊花、花椒（叶、果）、柑桔（皮、核）、柚皮、黑胡椒、野蒿、辣蓼、大蒜、苦楝、山苍子（油）、臭椿、千里光、姜粉、干辣椒、黄豆粉、茶油、花生油、菜油等；此外草木灰、灶心土、生石灰、硫黄、酒精、高度酒、甲鱼板、螃蟹壳、干海带等也有一定的防霉驱虫效果。

利用这些药材、植物等物品防治仓贮害虫的使用方法，一般有混入同贮法、层积共藏法、垫底覆盖包围法、拌入密闭贮藏法和喷雾撒粉法等。如泽泻、山药与丹皮同贮能防虫保色，藏红花与冬虫夏草同贮能防虫，蜜与桂圆、肉桂同贮能保味保色，大蒜与芡实、薏苡仁同贮能防生虫，细辛、花椒、鹿茸同贮能防虫等。

6. 气调贮养

气调为"空气组成的调整管理"的简称，用气调方法对储藏药品进行养护，叫做"气调养护"。

气调养护的原理是将中药置于密闭的容器内，对影响中药质变的空气中氧的浓度进行有效的控制，人为地造成低氧状态或高浓度的二氧化碳状态，抑制害虫和微生物的生长繁殖及中药自身的氧化反应，以保持中药的品质。该方法可杀虫、防霉，还可在高温季节里有效地防止走油、变色、变味等现象的发生，费用少，无残毒，无公害，是一项科学而经济的技术。

气调养护是一种新技术，它能灵活调节库内的气体成分，充氮降氧，使库房内充满98%的氮气，而氧气留存不到2%，使害虫缺氧窒息而死，以控制害虫和真菌的活动，保证库内贮存物不发霉、不腐烂、不变质。气调养护中药有以下优点：一是无残毒，而且能保持药材原有的色泽和气味，明显优于化学熏蒸法；二是适用范围广，对不同质地和成分的中药均可使用。对大到 10 m³ 的药垛、小到数升的药袋均适用；三是操作安全，无公害；四是比用化学熏蒸剂节省费用。

除以上介绍的中药贮藏养护方法外，近年来又研制出了一些中药养护的新技术，并经实践证实效果很好。如远红外加热干保养护技术、微波干保养护技术、气幕防潮养护技术、除氧剂封存养护技术、辐射防霉除虫养护技术等，都能有效地保护中药和物质的品质，相对地延长贮藏期。

二、中药材的贮藏与养护

1. 根及根茎类药材的贮藏与养护

易发霉的有：川牛膝、玉竹、天冬、黄精、甘草、当归、怀牛膝、百部、天花粉、白术、葛根、附片、山药、独活、知母、羌活、紫菀、芦根、苍术、商陆、木香、山奈、黄芩、远志、白及、白茅根等，它们含有霉菌生长需要的营养物质，在适宜条件下极易霉变。

易生虫的有：独活、白芷、防风、川芎、藁本、泽泻、藕节、川乌、草乌、前胡、南沙参、莪术、山药、黄芪、当归、党参、板蓝根、苎麻根、白附子、贝母（包括川贝、芦贝、平贝、浙贝）、天南星、半夏、郁金、甘草、桔梗、天花粉、防己、明党参、干姜、仙茅、北沙参、狼毒、白蔹等。

在易霉、蛀的季节中，均可采取日光晒或文火烘的干燥方法，放置于灰缸内盖紧或密封贮藏。

2. 草叶及花类药材的贮藏与养护

草叶类药：如蒲公英、马齿苋、大青叶、紫苏叶、薄荷、佩兰、藿香、紫花地丁、车前草等，易吸收空气中的水分而发霉，同时又是害虫的孳生地，如果保管不当，便会接串生虫。故应采用日光晒的方法加以干燥，放置于干燥处或木箱、缸内盖紧，不使受潮。并加强计划，做到"见新不余陈"。

花类药物：花是种子植物所特有的繁殖器官。花类药材通常包括干燥的花、花序或花的某一部分，如柱头、花粉、花蕾、开放的单花（如洋金花、红花）、花序（如菊花、款冬花）等。花类药材在贮藏中常发生褪色、发霉、虫蛀、走气、花冠脱落变形等现象。在贮藏时应根据各花类药的特点，选用不同的方法贮藏。如玫瑰花、月季花、代代红、红花、菊花、扁豆花、款冬花等可用文火烘烤的方法加以干燥，置于石灰缸内或采用密封的方法，以保持质量。

同时，草叶及花类药材在贮藏养护中叶片或花穗易引起霉蛀或变色，因此需防潮、避光，置阴凉干燥处贮藏。

3. 果实与种子类药材的贮藏与养护

新入库的果实类中药有较强的呼吸作用，不仅能吸潮发热，也能因之发霉，若采收时未充分干燥，霉变更易发生。果实霉变大多在其内的种子团或种子表面，如栀子、使君子、金樱子、瓜蒌等。果实类中药的虫蛀现象也较为常见，蛀蚀部通常先由外果皮开始，然后逐渐进入中果皮、内果皮（如无花果、槐角等）。有些含糖质多的果实，如桑椹、枸杞子、大枣等，害虫蛀蚀更甚，严重时不堪入药。

种子类药材在贮藏中极易出现回潮、发霉等变异。由于种子类中药含有脂肪、蛋白质、糖类等成分，这些成分是害虫发育不可缺少的养料，也是它们喜于蛀食的物质，故常被害虫危害。种子类中药被蛀程度的大小和部位常因品种不同而异，应区别不同品种，采用相应措施贮藏养护。如预知子、芡实、白苏子以及各种豆类等，在25℃～35℃时极易生虫接串，一般用日光晒或采取烘烤的方法，放在铅皮箱内或缸内；桃仁、苦杏仁、酸枣仁、核桃仁等含油分较多，极易生虫接串，应选择适当的容器储存，放置于阴凉干燥处，但更要依靠及时翻察、勤于整理，并采取适当的晾晒方法等措施。

4. 茎及皮类药材的贮藏与养护

茎类药材与根及根茎类药材一样，在贮藏中也易发生霉蛀。应根据不同药材用不同方法进行贮藏养护。

皮类药材以茎皮入药者为多（如厚朴、肉桂），根皮（如牡丹皮、香加皮）和枝皮（如秦皮、桂枝皮）入药者相对少。无论是茎皮、根皮或是枝皮，采收、加工、贮藏不善时，均易发生"走气"、虫蛀等变异现象，应依不同情况加以合理的保管养护。

5. 菌类药材的贮藏与养护

菌类药材大多含有脂肪、蛋白质、氨基酸及糖类等成分，贮藏养护不善极易引起霉变和虫蛀，应采取有效养护措施防治。

6. 动物类药材的贮藏与养护

动物类药材在贮藏中易产生发霉、虫蛀、走气、变色、气味变哈等各种变化，故应防潮防热，选择干燥、避光、低温的环境贮藏养护。如蕲蛇、乌梢蛇、地龙、蜈蚣、虻虫等极易被虫蛀，一般在霉变季节前用文火烘烤一次，整理后放于石灰缸内，待7～8月换一次石灰。根据传统经验，对蕲蛇、乌梢蛇、金钱白花蛇、地龙等药物，亦可放入一些花椒，以对抗性的保存防止虫蛀。

因本类药材大多含有较丰富的脂肪、蛋白质等成分，易遭鼠害，故还应防鼠。

7. 树脂类药物贮藏与养护

如芦荟、乳香、松香、枫香脂等，在35℃以上受热融化极易粘连。此外，易受潮的一些盐类药物如芒硝、皮硝、大青盐、碱秋石等，容易潮解溶化，均应放在缸内盖紧，置于阴凉干燥处避光、避热、避潮。

现将常用中药材的保管与养护列于附录二予以介绍，以备检索。

三、中药饮片与炮制品的贮藏与养护

1. 中药饮片与炮制品常见的变异现象

饮片与炮制品的贮存保管是否得当，直接影响药物质量，关系到临床用药的安全与有效，必须引起调剂人员的高度重视。中药饮片与炮制品的常见变异现象主要有虫蛀、发霉、泛油、变色、气味散失、风化、潮解溶化、粘连、挥发、腐烂等。

2. 中药饮片与炮制品的贮藏与养护原则

中药饮片与炮制品的贮藏养护与原药材料的养护要求基本相似。为了适应中药饮片与炮制品品种多、流动大的特点，多采用分类贮存保管的传统方法，即饮片与炮制品以药用部分分类，以便于检查、取药，并根据药物的不同性质，配以适当的储存容器，采取干燥、避光、对抗同贮以及小型密封等方法进行储存保管。

中药饮片与炮制品的分类贮藏一般分为根与茎类、果实种子类、全草类、叶花类、皮藤木类、树脂类、动物类、矿物类、其他类等。但由于各种药物的性质特点不同，或贮、销量大小不一，其贮存原则一般是将易霉而体轻量大的药物放置于干燥通风处，容易虫蛀而量少的药物贮存在石灰缸内，即先干燥后置缸内盖紧或采用小型密封的方法，容易变色或挥发及融化的药物以避光、避热等方法储存。

3. 中药饮片与炮制品的贮藏与养护方法

(1) 通风法　利用自然气候来调节库房的温、湿度，以起到降温防潮的作用。合理通风可以使干燥的药物不受潮，一般应在晴天无雾及室外相对湿度低时开窗开门通风，反之则关窗关门。如不考虑室内外温、湿度情况盲目通风，反而会使药物返潮，甚至带来不良后果。

(2) 吸潮法　为了保持库房储药环境的干燥，除采取上述通风的方法来降低室内的温湿度外，还可用吸潮剂吸收空气中的水分和药物中的潮分，吸潮方法一般采用以下几种：

① 选择较好的小库房，全部密封后放入吸潮剂，以减少库内湿度，保持储存环境的干燥。

② 选择一定的容器（如缸、罐、皮箱、铁桶、糊封后的木箱等），放入适量的石灰块，石灰块上放置药物，以吸收药物的潮分，保持其干燥。常用的吸潮剂有生石灰块，又名氧化钙，其吸潮率可达 20%～25%；以及无水氯化钙，它是一种白色无定型的固体，呈粒状、块状或粉状，其吸潮率可达 100%～120%。氯化钙吸潮后即融化成液体，将其融化物放在搪瓷缸内加热，待水分蒸发后仍恢复为块状固体，可继续使用。

(3) 密封法　密封法即隔绝法，是一种简单有效的保存方法。药物经严密封闭后可隔绝外界湿度、害虫等的侵入，保持其原来的品质，但在密封前必须注意以下条件：① 药物必须干燥；② 没有虫蛀现象；③ 有些含有糖类易受潮的药物应提前密封；④ 密封前应对药物进行严格检查。

密封方法：数量大的用麻袋、木箱等包装的药物可选择小间库房，经四周封闭，将药物放置较高干燥处，然后将门封闭。数量少的如散装或分包装的药物，采用缸罐等小容器密封，要求不使漏气，如前所述"吸潮法"也可以放适量块石灰于药物底部。种子类药材经炒制后增加了香气，如紫苏子、莱菔子、薏苡仁、扁豆等，若包装不坚固易受虫害及鼠咬，故多于缸、罐中封闭保管养护。某些矿物类饮片如硼砂、芒硝等，在干燥空气中容易失去结晶水而风化，也应贮于密封的缸、罐中，置于凉爽处养护。

(4) 对抗同贮法　一般适用于数量不多的药物，如牡丹皮与泽泻放在一起，则泽泻不会生虫；花椒与动物类的蕲蛇、乌梢蛇等同储，能起到控制虫害的作用。

4. 中药饮片与炮制品的保管制度与措施

大致有以下几个方面：

（1）先进先出　即库存的中药饮片与炮制品先进来的先使用，防止某些药物因长期积压而变质败坏。

（2）四定原则　即定人、定点、定时、定品种。将保管制度落实到人，实行岗位责任制，以更好地保证中药饮片与炮制品不发生霉蛀变质。

（3）三勤三查　三勤，即勤查、勤翻、勤整理；三查，即自查、互查、监督员查。形成一个多层次的监督网，是防止中药饮片与炮制品发生霉蛀变质的有效措施。

（4）三色标志　即根据中药饮片与炮制品的不同特性划分三大类，用三种不同颜色作标志，这是实行"三勤"、"三查"制度，便于管理人员分类检查的一种方法。如将最易霉变的品种定为第一类，用红色标志，以下用黄色、绿色分别标志第二类、第三类，从而规定各类品种有主次地分期、分批进行检查，同时必须作好记录。

四、中药鲜品的贮藏与养护

中药鲜品系中药饮片中的一部分，它的特点是鲜嫩、水分多，在治疗上比干药更能发挥作用。因此，鲜药的保管也是中药保管的一部分。

1. 中药鲜品的贮藏与养护特点

中药鲜品又称鲜药，管理鲜药主要在于保养其液汁成分，不使变质。要做到这一点，调剂工作人员首先要掌握各种鲜药的特性，采取不同的方法加以管理。同时要不怕麻烦，多检查、多整理，发现霉变现象立即采取适当措施加以防治。并要掌握自然气候的变化和日常销量的规律，使鲜药保持质量不变，适应医疗上的需要。

2. 中药鲜品的贮藏与养护方法

在临床上应用鲜药，遵循一套行之有效的保管方法是十分重要的。老字号中药铺能常年供应多种鲜品中药，是与其多年形成的鲜药保鲜技术分不开的。中药保鲜费时、费工且占地面积大、耗损多，故少为经营者重视。随着中医药事业的发展、广大中医药工作者对鲜药特殊用途的了解和认识，鲜药的贮藏保鲜技术与方法将得到继承和发展。常用的鲜药贮藏方法有自然贮藏法、砂藏法、砂植法、冰箱贮藏法、薄膜包裹法和移栽法数种，现分别作简单介绍。

（1）自然贮藏法

自然贮藏法比较简单，不需要特殊的设备和场地，适于含水分较多、肉质较厚的根茎类药材，如藕、莱菔子、葛根等。可选择凉爽、通风、干湿适度的地方作为贮藏地，将药材自然堆放。冬季温度较低时可加草袋或麻袋覆盖之，温度较高时注意通风降温。入贮之前应将茎芽和根茎或须根切除干净，捡出腐烂者，入贮过程中应每隔 15～20 天翻晾 1 次，及时淘汰腐烂变质者，见有生芽或生根者及时切除。

（2）沙贮法

适于生姜、地黄、首乌等根茎类药物的贮藏保鲜。选择通风、湿润的地方作为贮藏地。取河中细沙以适量水润湿，按贮藏量的多少选一适当面积，将河沙平摊，厚度约 10cm，在河沙的四周撒上一圈生石灰，防止害虫侵害。入贮前先将有病斑和腐烂者挑出，如是局部腐烂，可将烂的地方用刀切去，并在太阳下将切口晒干（俗称封口）。如是新挖的药材，还应在平地摊晾数日，将药材表面风干。入贮前，依河沙平面摆放，相互间隔不可太紧，也不可几块叠放，其上面覆盖一层10cm厚的湿沙层。上层沙不宜过湿，也不要从上往下浇水，如储存过久，可将上层沙换掉，总之，河沙不宜过湿、过干。贮藏过程中应保持空气新鲜，特别是春季应适当通风，以免湿度过大而引起腐烂。每隔20～30天应翻检一次，及时祛除染病腐烂者。遇到萌芽或生根应及时切除。

（3）沙植法

适用于石斛、积雪草等以茎叶入药药材的贮藏保鲜。选择通风阴凉的地方作为贮藏室，用金属或木架做成约1.5cm×30cm×40cm的架子，分为2～3层。用粗木板做成长约30～40cm、宽20～30cm、高15～20cm的无盖木箱。将木箱依次排放在架子上，往箱里装满大小如绿豆般的不带泥的沙子，用水润湿。将采挖后的药材进行挑选，选取茎叶粗壮、根系发达者，将根部放入净水中浸泡24～48小时，取出放于竹篓中滴净水，将其根茎展开按顺序排放，然后置于沙箱内。石斛茎立生，而积雪草茎多横生或蔓生，均极易生根。每日淋水2～3次，以保持足够的湿度，生新芽后每天浇水1～2次。沙箱之间要有一定的距离，以利于茎叶的生长。石斛生新嫩叶后应将下部老叶及时掐去，以促其茎生长。室内注意通风，温、湿度均不可过高，否则易引起烂根。一般沙植1个月左右即可采用。

（4）冰箱贮藏法

适用于全草类和小根茎类药材以及各种鲜药自然榨汁的短期贮藏保鲜。

用电冰箱贮藏的药材应清洗干净，去净杂质，扎成小把或捆成小包，分门别类，有特殊气味的单独贮存。入贮的药材应置于冷藏室内，将温度控制到3℃～5℃，冰箱内不可再储存其他有异味或油脂类的物质。已榨取好的鲜药汁用电冰箱储存最为方便，将鲜药汁装于消毒过的有色玻璃瓶内，以软木塞塞好瓶口，并用蜡封口，一般在电冰箱内可以保鲜20天（夏季）以上。全草类或根茎类药材在储存过程中应注意随时翻检，及时祛除腐烂变质者，电冰箱的冷凝器在运转的过程中会使水分蒸发，使箱内的湿度变小，故应在箱内放置一盘水，以保持足够的湿度。此外，以鲜药制成的露剂、煎剂等也都适于电冰箱储藏保鲜。

（5）塑料薄膜保鲜法

塑料薄膜是近几年才发展起来的保鲜材料，由聚丙乙烯塑料制成，质地极薄而柔韧度极强，适于根茎和全草类药物的短期储藏保鲜，尤其适于切块所余药材的保鲜。用这种保鲜薄膜包裹鲜品药材既有一定的密封性，又有一定的通透性，如能与电冰箱储存法配合使用则保鲜效果更佳。特别是对于生姜、地黄、葛根、藕等含水分较多、块大、经常切用的鲜品，用保鲜薄膜包裹再放于冰箱里储存尤为适合。在使用中应注意将薄膜抹平，贴紧鲜品的表面包裹，中间不应出现皱褶。如为全草类药物，应先将其茎叶捋顺，用薄膜尽量贴紧茎叶裹紧，使其中空气存留尽量减少。保鲜膜用后洗净阴干，可以重复使用。

（6）移栽法

移栽法是一种普遍采用的保鲜方法。在过去的老字号店铺中大多设有自家的药园，或大或小，即使没有能力开设药园的也都充分利用前店后园的条件在天井、院落、走廊及厅堂等可利用的地方用盆钵栽种常用的药物，既可方便病家之急，又可供观赏美化庭院之用。

移栽法适于全草类及小块根茎类药材的保鲜，如薄荷、香薷、佩兰、仙鹤草等。移栽首先要充分利用现有条件选择合适的场地，如利用盆钵移栽比较方便；其次要选择适宜的土壤，一般以黑色土壤为宜，最好能掺一定比例的有机肥料。移栽宜选在阴雨天进行，挖取根部要尽量宽、深，多带一些泥土，包紧不要散落，地上部分最好能用薄膜覆盖或包裹，以免在运输过程中枯死。栽入盆钵或移栽地后，应立即浇水以吃透为宜，地上部分如能以塑料罩或玻璃瓶加以覆盖，可促使移栽的药快速恢复生长。移栽前几天应多浇水，尽量避免日光照晒，以放置阴凉地为佳。移栽成活后，每日浇水 1～2 次。以地下根茎入药的鲜品药物，应控制地上部分的生长，及时掐去新生的茎芽。夏季时应随时注意除虫、除草等管理工作。具体每种药物的栽培管理方法可参见有关的中药栽培手册。

3. 常用中药鲜品的贮藏与养护

（1）鲜生地

先加以管理，去其腐烂变质部分，然后用竹匾摊晾，略吹去外表水分即用黄沙土埋藏。少量的可埋藏在罐盆内，大量的须保养在土坑中（地下挖坑）。埋藏时，先在地层铺一层黄沙土然后放入一层鲜生地，这样一层黄沙土、一层鲜生地，盖至 4～5 层后，就不宜再盖，须保持疏松，防止水分渗入。使用时，沿边缘扒开少量的黄沙土，取出所需的鲜品，洗净泥沙，除去杂质部分和芦头，切成 2～3cm 长的切片。

（2）鲜沙参

一般采用单独保养、泥沙保养或种植保养三种方法，视自然气候的变化和商品的性质决定。

①单独保养　在夏季炎热时，如果货物数量不多，质地不潮也不干者，白天用竹匾摊晾于通风处，夜间放入缸内，这样不断反复摊闷，以保持质量不变。干燥的鲜药入缸后可加盖闷紧，潮湿的鲜药则白天摊晾的时间宜长。

②泥沙遮盖保养　在冬季严寒之时，宜用黄沙泥埋藏，一层沙泥一层鲜沙参，最后一层黄沙泥应盖厚一些。埋藏后每隔 10 余天翻查 1 次，如潮湿太重，应取出置于通风阴凉处摊晒，略吹去外表水分；如过分干燥，应放在缸内加盖闷，待其干湿适当时，仍用沙泥盖好。

③种植保养　在春季温暖之时，应种植于土壤中，种时应先剔除其变质部分。选择背阴的地方，把泥土翻松后（土壤不宜过湿或过干），将鲜沙参直接种植于泥土之中，种时不能将鲜沙参全部栽入，应把鲜沙参的芦头（根茎的地上部分）露出土外，种后不能受高温和重压，并要保持土壤的一定湿度。使用时，洗净泥土，除去叶苗，略刮去外皮，切成斜片即可。

（3）鲜石斛

鲜石斛喜阴，故通常宜放在通风阴凉处。夏季每天浇水 1 次，冬季每隔 3～4 天浇水 1 次，经常保持适当的水分。但如湿度超过了一定的限度，它的根茎上就会出现紫红色，如长期干燥，它的根茎就会发生枯黄。一般可保养在花盆或花坛之中，在种植前，先将长的根须适当切短，用 2 层沙泥铺于盒底，然后将鲜石斛种植在内，再用石子或敲碎的小砖块（砖块用水浸湿）铺平塞紧。冬天结冻时要移入室内保暖，以防冰冻；夏季炎热时则应移植阴凉通风潮湿之处，晚上置于室外，吸收露水，不宜久晒。如长出花苗，应立即摘除，以免浆液走失。

鲜金石斛的保养方法与鲜石斛的保养方法相同。

（4）芦根（附鲜茅根）

一般散放于阴凉通风处，每天用水浸洗1~2次（炎热天可以浸洗多一些），取出，放在容器内，上面用湿布盖好，不要压紧。注意水浸时间不宜过长，以免变色变质。

还有一种水养法，是将鲜芦根散开冲洗后，直竖于缸内，加少量水，把原枝的1/4浸在水中，3/4露在水外，夏季每天换3~4次水，冬季每天换1~2次（换水时加以冲洗），最好不使水液流通，则色质可以保持不变。

鲜茅根的保养方法和鲜芦根的保养方法一样。

（5）鲜藿香与鲜佩兰

鲜藿香与鲜佩兰是夏季使用的药品，具有芳香化浊的特点，一般使用时间为6~8月。因此首先要根据用药的多少来确定进货的数量。鲜药送到时先除去变质烂叶，然后散放于阴凉处晾去水分，并用湿布盖好，不能水浸、日晒、压紧。如当天没有用完，晚上应放在室外充分吸收露水，于次晨仍散放在阴凉处用湿布盖好。使用时剔除其变质部分，切成断片，散开放于容器内，并保持通风。

（6）鲜荷叶（附鲜荷蒂、鲜荷根）

鲜荷叶质地翠嫩，保养时燥则干枯，湿则变质腐烂，是鲜药中最难保管的品种之一。鲜药来时，首先散摊在阴凉处，略晾去水分后，分两张或三张一叠，放在适当的容器内，盖上不过分潮湿的湿布，不要压紧，以免受热变质。它既怕水浸，又畏干燥，只能保存在湿润阴凉的环境中。使用时应去其蒂（鲜荷蒂另作药用），然后剪成三角形。鲜荷根保养较易，使用时刮去刺，切成3cm长的断片。

（7）鲜骨碎补

鲜骨碎补性喜湿润，但不宜过潮，过潮则容易腐烂。

保养方法有两种：

① 将鲜药除去杂质置于缸内，不要盖紧，循环使用。如果过于潮湿，先摊晾于通风处，吹去部分水分，再放入缸内。

② 选择阴凉处，用稍湿的黄沙土埋藏，但埋藏的地方不宜过低，防止水进入而腐烂。使用时应去毛，洗净，随用随切。

（8）鲜首乌

鲜首乌较易保养，一般全年可以埋在沙土中。

先除去鲜首乌中的碰伤破碎部分，完整地栽种在带有沙质的湿土中，如泥土干燥可以酌量淋水，但要防止水淹腐烂。使用时洗净泥土，随用随切。

其他鲜药如鲜石菖蒲、鲜土茯苓、鲜生姜等，有的备量不多，有的较易保管，只要能够掌握各种鲜药的保养知识及其特性和使用规律，便可依次类推。

五、细贵中药的贮藏与养护

细贵中药材是指来之不易，经济价值高，稀少而名贵，需要特殊保管的中药。这类中药材主要有人参、鹿茸、麝香、羚羊角、海龙、狗宝、熊胆、猴枣、燕窝、牛黄、冬虫夏草、西红花、珍珠等。

细贵中药材大多属植物、动物类，少数是菌藻类。由于自然属性不同，在贮存中，受自然因素影响后可发生各种变异。因此，在入库时除对品种真伪、规格进行检查外，还应放在专用库房中保管，并由专人负责。现将常用细贵中药的贮藏与养护予以介绍。

1. 人参

人参是珍贵的中药材，品种、规格、等级等差异较多，如有人工栽培的园参和天然生长的野山参、生晒参、红参、糖参等。干燥的参体带有芦头、须根和支根，极易折断，因此对包装的要求比较高。一般用铁盒、木盒包装，每盒装 0.5～4kg，大件的用木箱装，每箱为 15～25kg。为防止震动致断根损坏，箱内用白纸条或棉花固定。由产地发运的人参，为防止运输途中肢体折断，往往进行"打潮"，入库后应晾散后再密封保存。

（1）人参质量的变异及其原因

① 发霉　人参含有皂苷等多种成分，加工品还含有蔗糖等成分，有较强的吸湿性能。在温度 30℃、相对湿度 70% 以上、含水量超过 15% 时，吸水后的参体返软，严重时可引起发霉。糖参和须参更易霉变。储存环境的温、湿度变化可影响人参的外观质量，储存环境过于干燥或吸水剂使用过量，参体水分散失太多，不仅减重，而且容易折断；而参体吸潮后，身体表面产生糖的结晶或局部结块，严重的产生黑色斑点。人参的含水量以 12%～15% 为宜，在贮存中切勿忽潮忽干。

② 变味　人参具有吸湿性能，吸潮后呈柔润状态而发粘，微生物作用使人参所含的糖等成分酵解，并产生酒精、有机酸等产物，故可出现酒味或酸味。这种变味是人参的败坏现象。人参长久与空气接触，颜色可变黄变暗。

③ 虫蛀　人参极易生虫，一般红参、山参生虫的部位在主根上部或芦头部位，整把的参须易在扎把或粗壮的部位生虫，生虫的季节主要在夏、秋两季。

（2）人参的贮藏与养护

① 密封　先将木箱封严（不得漏气），在箱底横放 1 个多孔的细竹筒，筒内放适量的脱脂棉，筒口对准预先在箱侧开好的小孔，然后将符合安全含水量的人参依次放入箱内密封。密封后将 70% 的乙醇或 65° 的白酒从箱孔注入预先埋好的竹筒洞内，每 50kg 用酒精 500ml，然后密封箱体小孔，放置阴凉处干燥储存。这样既可防止霉变，又可防虫，并能保持人参原有的色泽和质量。但必须注意酒精不能用高醇酒精或无水酒精，用量不要过多，以免损害人参的质量。如果用敞口坛盛装，按上法将人参与酒精同贮，外加密封，也可达到同样的效果。

② 气调养护　在养护季节，可用充氮降氧法进行气调养护。含氧量在 20% 以下可以有效地杀灭害虫，10% 以下可以作为常规养护。如人参虫害严重，兼有发霉，可用磷化铝、溴甲烷、环氧乙烷等熏蒸剂熏蒸。有些地区习惯用硫碘熏蒸，也有较好效果。

③ 吸潮　为了防止人参吸潮，可置于大缸内放无水氯化钙吸潮，但不能用樟脑、冰片、薄荷脑、花椒等同储对抗，以免人参沾染异味。

如遇糖返潮，可用温开水将浮糖泡去，再浸一次糖汁，并快速烘干到水分安全含量。如糖参发黄，用硫黄熏蒸后，可以恢复原来的色泽。红参久储色泽变黯，可用蘸浓红糖水的细毛刷刷 2 次，在日光下晒干，可提高色泽，但切忌再用硫黄熏蒸。

2. 鹿茸

鹿茸极易生虫变色，特别是在鹿茸下皮层生虫，严重时能蛀到内部组织疏松部位。鹿茸受热则鹿茸皮裂纹或崩口，受潮后鹿茸皮变黑并发白斑。

为了防止生虫，可用木箱、铁桶盛装，但鹿茸必须充分干燥，容器四周放适量用纸包裹的樟脑或花椒粉，然后密封存放。也可用70%的酒精或白酒均匀喷洒在鹿茸表面，密封存放。

3. 麝香

麝香分毛壳麝香和麝香仁两种。毛壳麝香是割去麝香的香囊经过阴干而得，除去囊壳是麝香仁。

毛壳麝香容易生虫，仓虫多蛀蚀毛囊，应轻轻摔打，待虫体落后杀灭，也可用软刷刷尽后存放。检查毛壳麝香是否生霉，用手按囊皮处，如无弹力并感知内部有硬块，可用探针索取少许，嗅闻有无霉腐味，必要时应切开香囊检查。麝香仁不易生虫，但受潮后易发霉，特别是掺有水分或异物的香仁极易发霉。发霉初期产生白点，严重时香气减弱并有霉味；若贮存环境过于干燥，常因挥发物质和水分的散失而失润、干硬、减重。贮存麝香宜用纸将整个麝香包好，放在铁盒内，接口处焊封，再用大木箱封严。少量用玻璃容器盛装，便于透过容器直接检查，存放在不过于干燥和潮湿的避光处保存。散香可用瓷瓶盛装，为防止结坨，应密封瓶口，并经常摇动。

麝香忌与薄荷脑、冰片等易升华的药物混存，以免串味。如有霉点，可吹晾后擦去霉点。有条件的仓库应将麝香放于低温内（15℃以下，相对湿度70%左右），或用小袋盛装放于冰箱内（5℃）保管。

4. 蛤士蟆油（田鸡油）

蛤士蟆油容易泛油、发霉。如受潮后外表发霉，颜色变黄或不光亮，说明已泛油。发霉时表面有霉斑。

蛤士蟆油的保管，可用纸袋盛装，外套塑料袋密封，再放入大容器内贮存，也可放置于石灰箱内封存。如用缸坛盛装，田鸡油体质较干燥的可以大碗内盛装70%乙醇或白酒放于下层或喷洒适量，任其挥发，将田鸡油码在铺有纸的竹圌上，再行密封，这样既可以防霉，又可以保持色泽。

5. 牛黄

干燥的牛黄质地松软，储存中容易吸潮。入库时没干透的牛黄较重，稍有潮感而发涩，色暗黄，碎片剥落时发声不响，储存时往往易生霉。

牛黄的保存应装入有棉花、软纸或灯心草的铁盒或木盒中封存，置于阴凉、干燥、避光处储存，并注意防潮。进出库或在库中检查时应轻拿轻放，防止因为震动或受压而碎残。也可于生石灰缸中密封存放。牛黄忌用硫黄熏蒸，以免变黑，影响质量。

6. 熊胆

贮存熊胆忌潮忌热，受热后内部发软而囊皮干硬，受潮后囊皮也发软，易招虫蛀，熊胆受热还会融化。剥取胆仁应在春前秋后进行。剥下的胆囊用热水冲洗，粘附的胆仁便溶解在水中，将胆囊皮弃取后，水溶液加热浓缩，可得净胆汁，以减少损耗。保管熊胆必须用玻璃瓶、箱、坛封闭置于干燥阴凉的地方或置于石灰缸内，但不可过于干燥，以免使商品减重。

7. 海马、海龙

海马、海龙容易生虫。害虫细小，不易觉察，多在其体内蛀蚀，特别是腹部最易被蛀蚀，检查时若轻轻敲击可掉出蛀粉、虫粪和害虫。吸潮后也易发霉，尤其是小海马更容易出现霉斑，发霉时影响色泽。

保管时可先行日晒，待自然降温后，拌入花椒和细辛，装入密封的箱、缸内，置于阴凉干燥处保存。梅雨季节可放于石灰缸内保管。

8. 冬虫夏草

冬虫夏草有扎把和散枝两种规格。为了防潮，可用纸包或用透明玻璃纸封固，盛于木箱内。体质返软的可以放在石灰缸内。如受潮应立即晾晒或用微火烘烤。为防止生虫，箱内可以放一些碎皮，生虫可用硫黄熏蒸或用微火烘焙，再筛去虫体或蛀屑，有条件的单位放在冷藏室内保管为宜。

9. 番红花（藏红花）

番红花原为进口药材，近年国内引种成功。本品容易泛油、变色，受潮易霉。数量少的多用铁皮盒或棕色玻璃瓶盛装，数量多的用铁桶盛装。番红花应置于阴凉干燥处，密封避光保存，拆装破封的为保持色泽和防潮，可放入石灰缸中保存，但时间不宜过久，以免过于干燥而变干枯，影响质量和外观。如发现受潮发虫，不能曝晒，也不能用硫黄熏蒸，宜用气调方法养护。

藏红花的安全水分为 10% ~ 13%，在相对湿度为 75% 以下不易生霉、生虫。

10. 田七（三七）

干燥的田七应置于凉爽、通风的环境中保管，每年春季前曝晒 1 ~ 2 次，一般不坏。如受潮则容易生霉、发虫。为防止发霉、生虫，包装箱内可放木炭、白矾、石灰块进行密封；已经生虫可喷洒酒精，然后密封；也可以用硫黄熏蒸。

六、中成药的贮藏与养护

中成药是按照处方加工成各种剂型的药物，从其变异范围和程度来说，主要与原材料的性质、制作方法、剂型、干燥程度以及包装等有关。因此，也应采取相应的养护方法和措施，才能保证药品的质量安全。

1. 中成药常见的变质现象

中成药在贮存过程中，由于受到外界诸多因素的影响，其质量不断发生变化。这些外界因素主要有：温度、湿度、空气、日光、微生物（霉菌）及害虫等。若养护不当，受其影响可使中成药产生复杂的物理和生化变化而变质。中成药常见的变质现象主要有以下几种。

（1）虫蛀　其原因是多方面的，主要与原材料的性质有关，其次是生产和运输过程中的污染以及包装封口的不善等因素。变异现象往往从发现蛀口、蛀粉、害虫的分泌排泄物开始，直至变质。

（2）发霉　大多数从表面开始逐渐向深部发展，起初受潮、粘连、变色，继而出现白色斑点直至霉烂变质。

（3）发硬　多指蜜丸，由于长期储存使失去的水分过多，导致失润变硬。此外，外用膏药储存过久也可干枯变硬、失去粘性而不能使用。

（4）粘连　是因受潮、受热而致变形粘在一起的现象，如阿胶、龟板胶、感冒清热冲剂等原呈块状或颗粒状的药物，一经粘连即失去原来的形状，结块成饼，影响质量。

（5）发酵　是指内服膏药或糖浆之类的中成药因受热、受潮，在酵母菌的作用下膨胀酸败变质。

（6）返砂　又称"返糖"。一般是指内服膏药由于蔗糖转化不够而使结晶析出，影响膏药的质量，如益母草膏等。

（7）沉淀　多指药酒、花露、针剂等。由于灭菌操作不严，过滤不清，储存过久，pH值影响等因素，使药物产生絮状沉淀而变质。

（8）变色、开裂　一般是指各类片剂、丸剂等药品，由于受潮、受热和日光的影响，或储存日久而使之变色、开裂乃至影响质量，如牛黄解毒片等。

2. 常用中成药的贮存与养护

（1）丸剂

①蜜丸　蜜丸有大、小之分。大蜜丸如通宣理肺丸、再造丸、乌鸡白凤丸等；小蜜丸如朱砂安神丸、柏子养心丸、杞菊地黄丸等。蜜丸中的蜂蜜及药材本身含有少量水，而糖和某些药物又是害虫极好的营养物质。如果药物贮存环境潮湿，可吸收空气中的水，极易发霉生虫，是最不易保存的一种剂型。如健脾丸、六味地黄丸等，均易遭受霉败和虫蛀，贮存时应防潮，防霉变、虫蛀，应置于室内阴凉干燥处，注意包装完好。

夏秋季节应经常检查，如发现变质者，必须立即拣出。若发现丸药表面吸湿，可置于石灰缸内干燥（一般3～5天），但不宜吸潮过度而使丸药质地过硬，以免不易化服。蜡皮包装的蜜丸保护性能虽好，却因性脆而易破裂，易软化塌陷，甚至熔化流失，故应防止重压与受热。蜜丸贮藏期通常以1年半左右为宜。

②水丸　因颗粒比较疏松，与空气接触面积较大，能迅速吸收空气中的水，易造成霉变、虫蛀、松碎等。水丸在制成后如能充分干燥，使水驱除出去，可延长保存时间。通常以纸袋、塑料袋或玻璃瓶密封包装，可防变质。宜置于室内阴凉干燥处。通常能贮存2年左右。

③糊丸　如小金丹、犀黄丸、普济丹等。因赋形剂是米糊或面糊，故此类药亦不易保存。且因剂量少，又多半是小丸药，若吸潮变软后即易发霉、虫蛀。浓缩丸、微丸亦可同水丸、糊丸一样保管养护。

（2）片剂

片剂因含药材粉末或浸膏量较多，因此极易发生吸潮、松片、裂片、糖衣脱裂以致粘结、霉变等，发现上述现象，则不宜继续使用。片剂常用无色或棕色玻璃瓶或塑料瓶加盖密封，亦有用塑料袋铝塑泡包装密封，如牛黄解毒片、蒲公英片、千里光片等。宜于室内凉爽通风、干燥、遮光处保存养护。

（3）散剂

散剂的吸湿性较显著，故须充分干燥，包装防潮性能要好。例如紫雪散中含有多量吸湿的元明粉、石膏粉等矿物性成分，应密封防潮，否则能吸湿成硬结；含有挥发性成分的如避瘟散中有藿香、冰片、薄荷脑等，应密闭贮藏，防止挥发和香气散失；含有树脂性成药如七厘散中的乳香、没药等遇热极易结块，故应防高热。

一般散剂用防潮、韧性大的纸或塑料薄膜包装折口或熔封后，再装入外层袋内封口。含有挥发性成分的散剂，应用玻璃管或玻璃瓶装，塞紧，沾蜡封口。贮藏较大量散剂时，可酌加0.5%～1%苯甲酸为防腐剂，以防久贮变质发霉。散剂宜贮于室内阴凉干燥处养护。

如果发霉变质或虫蛀严重则不得再作药用。

（4）膏剂

① 煎膏（膏滋） 煎膏剂是按处方将药物用水煎煮，去渣浓缩后，加糖、蜂蜜制成的稠厚状半流体制剂，如十全大补膏、枇杷膏、益母草膏、参芪膏、梨膏等。若保管不当，可出现结皮、霉变、发酵、变酸、糖晶析出较多或有焦臭味，不宜药用。

若浓度稀，蜂蜜炼得太嫩，或操作不慎，沾有生水，则极易生霉，故应在制成后待煎膏温度降至40℃～50℃时装入干燥洁净玻璃瓶内，待蒸气彻底散发冷却后，瓶口用蜡纸或薄膜覆盖，加盖旋紧。宜密封于棕色玻璃瓶内，置于室内阴凉干燥处保存。贮存期约1年左右。

② 膏药 多种膏药中含有挥发性药物，如冰片、樟脑、麝香等。若贮藏日久，有效成分易散失；如贮藏环境过热，膏药容易渗透纸或布；贮藏环境过冷或吸湿，粘性亦降低，贴时容易脱落。故宜贮于密闭容器内，置于干燥阴凉处，防潮、防热、避风。一般贮藏期以2年为宜。

③ 软膏（油膏） 软膏的表面应平整光洁，色泽一致，由于它的熔点较低，受热后即易被熔化，质地变稀薄，会出现外溢现象。

因软膏受含水量、药品包装及贮存时间及温度的影响，若养护不善可引起产酸和霉败，故软膏应贮存在温度较低处，一般以不超过30℃的阴凉干燥处为宜。

（5）胶剂

胶剂在夏季温度过高或受潮时会发软发粘，甚者会粘连成坨，有时发霉败坏。如胶面已生霉斑，可用纱布沾少许酒精拭去，吹干。若发现胶剂受潮发软，可置于石灰缸内保存数日，使之除潮，防止发霉。如有霉变、异臭或严重焦臭味、粘连熔化者不宜药用。

胶剂应包妥装于盒内（如龟板胶、鳖甲胶），置于室内阴凉干燥处。夏季或空气潮湿时，可贮于石灰缸内或干燥稻糠内。新胶在5～9月炎热季节要经常检查。一般将龟板胶一斤一包，内衬老油纸包好放入灰缸或灰箱内，隔3天检查1次，待1个星期后换入木炭缸内，或铅皮箱内，再过1个星期后，再选择灰缸存放，如此循环调整，既防止粘连，又防止散裂。陈胶不必入灰缸，可放于铅皮箱内或木炭缸内，以防受潮、发霉及碎裂。

（6）胶囊剂

胶囊剂容易吸水，轻者可膨胀，胶囊表面浑浊；严重时可长霉、粘连，甚至软化、破裂。胶囊遇热易软化、粘连；过于干燥，水分过少则易脆裂。应贮于密闭塑料袋或玻璃、塑料瓶中，置于阴凉干燥处，温度不超过30℃为宜。

检验胶囊剂时，外观应整洁、无粘结、不变形或爆裂。若经敲动瓶子发现瓶底细粉或外表附着药粉增多，说明胶囊套合不严，或有砂眼渗漏。凡内外包装不严都会引起药物霉变，有的还会生虫。

（7）丹剂

丹剂要求色泽鲜艳，纯净而无杂质。凡因接触空气或遇光引起变色变质者，不可再供药用。

属重金属化合物的丹剂，如红升丹应装于棕色玻璃瓶内密封，置阴凉干燥处，防止潮湿和光照；植物性药料制成的丹剂（丸、散），如小儿金丹等应分别按各剂型的要求保管养护。

（8）冲剂

冲剂含有浸膏及大量蔗糖，极易受潮结块、发霉。通常装入塑料袋，袋口热熔封严，再装于铁罐或塑料盒内，置于室内阴凉、干燥处，遮光、防潮、防热。且不宜久贮，一般不超过 1 年。

（9）糖浆剂

蔗糖是一种营养物质，其水溶液很易被霉菌、酵母菌等所污染，使糖浆被分解而酸败、混浊。糖浆含糖量最好为 65%，是近饱和溶液。盛装容器一般为容积不超过 500ml 的棕色细颈瓶，灌装后密封，贮于室内阴凉干燥处，应避光、防潮、防热等。

糖浆系近饱和溶液，但经过较长时间的贮存也会产生糖分子与药液分离现象，故一般贮藏 1 年为宜，如无变质方可使用。

（10）注射剂（针剂）

中药注射液（如银黄注射液、复方柴胡注射液等）在贮藏过程中如温度过高，会使某些高分子化合物的胶体状态受到破坏而出现凝聚现象；如温度降低，则某些成分的溶解度和稳定性随之降低；两者都会发生沉淀、混浊等。如有下列现象之一者不可供药用：澄明度不合规定，显著变色、混浊、沉淀，容器封口不严或破裂等。注射剂应贮于中性硬质玻璃安瓿中，避光、防冻、防高热，置于室内阴凉干燥处，以室温 10℃～20℃ 为宜。贮存期约为 2 年。

（11）酒剂

酒剂制成后应装于小口长颈的玻璃瓶或瓷瓶内，密封瓶口，置阴凉处保存。酒瓶封口必须严密，以防止挥发、溶媒浓度改变而产生沉淀、变色或降低疗效。酒剂中因含有乙醇，可使其冰点降低，故一般不易冻结。夏季则尤应注意避光防热，置阴凉处。

酒剂应澄清而无杂质。一般虽不易发生变质现象，但因包装不严、易挥发、散失气味，或酒精含量低于 20℃ 时受热或光照射也能使其酸败变质。若发生少量的沉淀或浑浊现象（含有胶类的药酒例外），可经重新处理再供药用。若含醇量低于原处方规定的 10%～15%，有严重沉淀（底部发现絮状沉淀）或酸败变质者，不可再供药用。

（12）酊剂

酊剂中所含的乙醇有挥发性，有些酊剂还含有挥发油，应装入小口瓶中以蜡密封。若贮藏温度较高，可使所含乙醇或挥发油挥散；温度过低又可使某些药物成分发生沉淀。故应置于温度适宜的地方贮存，一般以 10℃～20℃ 为宜。酊剂中所含成分，有些遇光可发生分解、变色，应装在棕色容器中，置避光处保存。

（13）锭剂

锭剂粘合性较大，不易干燥，容易发霉，若遇热即变形，吸潮即松散。发霉、生虫及变形变质有异样气味者，不可供药用。入库时应检查药品的干燥程度，凡质地坚实、用指甲划不动者，表示干透。锭剂以防潮纸包好，装于盒内或玻璃瓶内，置阴凉干燥处保存养护。

（14）栓剂

栓剂是以可可豆油或甘油明胶等为基质而制成的，熔点较低，遇热容易软化变形。甘油明胶有很强的吸湿性，易霉变；空气中湿度过低时，它又可析出水而干化。故在贮存中，应以蜡纸、锡纸包裹，放于纸盒内或装于塑料瓶、玻璃瓶中，注意不要挤压，以免因互相接触而发生粘连或变形。宜置于室内阴凉干燥处，最好贮存在 30℃以下。

（15）合剂

合剂成分复杂，久贮容易变质，故在制剂中应讲究清洁卫生，必要时加防腐剂，灌装后密封。应于防潮、遮光、凉爽处保存与养护。

（16）茶剂

茶剂制成后应先阴至半干，然后晒干或加热以低温烘干，待充分干燥后放冷，每块以纸包或袋装，置木箱内贮存。

茶剂应干燥，无霉变、虫蛀、结串等现象。茶剂为药材粗粉，包装又简易，极易吸潮霉蛀，挥发油成分又易散失。故茶剂必须贮于干燥、通风处，严防受潮，最好不要久贮，一般约 1 年为宜。

（17）曲剂

曲剂（如神曲、沉香曲、午时茶等）粉性较大，易吸潮而霉烂变质，应以防潮纸包好，装于箱内，密封置干燥通风处保存。为了防止在梅雨季节变质，可在雨季之前烘干，或置石灰缸内或干燥后密封于适宜的容器内保存，以防霉蛀。

（18）露剂

盛装露剂（如金银花露、地骨皮露等）的容器洗净、烘干之后方可使用，有条件的单位最好进行灭菌处理。露剂应装于棕色的细口长颈瓶内密塞严封，夏季应防热防晒，置阴凉处保存。

若包装不严或受热，水溶液内的挥发性物质易于散发，使香味走失，降低疗效，同时也容易生霉和发生大量的絮状沉淀而变质。冬季为了防止结冻瓶裂，可用稻草或谷糠围封。露剂常因霉菌生长继而产生令人不快的臭味而失去药用价值，故应经常检查养护，不宜贮藏过久。

附录一 常用中药材的规范化名称简表

（中药材正名按笔顺排序）

一、根及根茎类

正 名	来 源	拉丁名称	处方常用名称	常用量	附注
丁公藤	旋花科植物丁公藤 Erycibe obtusfolia Benth. 或光叶丁公藤 Erycibe schmidtii Craib 的干燥藤茎	Caulis Erycibes	丁公藤	3～6g。用于配制酒剂，内服或外搽	有小毒，有强烈的发汗作用；虚弱者慎用；孕妇忌服
人 参	五加科植物人参 Panax ginseng C.A.Mey.的新鲜或干燥根	Radix Ginseng	人参、生晒参、野山参、红参、高丽参	3～9g	不宜与藜芦同用
三 七	五加科植物三七 Panax notoginseng(Burk.)F.H.Chen 的干燥根	Radix Notoginseng	三七、田七、广三七、田三七	3～9g	孕妇慎用
三白草	三叶草科植物三叶草 Saururus chinernsis（Lour.）Baill.的新鲜或干燥根茎或全草	Rhizoma Saururi Herba Saururi	三白草	15～30g; 外用鲜品适量	外用捣烂敷患处
三 棱	黑三棱科植物黑三棱 Sparganium stolniferum buch. Ham. q 的干燥块茎	Rhizoima Sparganii	荆三棱、三棱	4.5～9g	孕妇禁用
干 姜	姜科植物姜 Zingiber officinale Rosc 的干燥根茎	Rhizoima Zingiberis	干姜、干姜炭	3～9g	
土木香	菊科植物土木香 Inula helenium L.、或总状土木香 Inula racemosa Hook.f. 的干燥根	Radix Inulae	土木香、藏木香	3～9g	系藏族习用药材
土贝母	葫芦科植物土贝母 Bolbostemma Paniculatum （Maxim.）Franquet 的干燥块茎	Rhizoma Bolbostemmatis	土贝母	4.5～9g	

正 名	来 源	拉丁名称	处方常用名称	常用量	附注
土茯苓	百合科植物光叶菝葜 Smilx glabra Roxb. 的干燥根茎	Rhizoima Smillacis Glabrae	土茯苓	15～60g	
大 黄	蓼科植物掌叶大黄 Rheum palmatum L. 唐古特大黄 Rheum tanguticum Maxim. ex Bailf. 或药用大黄 Rheum officinale Baill 的干燥根及根茎	Radix et rhizoma Rhei	大黄、西大黄、酒大黄、大黄炭	3～30g	用于泻下时不宜久煎；孕妇慎用
大 蓟	菊科植物蓟 Girsium japonicum DC. 的干燥地上部分或根	Herba Cirsii Japonici, Radix Cirsii Japonici	大蓟草、大蓟、大蓟根	9～15g	外用鲜品适量，捣烂敷患处
山麦冬	百合科植物湖北麦冬 Liriope spicata(Thunb.) lour. val. prolifera Y. T. Ma 或短葶山麦冬 Liriope muscari(Decne.) Baily 的干燥块根	Radix Liriopes	山麦冬	9～15g	
山豆根	豆科植物越南槐 Sophora tongkinensis Gapnep. 的干燥根及根茎	Radix Sophorae Tonkinensis	山豆根	3～6g	
山 药	薯蓣科植物薯蓣 Dioscorea opposita Thunb. 的干燥根茎	Rhizoma Dioscoreae	山药	15～30g	
山 奈	姜科植物山奈 Kaempferia galanga L. 的干燥根茎	Rhizoma Kaempferiae	山奈	6～9g	
山慈菇	兰科植物杜鹃兰 Cremastra appendiculata (D. Don) Makino、独蒜兰 Pleione bulbocodioides (Franch.) Rolf 或云南独蒜兰 Pleione yunnanensis Rolfe 的干燥假鳞茎	Pseudobulbus Cremastrae Seu Pleiones	山慈菇	3～9g；外用适量	
千年健	天南星科天南星科植物千年健 Homalomena occulte(Lour) schort 的干燥根茎	Rhizoma Homalomenae	千年健	4.5～9g	
川木香	菊科植物川木香 Vladimiria souliei(Franch.) Ling 或灰毛川木香 Vladimiria souliei (Franch.) Ling var. cinerea Ling 的干燥根	Radix Vladimiriae	川木香	3～9g	

正 名	来 源	拉丁名称	处方常用名称	常用量	附注
川贝母	百合科植物川贝母 Fritillaria cirrhosa D Don 暗紫贝母 Fritillaria unibracteata Hsiao et. K. C. Hsia 甘肃贝母 Fritillaria Przewalskii Maxim 或棱砂贝母 Fritillaria delavayi Franch 的干燥鳞茎	Bulbus Fritillariae Cirrhosae	川贝母、川母	3～9g；研粉冲服 1 次 1～2g	不宜与乌头类药材同用
川牛膝	苋科植物川牛膝 Cyathula officinalis Kuan 的干燥根	Radix Cyathula	川牛膝	4.5～9g	孕妇禁用
川 乌	毛茛科植物乌头 Aconitum carmichaeli Debx. 的干燥母根	Radix Aconiti	川乌		生品内服宜慎；不宜与贝母类、半夏、白及、白蔹、天花粉、瓜蒌类同用
川 芎	伞形科植物川芎 Ligusticum chuanxiong Hort 的干燥根茎	Rhizoma Chuanxiong	川芎、酒川芎	9～15g	
广防己	马兜铃科植物广防己 Aristolochia fangchi Y. C. Wu ex L. D. Chou et S. M. Hwang 的干燥根	Radix Aristolo Chiae Fangchi	广防己	4.5～9g	
天 冬	百合科植物天冬 Asparagus cochin chinensis（Lonr.）Merr 的干燥块根	Radix Asparagi	天冬、天门冬	6～12g	
天花粉	葫芦科植物栝楼 Trichosanthes kirilowii Maxin 或双边栝楼 Trichosanthes rosthornii Harms 的干燥块根	Radix Trichosanthis	天花粉、栝楼粉	10～15g	不宜与乌头类药用
天南星	天南星科植物天南星 Arisaema erubescens（Wall.）Schott、异叶天南星 Arisaema, heterophyllum heterophyllum Bl. 或东北天南星 Arisaema amurense Maxim 的新鲜或干燥茎块	Rhizoma Arisaematis	天南星、生天南星、制天南星	一般炮制后用 3～9g。外用生品适量	有毒；孕妇慎用；外用研末以醋或酒调敷患处
天 麻	兰科植物天麻 Gastrodia elata Bl. 的干燥块根茎	Rhizoma Gastrodiae	明天麻、天麻	3～9g	

正 名	来 源	拉丁名称	处方常用名称	常用量	附注
天葵子	毛茛科植物天葵 Semiaquilegia adoxoides(DC.)Makino 的干燥块根	Radix Semi-aquilegiae	天葵、天葵子	9～15g	
木 香	菊科植物木香 Aucklandia lappa Decne 的干燥根	Radix Aucklandiae	木香、云木香、广木香	1.5～6g	
太子参	石竹科植物孩儿参 Pseudostellaria heterophylla(Miq)Pax ex Pat et Hoffm 的干燥块根	Radix Pseudostellariae	童参、太子参	9～30g	
牛 膝	苋科植物牛膝 Achyranthes bidentata Bl.的干燥根	Radix Achyranthis Bidentatae	牛膝	4.5～9g	孕妇慎用
升 麻	毛茛科植物大三叶升麻 Cimicifuga heracleifolia Kom. 兴安升麻 Cimicifuga dahurica(Turcz.)Maxim 或升麻 Cimicifuga foetida L.的干燥根茎	Rhizoma Cimicifugae	升麻	3～9g	
片姜黄	姜科植物温郁金 Curcuma wenyujia Y.H.Chen et C. Ling 的干燥根茎	Rhizoma Wenyujin Concisum	片姜黄	3～9g	孕妇慎用
丹 参	唇形科植物丹参 Salvia miltorrhiza Bge 的干燥根及根茎	Radix Salviae Miltiorrhizae	丹参、紫丹参	9～15g	
乌 药	樟科植物乌药 Lindera aggregata(Sims)Kosterm 的干燥块根	Radix Linderae	乌药、台乌药	3～9g	
巴戟天	茜草科植物巴戟天 Morinda officinalis How 的干燥根	Radix Morindae Officinalis	巴戟天、巴戟	3～9g	
玉 竹	百合科植物玉竹 Polygonatum odoratum(Mill)Druce 的干燥根茎	Rhizoma Polygonati Odorati	葳蕤、玉竹参、玉竹	6～12g	
甘 草	豆科植物甘草 Glycyrrhiza uralensis Fisch.胀果甘草 Glycyrrhiza inflata Bat 或光果甘草 Glycyrrhiza glabra L. 的干燥根及根茎	Radix Glycyrrhizae	甘草、粉甘草、炙甘草、生甘草	1.5～9g	不宜与京大戟、芫花、甘遂同用
甘 松	败酱科植物甘松 Nardostachys chinensis Batal. 或匙叶甘松 Nardostachysi jatamansi DC.的干燥根及根茎	Radix et Rhizoma Nardostachyos	甘松	3～6g	

正　名	来　　源	拉丁名称	处方常用名称	常用量	附注
甘　遂	大戟科植物甘遂 Euphorbia kansui T. N. Liou ex. T. P. Wang 的干燥块根	Radix Kansui	甘遂、醋甘遂	0.5～1.5g,炮制后多人丸散用	有毒；孕妇禁用，不宜与甘草同用
石菖蒲	天南星科植物石菖蒲 Acorus tatarinowii Schott 的干燥茎	Rhizoma Acori Tatarinowii	石菖蒲	3～9g	
龙　胆	龙胆科植物条叶龙胆 Gentianamanshurica Kitag 龙胆 Gentiana scabra Bge. 三花龙胆 Gentianatriflora pall 或坚龙胆 Gentiana regescens Franch 的干燥根及根茎	Radix Gentianae	龙胆、龙胆草	3～6g	
平贝母	百合科植物平贝母 Fritillaria ussuriensis Maxim. 的干燥鳞茎	Bulbus Fritillariae Ussuriensis	平贝母	3～9g	不宜与乌头类药材同用
北豆根	防己科植物蝙蝠葛 Menispermumdauricum DC. 的干燥根茎	Rhizoma Menispermi	豆根、北豆根	3～9g	
北沙参	伞形科植物珊瑚菜 Glehnia littoralis Fr. Schmidt ex. Miq 的干燥根	Radix Glehniae	沙参、条参	4.5～9g	不宜与藜芦同用
生　姜	姜科植物姜 Zingiber officinale Rosc. 的新鲜根茎	Rhizoma Zingiberis Recens	生姜、干姜	3～9g	
仙　茅	石蒜科植物仙茅 Curculigo orchioides Gaertn 的干燥根茎	Rhizoma Curculiginis	仙茅	3～9g	
白　及	兰科植物白及 Bletilla striata (Thunb)Reichb. f. 的干燥块茎	Rhizome Bletillae	白及	6～15g;研粉吞服 3～6g	不宜与乌头类药物同用
白　术	菊科植物白术 Atractylodes macrocephala Koidz 的干燥根茎	Rhizoma Atractylodis Macrocephalae	白术、炒白术、焦白术	6～12g	
白　芍	毛茛科植物芍药 Paeonia lactiflora Pall. 的干燥根	Radix Paeonia Alba	炒白芍、白芍、酒白芍	6～15g	不宜与藜芦同用

正 名	来 源	拉丁名称	处方常用名称	常用量	附注
白 芷	伞形科植物白芷 Angelica dahurica（Fisch. ex Hoffm）Benth et Hook.f 或杭白芷 Angelica dahurica（Fisch. ex Hoffm）Benth. et Hook. f. var. formosana（Boiss）Shan et Yuan 的干燥根	Radix Angelicae Dahuricae	白芷、川白芷	3~9g	
白附子（禹白附）	天南星科植物独角莲 Typhonium giganteum Engl 的干燥块茎	Rhizoma Typhonii	白附子、禹白附、白附子片	3~6g	有毒，一般炮制后用；孕妇慎用；生品内服宜慎
白茅根	禾本科植物白茅 Imperata cylindrica Beau var. major（Nees）C.E.Hubb 的新鲜或干燥根茎	Rhizoma Imperatae	白茅根、茅根、鲜茅根	9~30g;鲜品30~60g	
白 前	萝藦科植物柳叶白前 Cynanchum stauntonii（Decne）Schltr et Levl 或芫花叶白前 Cynanchum Glaucescens（Decne.）HAND - Mazz 的干燥根茎及根	Rhizoma Cynanchi Staunonii	白前、蜜白前	3~9g	
白 蔹	葡萄科植物白蔹 Ampelopsis japonica（Thunb.）Makino 的干燥块根	Radix Ampelopsis	白蔹	4.5~9g	不宜与乌头类药物同用
白 薇	萝藦科植物白薇 Cynanchum atratum Bge 或蔓生白薇 Cynanchum versicolor Bge 的干燥根及根茎	Radix Cynanchi Atrati	白薇	4.5~9g	
玄 参	玄参科植物玄参 Scrophularia ningpoensis Hemsl 的干燥根	Radix Scrophulariae	玄参	9~15g	不宜与藜芦同用
半 夏	天南星科植物半夏 Pinellia ternata（Thunb）Breit 的干燥块茎	Rhizoma Pinelliae	半夏、姜半夏、清半夏、生半夏	3~9g	不宜与乌头类药材同用
地 黄	玄参科植物地黄 Rehmannia glutinosa Llibosch 的新鲜或干燥块根	Radix Rehmanniae	生地、鲜地黄、地黄炭、怀生地、熟地黄	9~15g;鲜品12~30g	

正　名	来　　源	拉丁名称	处方常用名称	常用量	附注
地　榆	蔷薇科植物地榆 Sanguisorba officinalis L. 或长叶地榆 Sanguisorbo officinalis L. var. Longifolia（Bert.）yu et Li 的干燥根	Radix Sanguisorbae	地榆、地榆炭	9～15g	
西洋参	五加科植物西洋参 Panax quinquefolium L. 的干燥根	Radix Panacis Quinquefolii	西洋参	3～6g	不宜与藜芦同用
百　合	百合科植物卷丹 Lilium lancifolium Thunb. 百合 Lilium brownii F. E. Brown var. viridulum Baker 或细叶百合 Lilium pumilum DC. 的干燥肉质鳞叶	Bulbus Lilii	百合	6～12g	
百　部	百部科植物直立百部 Stemona sessilifolia（Miq.）蔓生百部 Stemona japonica（Bl.）Miq. 或对叶百部 Stemona tuberosa Lour. 的干燥块根	Radix Stemonae	百部、炙百部	3～9g	
当　归	伞形科植物当归 Angelica sinensis（Oliv.）Diels 的干燥根	Radix Angelicae Sinensis	全归、当归、归头、归身、归尾、酒当归	6～12g	
华山参	茄科植物漏斗泡囊草 Physochlaina infundibularis Kuang 的干燥根	Radix Physochlainae	华山参	0.1～0.2g	不宜多服，以免中毒；孕妇慎用；青光眼患者禁用
竹节参	五加科植物竹节参 Panax japonicus. C.A.Mey 的干燥根茎	Rhizoma Panacis Japonici	竹节参、竹节七、北三七	6～9g	
延胡索（元胡）	罂粟科植物延胡索 Corydalis yanhusuo W.T. Wang 的干燥块茎	Rhizoma Corydalis	延胡索、元胡	3～9g; 研末吞服，一次1.5～3g	
伊贝母	本品为百合科植物新疆贝母 Fritillaria walujewii Regel 或伊犁贝母 Fritillaria pallidiflora Schrenk 的干燥鳞茎	Bulbus Fritillariae Pallidiflorae	伊贝母	3～9g	不宜与乌头类药材同用
防　风	伞形科植物防风 Saposhinikovia divaricata（Turcz.）Schischk 的干燥根	Radix Saposhnikoviae	防风	4.5～9g	

正名	来源	拉丁名称	处方常用名称	常用量	附注
红大戟	茜草科植物红大戟 Knoxia valerianoides Thored et Pitard 的干燥块根	Radix Konxiae	红大戟、红芽大戟	1.5~3g	有小毒
红芪	豆科植物多序岩黄芪 Hedysarum Polybotrys Hand. Mazz. 的干燥根	Radix Hedysari	红芪	9~30g	
红参	五加科植物人参 Panax ginseng C. A. Mey. 的栽培品（习称"园参"）经蒸制后的干燥根	Radix Ginseng Rubra	红参	3~9g	不宜与藜芦同用
麦冬	百合科植物麦冬 Ophiopogon japonicus（Thunb）Ker - Gawl 的干燥块根	Radix Ophiopogonis	麦冬、麦门冬、寸冬	6~12g	
远志	远志科植物远志 Polygala tenuifolia Willd. 或卵叶远志 Polygala Sibirica L. 的干燥根	Radix Polygala	远志、远志肉	3~9g	
赤芍	毛茛科植物芍药 Paeonia lactiflora Pall. 或川赤芍 Paeonia veitchii Lynth 的干燥根	Radix Paeoniae Rubra	赤芍药、赤芍	6~12g	不宜与藜芦同用
苍术	菊科植物茅苍术 Atratylodes lancea(Thunb.)DC. 或北苍术 Atractylodes chinensis （DC.）Koidz. 的干燥根茎	Rhizoma Atratylodis	苍术、霜术	3~9g	
芦根	禾本科植物芦苇 Phragmites communis Trin 的新鲜或干燥根茎	Rhizoma Phragmitis	芦根、鲜芦根	15~30g；鲜品用量加倍，或捣烂外用	
两头尖	毛茛科植物多被银莲花 Anemone raddeana Regel 的干燥根茎	Rhizoma Anemones Raddeanae	竹节香附、两头尖	1.5~3g	有毒
两面针	芸香科植物两面针 Zanthoxylum nitidum(Roxb.)DC. 的干燥根	Radix Zanthoxyli	两面针	5~10g；外用适量	不宜过量服用；忌与酸味食物同服；外用研末调敷或煎水洗患处

正　名	来　　源	拉丁名称	处方常用名称	常用量	附注
何首乌	蓼科植物何首乌 Polygonum multiflorum Thunb 的干燥根	Radix Polygoni Multiflori	何首乌、制首乌	6～12g	
羌　活	伞形科植物羌活 Notopterygium incisum Ting ex H.T.Chang 或宽叶羌活 Notopterygium forbesii Boiss. 的干燥根茎及根	Rhizoma et Radix Notopterygii	羌活、川羌活	3～9g	
附　子	毛茛科植物乌头 Acon-itum carmichaeli Debx. 的子根的加工品	Radix Aconiti Lateralis Preparata	附子	3～15g	孕妇忌用；不宜与半夏、瓜蒌、天花粉、贝母、白蔹、白及同用
青木香	马兜铃科植物马兜铃 Aristolochia debilis Sieb. et. Zucc 的干燥根	Radix Aristolochiae	青木香	3～9g	
苦　参	豆科植物苦参 Sophora flaves-cens Ait. 的干燥根	Radix Sophorae Flavescentis	苦参、苦参片	4.5～9g	不宜与藜芦同用
板蓝根	十字花科植物菘蓝 Isatis in-digoticaFort 的干燥根	Radix Isatidis	板蓝根	9～15g	
刺五加	五加科植物刺五加 Acan-thopanax senticosus（Rupr. et Maxim.）Harms 的干燥根及根茎或茎	Radix et coulis Acanthopanacis Senticosi	刺五加、五加	9～27g	
郁　金	姜科植物温郁金 Curcuma Wenyujin Y..H.Chen et C.Ling、姜黄 Curcuma Ionga L.、广西莪术 Curcuma kwangsien-sis S.G.Iee et C.F.Liang. 或蓬莪术 Curcuma Phaeocaulis VaI. 的干燥块根	Radix Curcumae	郁金、广郁金、川郁金	3～9g	
虎　杖	蓼科植物虎杖 Polygonum cus-pidatum Sieb. et Zucc 的干燥根及根茎	Rhizoma Polygoni Cuspidati	虎杖	9～15g	孕妇慎用
明党参	伞形科植物明党参 Changium smyrnioides Worff 的干燥根	Radix Changii	明党参、明党	6～12g	
知　母	百合科植物知母 Anemarrhena asphodeloides Bge 的干燥根茎	Rhizoma Anemarrhenae	知母、盐知母	6～12g	

正 名	来 源	拉丁名称	处方常用名称	常用量	附注
金果榄	防己科植物青年胆 Tinospora sagittata（Oliv.）Gagnep 或金果榄 Tinospora caoillipes Gagnep. 的干燥块根	Radix Tinosporae	金果榄	3～9g	
金荞麦	蓼科植物金荞麦 Fagopyrum dibotrys（D. Don）Harar 的干燥根茎	Rhizoma Fagopyri Dibotryis	金荞麦	15～45g	
狗 脊	蚌壳蕨科植物金毛狗脊 Cibotium barometz（L.）J. Sm 的干燥根茎	Rhizoma Cibotii	狗脊片、狗脊	6～12g	
京大戟	大戟科植物大戟 Euphorbia pekinensis Rupr. 的干燥根	Radix Euphorbiae Pekinensis	京大戟	1.5～3g	
泽 泻	泽泻科植物泽泻 Alisma orientalis（Sam.）Juzep. 的干燥块茎	Rhizoma Alismatis	泽泻	6～9g	
茜 草	茜草科植物茜草 Rubia cordifolia L. 的干燥根及根茎	Radix Rubiae	茜草、红茜草	6～9g	
草 乌	毛茛科植物北乌头 Aconitum Kusnezoffii Reichb 的干燥块根	Radix aconiti Kusnezoffii	草乌、草乌头、制草乌		有大毒，一般炮制后用；生品内服宜慎
胡黄连	玄参科植物胡黄连 Picrohiza scrophularii flora. Pennell 的干燥根茎	Rhizoma Picrorhizae	胡黄连、胡连	1.5～9g	
南沙参	桔梗科植物轮叶沙参 Adenophoratelraphylla（Thunb.）Fisch. 或沙参 Adenophora stricta Miq 的干燥根	Radix Adenophorae	南沙参、沙参	9～15g	
南板蓝根	爵床科植物马蓝 Baphicacanthus cusia（Nees）Bremek. 的干燥根茎及根	Rizoma et Radix Baphicacanthis Cusiae	南板蓝根	9～15g	
威灵仙	毛茛科植物威灵仙 Clematis chinensis 棉团铁线莲 Clematis hexapetala Pall 或东北铁线莲 Clematis manshurica Rupr. 的干燥根及根茎	Radix Clematidis	威灵仙、灵仙	6～9g	

正 名	来 源	拉丁名称	处方常用名称	常用量	附注
骨碎补	水龙骨科植物槲蕨 Drynaria fortunei(Kunze)J.S.M.的新鲜或干燥根茎	Rhizoma Drynariae	毛姜、碎补、骨碎补	3~9g；鲜品6~15g	
香 附	莎草科植物莎草 cyperus rotundus L.的干燥根茎	Rhizoma Cyperi	香附、香附子、四制香附	6~9g	
重 楼	百合科植物南重楼 Paris polyphyllasmith var. yunnanensis (Franch. Hand mazz 或七叶一枝花 P. pollyphyllasmith var. chinensis (Franch.) Hara 的干燥根茎	Rhizoma Paridis	重楼、白蚤休、七叶一枝花	3~9g	有小毒
禹州漏芦	菊科植物蓝刺头 Echinops latifolius Tausch 或华东蓝刺头 Echinops grijisii Hance 的干燥根	Radix Echinopsis	禹州漏芦	4.5~9g	孕妇慎用
独 活	伞形科植物重齿毛当归 Angelica pubescens Maxim. f. biserrata Shan et Yuan 的干燥根	Radix Angelicae Pubescent is	独活	3~9g	
前 胡	伞形科植物白花前胡 Peucedanum Praeruptorum Dunn 或紫花前胡 Peucedanum decursivum Maxim.的干燥根	Radix Peucedani	前胡	3~9g	
姜 黄	姜科植物姜黄 Curcuma longa L.的干燥根茎	Rhizoma Curcumae Longae	姜黄、姜黄粉	3~9g	
秦 艽	龙胆科植物秦艽 Gentiana macrophylla Pall.麻花秦艽 G. straminea Maxim.粗茎秦艽 G. crassicaulis Duthie ex. Burk 或小秦艽 G. dahurica Fisch 的干燥根	Radix Gentianae Macrophyllae	秦艽、川秦艽	3~9g	
珠子参	五加科植物珠子参 Panax japonicus C.A.Mey. var. major (Burk.)C.Y.Wu et K.M.Feng 或羽叶三七 Panax japonicus C.A. Mey. Var. bipinnatifidus (Seem.) C.Y. Wu et K.M. Feng 的干燥根茎	Rhizoma Panacis Majoris	珠子参	3~9g；外用适量	外用研末敷患处

正 名	来 源	拉丁名称	处方常用名称	常用量	附注
桔 梗	桔梗科植物桔梗 Platycodon grandiflorum(Jacq)A.DC.的干燥根	Radix Platycodonis	桔梗、苦桔梗	3~9g	
夏天无	罂粟科植物伏生紫堇 corydalis decumbens(Thunb.)Pers. 的干燥块茎	Rhizoma Corydalis Decumbentis	夏天无	6~12g	
柴 胡	伞形科植物柴胡 Bupleurum chinense DC. 或狭叶柴胡 B. scorzonerifolium Willd. 的干燥根	Radix Bupleuri	柴胡、红柴胡、北柴胡、南柴胡	3~9g	
莪 术	姜科植物蓬莪术 Curcuma phaeocaulisval. 温郁金 C. Wenyujin 或广西莪术 C. kwangsiensis S. Glee et C. F. Liang 的干燥根茎	Rhizoma Curcumae	蓬莪术、莪术	4.5~9g	孕妇禁用
党 参	桔梗科植物党参 Codonopsis pilosula(Franch.)Nannf. 或川党参 C. tangshen Oliv, 素花党参 C. pilosula Nannf var. modesta(Nannf)L.T.的干燥根	Radix Codonopsis	党参	9~30g	不宜与藜芦同用
射 干	鸢尾科植物射干 Belamcanda chinensis(L.)DC 的干燥根	Rhizoma Belamcandae	射干	3~9g	
徐长卿	萝藦科植物徐长卿 Cynanchum paniculatum(Bge.)Kitag 的干燥根及根茎	Radix Cynanchi Paniculati	徐长卿、逍遥竹、寮刁竹	3~12g	不宜久煎
高良姜	姜科植物高良姜 Alpinia officinarum Hance 的干燥根茎	Rhizoma Alpiniae Officinarum	高良姜、良姜	3~6g	
拳 参	蓼科植物拳参 Polygunum bistorta.L.的干燥根茎	Rhizoma Bistortae	拳参、草河车	4.5~9g	
粉萆薢	薯蓣科植物粉背薯蓣 D. hypoglauca palibin 的干燥根茎	Rhizoma Dioscoreae Hypoglaucae	粉草薢	9~15g	
黄 芩	唇形科植物黄芩 scutellaria baicalensis Georgi 的干燥根	Radix Scutellariae	黄芩、条芩、酒黄芩、黄芩炭	3~9g	

正名	来源	拉丁名称	处方常用名称	常用量	附注
黄芪	豆科植物蒙古黄芪 Astragalus membranaceus(Fisch.)Bge.var. mongholicus(Bge.)Hsiao 或膜荚黄芪 A.membranaceus(fisch)Bge 的干燥根	Radix Astragali	黄芪、炙黄芪、蜜黄芪	9～30g	
黄连	毛茛科植物黄连 Coptis chinensis Franch.三角叶黄连 C. deltoidea C.Y.Cheng et Hsiao 或云连 Coptis teeta wall.的干燥根茎	Rhizoma Coptidis	黄连、川连、酒黄连、黄连炭	2～5g	
黄精	百合科植物滇黄精 Polygonatum kingiannum Coll. et Hemsl. 黄精 P. sibiricum Red. 或多花黄精 P. cyrtonema Hua 的干燥根茎	Rhizoma Polygonati	黄精、制黄精	9～15g	
常山	虎耳草科植物常山 Dichroa febrifuga Lour.的干燥根	Radix Dichroae	常山、酒常山	5～9g	有毒；孕妇禁用
浙贝母	百合科植物浙贝母 Fritillaria thunbergii Miq.的干燥鳞茎	Bulbus Fritillariae Thunbergii	浙贝母、象贝母、大贝	4.5～9g	不宜与乌头类药材同用
银柴胡	石竹科植物银柴胡 Stellaria dichotoma L. var. lanceolata Bge 的干燥根	Radix Stellariae	柴胡、银柴胡	3～9g	
猫爪草	毛茛科植物小毛茛 Ranunculus ternatus Thunb.的干燥块根	Radix Ranunculi Ternati	猫爪草	15～30g；单药可用至120g	
麻黄根	麻黄科植物草麻黄 Ephedra sinica Stapf 或中麻黄 E. intermedia Schrenk et C.A Mey 的干燥根及根茎	Radix Ephedrae	麻黄根	3～9g	
商陆	商陆科植物商陆 Phytolacca acinosa Roxb 或垂序商陆 P. Americana L.的干燥根	Radix Phytolaccae	商陆、醋商陆	3～9g	有毒；孕妇禁用
续断	川续断科植物川续断 Dipsacus asperoides C.Y.Cheng et T.M.Ai.的干燥根	Radix Dipsaci	续断	9～15g	
绵马贯众	鳞毛蕨科植物粗茎鳞毛蕨 Dryopteris crassirhizoma Nakai 的干燥根茎及叶柄残基	Rhizoma Dryopteris Crassirhizomatis	绵马贯众	4.5～9g	

正 名	来 源	拉丁名称	处方常用名称	常用量	附注
绵萆薢	薯蓣科植物绵萆薢 Dioscorea septemloba Thunb 或福州薯蓣 D. futschauensis uline ex R kunth 的干燥根茎	Rhizoma Dioscoreae Septemlobae	绵萆薢、萆薢	9～15g	
葛 根	豆科植物野葛 Puerarialobata (Willd) Ohwi 或甘葛藤 P. thomsonii Benth 的干燥根	Radix Pocrariae	粉葛、葛根、煨葛根	9～15g	
紫 草	紫草科植物新疆紫草 Arnebia euchroma (Rayle) Johnst 紫草 Lithospermum erthrorhizon sieb. et zucc. 或内蒙紫草 Arnebia guttata Bunge 的干燥根	Radix Arnebiae Radix Lithospermi	紫草	5～9g	
紫 菀	菊科植物紫菀 Aster tataricus L.f.的干燥根及根茎	Radix Asteris	紫菀、炙紫菀	5～9g	
锁 阳	锁阳科植物锁阳 Cynomorium songaricum Rupr.的干燥肉质茎	Herba Cynomorii	锁阳	5～9g	
湖北贝母	百合科植物湖北贝母 Fritillaria hupehensis Hsiao et K.C. Hsia 的干燥鳞茎	Bulbus Fritilariae Hupehensis	湖北贝母	3～9g, 研粉冲服	不宜与乌头类药材同用
薤 白	百合科植物小根蒜 Allium macrostemon Bge 或薤 Allium Chinensis G Don 的干燥鳞茎	Bulbus Allii Macrostemonis	薤白、小野蒜	5～9g	
藁 本	伞形科植物藁本 ligusticum sinense Oliv 或辽藁本 L. jeholense Narai et Kitag 的干燥根茎及根	Rhizoma Ligustici	西芎、藁本	3～9g	
藕 节	睡莲科植物莲 Nelumbo nucifera Gaertn.的干燥根茎节部	Nodus Nelumbinis Rhizomatis	藕节、藕节炭	9～15g	

二、茎、木、皮类

正 名	来 源	拉丁名称	处方常用名称	常用量	附注
土荆皮	松科植物金钱松 Pseudolarix Kaempferi Gord 的干燥根皮或近根树皮	Cortex Pseudolaricis	土荆皮、土槿皮		醋或酒浸涂擦

正 名	来 源	拉丁名称	处方常用名称	常用量	附注
大血藤	木通科植物大血藤 Sargento-doxa cuneata（Oliv.）Rehl. et. Wils.的干燥藤茎	Caulis Sargentodoxae	大血藤、红藤	9~15g	
川木通	毛莨科植物小木通 Clematis armandii Franch 或绣球藤 C. Montana Buch Ham 的干燥藤茎	Caulis Celmatidis Armandii	川木通、木通	3~6g	
小通草	旌节花科植物喜马山旌节花 Stachyurus himalaicus Hook. f. et.Thoms 中国旌节花 S. chinensis Franch 或山茱萸科植物青荚叶 Helwingia japonica (Thunb)Dietr 的干燥茎髓	Medulla Stachyuri Medulla Helwingiae	小通草	2.5~4.5g	
天仙藤	马兜铃科植物马兜铃 Aristolochie debilis Sieb. et Zucc 或北马兜铃 A.contorta Bge 的干燥地上部分	Herba Aristolochiae	天仙藤、马兜铃藤	4.5~9g	
五加皮	五加科植物细柱五加 Acanthopanax gracilistylus W. W Smith 的干燥根皮	Cortex Acanthopanacis	五加皮、南五加皮	4.5~9g	
化橘红	芸香科植物化州柚 Citrus grandis 'Tomentosa' 或柚 Citrus grandis（L.）Osbeck 的未成熟或近成熟的干燥外层果皮	Exocarpium Citri Grandis	化橘红	3~6g	
功劳木	小檗科植物阔叶十大功劳 Mahonia bealei（Fort.）Carr. 或细叶十大功劳 Mahonia fortunei (Lindl.)Fedde 的干燥茎	Coulis Mahoniae	功劳木、十大功劳	9~15g	
石榴皮	石榴科植物石榴 Punica granatum L.的干燥果皮	Pericarpium Granati	石榴皮	3~9g	
白鲜皮	芸香科植物白鲜 Dictamnus dasycarpus Turcz.的干燥根皮	Cortex Dictamni	白鲜皮	4.5~9g	
瓜蒌皮	葫芦科植物栝楼 Trichosanthes kirilowii Maxim. 或双边栝楼 Trichosanthes rosthornii Harms 的干燥成熟果皮	Pericarpium Trichosanthis	瓜蒌皮	6~9g	不宜与乌头类药材同用
地枫皮	木兰科植物地枫 Illicium difengpi K.I.B.et K.I.M 的干燥树皮	Cortex Illicii	地枫皮	6~9g	有小毒

正 名	来 源	拉丁名称	处方常用名称	常用量	附注
地骨皮	茄科植物枸杞 Lycium chinense Mill 或宁夏枸杞 L. barbarum L. 的干燥根皮	Coretx Lycii	地骨皮	9~15g	
亚乎奴（锡生藤）	防己科植物锡生藤 Cissampelos pareira L. var. hirsyta（Buch. ex DC.）Forman 的干燥全株	Herba Clssampelotis	亚乎奴、锡生藤		系傣族习用药材
肉 桂	樟科植物肉桂 Cinnamomum cassia Presl 的干燥树皮	Cortex Cinnamomi	官皮、企边桂	1~4.5g	有出血倾向者及孕妇慎用；不宜与赤石脂同用
竹 茹	禾本科植物青杆竹 Bambusa briviflora Munro. 大头典竹 Sinocalamus beecheyanus（Munro）Meclure var. purbesens P. F. Ii 或淡竹 phyllostachys nigra（lodd.）munro var. henonis stapf ex Rendle 的茎杆的干燥中间层	Caulis Bambusae In Taenia	竹茹、姜竹茹	4.5~9g	
合欢皮	豆科植物合欢 Albizia julibrissin Durazz 的干燥树皮	Cortex Albiziae	合欢皮	6~12g	
关木通	马兜铃科植物东北马兜铃 Aristolochia manshuriensis Kam 的干燥藤茎	Caulis Aristolochiae Manssuiaensis	木通、怀木通	3~6g	肾功能不全者及孕妇忌服
灯心草	灯心草科植物灯心草 Juncus effusus L. 的干燥茎髓	Medulla Junci	灯心草	1~3g	
苏 木	豆科植物苏木 Caesalpinia sappan L. 的干燥心材	Lignum Sappan	苏木、红苏木	3~9g	孕妇慎用
杜 仲	杜仲科植物杜仲 Eucommia ulmoides Oliv. 的干燥树皮	Cortex Eucommiae	杜仲	6~9g	
牡丹皮	毛茛科植物牡丹 Paeonia suffruticosa Autr. 的干燥根皮	Cortex Moutan	牡丹皮、丹皮	6~12g	
皂角刺	豆科植物皂荚 Gleditsia sinensis Lam 的干燥棘刺	Spina Gleditsiae	皂角刺、天丁	3~9g	

正　名	来　　源	拉丁名称	处方常用名称	常用量	附注
沉　香·	瑞香科植物白木香 Aquilaria sinensis(Lour.)Gilg 含树脂的木材	Lignum Aquilariae Resinatun	沉香	1.5～4.5g	入煎剂宜后下
忍冬藤	忍冬科植物忍冬 Lonicera japonica Thumb 的干燥茎枝	Caulis Lonicerae	忍冬藤、二花藤、金银花藤	9～30g	
苦楝皮	楝科植物川楝 Melia toosendan Sieb. et Zucc. 或楝 Melia azedarach L.的干燥树皮及根皮	Cortex Melian	苦楝皮	4.5～9g; 外用适量	外用研末,用猪脂调敷患处
厚　朴	木兰科植物厚朴 Magnolia offi-cinalis Rehd et Wils 或凹叶厚朴 M. offcinalis Rehd et Wils var. biloba Rehd. et Wils 的干燥干皮、根皮、枝皮	Cortex Magnoliae Officinalis	厚朴、川朴	3～9g	
钩　藤	茜草科植物钩藤 Uncaria rhy-nchphylla(Miq.)Jacks.大叶钩藤 U. macrophylla wall.毛钩藤 U. hirsute Havil.华钩藤 U. sinensis(oliv)Havil 或无柄果钩藤 U.sesslifructus Roxb 的干燥带钩茎枝	Ramulus Uncariae Cum Uncis	双钩藤、钩藤	3～12g	入煎剂宜后下
香加皮	萝藦科植物杠柳 Periploca sepium Bge.的干燥根皮	Cortex Periplocae	香加皮	3～6g	有毒,服用不宜过量
络石藤	夹竹桃科植物络石 Trachelo-spermum jasminoides (Lindl.) Lem 的干燥带叶藤茎	Caulis Trachelospermi	络石藤	6～12g	
秦　皮	木樨科植物苦枥白蜡树 Frax-inus rhynchophylla Hance.白蜡树 F. chinenesis Roxb. 或宿柱白蜡树 F. stylosa Lingelsh 的干燥枝皮或干皮	Cortex Fraxini	秦皮	6～12g	
桂　枝	樟科植物肉桂 Cinnamomum ca-ssia Presl.的干燥嫩枝	Ramulus Cinnamomi	桂枝、嫩桂枝	3～9g	
海风藤	胡椒科植物风藤 Piper Kadsura (Choisy)ohwi.的干燥藤茎	Caulis Piperis Kadsurae	海风藤	6～12g	
桑白皮	桑科植物桑 Morus alba.L 的干燥根皮	Cortex Mori	桑白皮、桑皮	6～12g	

正名	来源	拉丁名称	处方常用名称	常用量	附注
桑枝	桑科植物桑 Morus alba L. 的嫩枝	Ramulus Mori	桑枝	9~15g	
桑寄生	桑寄生科植物桑寄生 Taxillus chinensis(DC.)Danser. 的干燥带叶茎枝	Herba Taxilli	桑寄生、寄生	9~15g	
黄柏	芸香科植物黄皮树 Phellodendron chinense Schneid 或黄蘗的干燥树皮	Cortex Phellodendri	黄柏、川黄柏、盐黄柏	3~12g	
椿皮	苦木科植物臭椿 Ailanthus altissiima(Mill.)Swingie 的干燥根皮或干皮	Cortex Ailanthi	椿皮、椿根皮、椿根白皮、樗白皮	6~9g	
槲寄生	桑寄生科植物槲寄生 Viscum Coloratum(Komar.)Nakai 的干燥带叶茎枝	Herba Visci	槲寄生、寄生	9~15g	
橘红	芸香科植物橘 Citrus reticulata Blanco 及其栽培变种的干燥外层果皮	Exocarpium Citri Rubrum	橘红	3~9g	
檀香	檀香科植物檀香 Santalum album L. 树干的心材	Lignun Santali Albi	檀香	2~5g	

三、叶、花类

正名	来源	拉丁名称	处方常用名称	常用量	附注
丁香	桃金娘科植物丁香 Eugenia caryophyllata Thunb 的干燥花蕾	Flos Caryophylli	丁香、公丁香	1~3g	不宜与郁金同用
人参叶	五加科植物人参 Panax ginseng C.A.Mey. 的干燥叶	Folium Ginseng	人参叶	3~9g	不宜与藜芦同用
九里香	芸香科植物九里香 Murraya exotica L. 和千里香 Murraya paniculata (L.) Jack 的干燥叶和带叶嫩枝	Folium et Cacumen Murrayae	九里香	6~12g;外用鲜品适量	外用捣烂敷患处
月季花	蔷薇科植物月季 Rosa chinensis Jacq 的干燥花	Flos Rosae chinensis	月季花	1.5~4.5g	

正名	来源	拉丁名称	处方常用名称	常用量	附注
大青叶	十字花科植物菘蓝 Isatisindigotica Fort 的干燥叶	Folium Isatidis	大青叶	9~15g	
艾叶	菊科植物艾 Artemisia argyi Levi et vant 的干燥叶	Folium Artemisiae Argyi	艾叶、蕲艾	3~9g;外用适量	有小毒,供灸治或熏洗用
合欢花	豆科植物合欢 Albizia julibrissin Durazz 的干燥花序	Flos Albiziae	合欢花、夜合花	4.5~9g	
红花	菊科植物红花 Carthamus tinctorius L.的干燥花	Flos Carthami	红花、草红花	3~9g	孕妇慎用
芫花	瑞香科植物芫花 Daphne genkwa Sicb.et.Zucc 的干燥花蕾	Flos Genkwa	芫花、醋芫花	1.5~3g	有毒;孕妇禁用;不宜与甘草同用
牡荆叶	马鞭草科植物牡荆 Vitex negundo L. var. cannabifolia(Sieb. et Zucc.)Hand.Mazz. 的新鲜叶	Folium Viticis Negundo	牡荆叶	3~9g	鲜用,或供提取牡荆油用
辛夷	木兰科植物望春花 Magnolia biondii Pamp.玉兰 M.denudata Desr,或五当玉兰 M.sprengeri pamp 的干燥花蕾	Flos Mageoliae	辛夷、辛夷花	3~9g	
鸡冠花	苋科植物鸡冠花 Celosia cristata L.的干燥花序	Flos Celooiac Cristatae	鸡冠花	6~12g	
玫瑰花	蔷薇科植物玫瑰 Rosa rugosa Thunb 的干燥花蕾	Flos rosae Rugosae	玫瑰花	1.5~6g	
松花粉	松科植物马尾松 Pinus massoniana Lamb 油松 Ptabulaeformis Carr 或同属数种植物的干燥花粉	Pollen Pini	松花粉	外用适量	外用撒敷患处
枇杷叶	蔷薇科植物枇杷 Eriobotrya Japonica(Thunb)Lindl 的干燥叶	Folium Eriobotryae	枇杷叶、杷叶	6~9g	
罗布麻叶	夹竹桃科植物罗布麻 Apoxynum venetum L 的干燥叶	Folium Apocyni Veneti	罗布麻叶	6~12g	

正 名	来 源	拉丁名称	处方常用名称	常用量	附注
侧柏叶	柏科植物侧柏 Platycladus orientalis(L)Franco 的干燥枝梢及叶	Cacumen Platycladi	侧柏叶、侧柏炭	6～12g	
金银花	忍冬科植物忍冬 Lonicera japonica Thunb. 红腺忍冬 L. hypoglauca Miq 山银花 L.confusa DC 或毛花柱忍冬 L. dasystyla Rehd 的干燥花蕾或带初开的花	Flos Lonicerae	二花、金银花、银花、忍冬花	6～15g	
闹羊花	杜鹃花科植物蹋躅 Rhodoendron molle G.Don 的干燥花	Flos Rhododendri Mollis	闹羊花、羊蹋躅花	0.6～1.5g	有 大 毒;体弱者及孕妇禁用
枸骨叶	冬青科植物枸骨 Ieex Cornuta Lnidi ex paxt 的干燥叶	Folium Ilicis Cornutae	枸骨叶	9～15g	
厚朴花	木兰科植物厚朴 Magnolia offcinalis Rehd.et Wils 或凹叶厚朴 M. officinalis Rehd. et Wils var. biloba Rehd. et Wils 的干燥花蕾	Flos Magnoliae Officinalis	厚朴花	3～9g	
洋金花	茄科植物白曼陀罗 Datura metel L.的干燥花	Flos Daturae	洋金花、曼陀罗花	0.3～0.6g	有毒
莲 须	睡莲科植物 Nelumbo nucifera Gaertn 的干燥雄蕊	Stamen Nelumbinis	莲须	3～5g	
荷 叶	睡莲科植物莲 Nelumbo nucifera Gaertn 的新鲜或干燥叶	Folium Nelumbinis	荷叶、荷叶炭	3～9g;鲜品 15～30g;荷叶炭 3～6g	
夏枯草	唇形科植物夏枯草 Prunella vulgaris L.的干燥花的果穗	Spica Prunellae	夏枯草、夏枯球	9～15g	
凌霄花	紫葳科植物凌霄 Campsis grandiflora(Thunb)K. Schum 或美洲凌霄 Campsis radicans (L.)Seem 的干燥花	Flos Campsis	凌霄花	5～9g	孕妇慎用
桑 叶	桑科植物桑 Morus alba L.的干燥叶	Folium Mori	桑叶、冬桑叶、霜桑叶	5～9g	

正　名	来　源	拉丁名称	处方常用名称	常用量	附注
菊　花	菊科植物菊 Chrysanthemum morifolium Ramat 的干燥头状花序	Flos Chrysanthemi	菊花、杭菊花、白菊花	5~9g	
梅　花	蔷薇科植物梅 Prunus mume (Sieb)Sieb. et Zuce. 的干燥花蕾	Flos mume	梅花	3~5g	
野菊花	菊科植物野菊 Chrysanthemum indicum L.的干燥头状花序	Flos Chrysanthemi indici	野菊花	9~15g	
银杏叶	银杏科植物银杏 Ginkgo biloba L.的干燥叶	Folium Ginkgo	银杏叶	9~12g	有实邪者忌用
旋覆花	菊科植物旋覆花 Inula japonica Thmb 或欧亚旋覆花 Inula Britannica L.的干燥头状花序	Flos inulae	旋覆花	3~9g	入煎剂宜包煎
密蒙花	马钱科植物密蒙花 Buddleja officinalis Maxim 的干燥花蕾及花序	Flos Bnddlejae	密蒙花、蒙花	3~9g	
款冬花	菊科植物款冬 Tussilago farfara L.的干燥花蕾	Flos Farfarae	冬花、款冬花、	5~9g	
棕　榈	棕榈科植物棕榈 Trachycarpus fortunei(Hook.f)H. Wendl. 的干燥叶柄	Petiolus Trachycarpi	棕榈、棕板	3~9g	一般炮制后用
紫苏叶	唇形科植物紫苏 Perilla frutescens(L.)Britt. 的干燥叶(或带嫩枝)	Folium Perillae	紫苏叶、苏叶	5~9g	
番泻叶	豆科植物狭叶番泻 Cassia angustifolia Vahi 或尖叶番泻 Cassia acutifolia Delie 的干燥小叶	Folium Sennae	泻叶、番泻叶	2~6g	入煎剂宜后下，或开水泡服；孕妇慎用
蒲　黄	香蒲科植物水烛香蒲 Typha angustifolia L.东方香蒲 Typha orientalis Presl 或同属植物的干燥花粉	Pollen Typhae	蒲黄、炒蒲黄、蒲黄炭、生蒲黄	5~9g	孕妇慎用
槐　花	豆科植物槐 Sophora japonica L.的干燥花及花蕾	Flos Sophorae	槐花炭、槐花	5~9g	

正　名	来　　源	拉丁名称	处方常用名称	常用量	附注
锦灯笼	茄科植物酸浆 Physalis alkekengi L. var. franchetii (Mast.) Makino 的干燥宿萼或带果实的宿萼	Calyx Seu Fructus Physalis	锦灯笼	5～9g；外用适量	外用捣敷患处
满山红	杜鹃花科植物兴安杜鹃 Rhododendron dauricum L. 的干燥叶	Folium Rhododendri Daurici	满山红	25 ～ 50g 水煎服；6 ～ 12g 用 40% 乙醇浸服	
蓼大青叶	蓼科植物蓼蓝 Poilgonum tinctorium Ait. 的干燥叶	Folium Polygoni Tinctorii	蓼大青叶	9～15g	

四、果实、种子类

正　名	来　　源	拉丁名称	处方常用名称	常用量	附注
八角茴香	木兰科植物八角茴香 Illicum verum Hook. f 的干燥成熟果实	Fructus Anisi Stellati	八角茴香、大茴香	3～6g	
刀豆	豆科植物刀豆 Canavalia gladiata(Jacq)DC 的干燥成熟种子	Semen Canavaliae	刀豆、刀豆子	6～9g	
广枣	漆树科植物南酸枣 Choerospondias axillaris（Roxb）Burtt et Hill 的干燥成熟果实	Fructus Choerospondiatis	广枣	1.5～2.5g	系蒙古族习用药材
大枣	鼠李科植物枣 Ziziphus jujuba Mill 的干燥成熟果实	Fructus Jujubae	红枣、大枣	6～15g	
大腹皮	棕榈科植物槟榔 Areca catechu L. 的干燥果皮	Pericarpum Arecae	大腹皮	4.5～9g	
山茱萸	山茱萸科植物山茱萸 Cornus officinalis Sieb. et. Zucc. 的干燥成熟果肉	Fructus Corni	山茱萸	6～12g	
山楂	蔷薇科植物山里红 Crataegus pinnatifida Bge. var. major N. E. Br. 或山楂 C. pinnatifida Bge 的干燥成熟果实	Fructus Crataegi	山楂、焦山楂、山楂炭	9～12g	
千金子	大戟科植物续随子 Euphorbia lathyris L. 的干燥成熟种子	Semen Euphorbiae	续随子、千金子	1～2g	有毒；孕妇及体弱便溏者忌服

正 名	来 源	拉丁名称	处方常用名称	常用量	附注
川楝子	楝科植物川楝 Melia toosendan Sieb et Zucc 的干燥成熟果实	Fructus Toosendan	川楝子、金铃子	4.5~9g	有小毒
女贞子	木犀科植物女贞 Ligustrum lucidum Ait 的干燥成熟果实	Fructus Ligustri Lucidi	女贞子	6~12g	
小叶莲	小檗科植物桃儿七 Sino Podophyllum emodi(Wall.) 的干燥成熟果实	Fructus Sino Podophylli	小叶莲	3~9g	有小毒；系藏族习用药材
小茴香	伞形科植物茴香 Foeniculum vulgare Mill 的干燥成熟果实	Fructus Foeniculi	小茴香、谷茴	3~6g	
马钱子（番木鳖）	马钱子科植物马钱 Strychnos nux vomica L. 的干燥成熟种子	Semen Strychni	马钱子、番木鳖、制马钱子	0.3~0.6g	有大毒。孕妇禁用
马兜铃	马兜铃科植物北马兜铃 Aristolochia contorta Bge 或马兜铃 A. debilis Sieb et. Zucc 的干燥成熟果实	Fructus Aristolochiae	马兜铃	3~9g	
王不留行	石竹科植物麦蓝菜 Vaccaria segetalis(Neck)Garcke 的干燥成熟种子	Semen Vaccariae	王不留、留行子、王不留行	4.5~9g	孕妇慎用
天仙子（莨菪子）	茄科植物莨菪 Hyoscyamus niger L. 的干燥成熟种子	Semen Hyoscyami	莨菪子、天仙子	0.06~0.6g	有大毒；心脏病、心动过速、青光眼患者及孕妇忌服
木 瓜	蔷薇科植物贴梗海棠 Chaenomeles speciosa（Sweet）Nakai 的干燥近成熟果实	Fructus Chaenomelis	木瓜、宣木瓜	6~9g	
木蝴蝶	紫葳科植物木蝴蝶 Oroxylum indicum(L.)Vent. 的干燥成熟种子	Semen Orixyli	木蝴蝶、云故纸、千层纸	1.5~3g	
木鳖子	葫芦科植物木鳖 Momordica cochinchinensis（Lour.）Spreng 的干燥成熟种子	Semen Momordicae	木鳖子	0.9~1.2g	有毒；孕妇慎用
五味子	木兰科植物五味子 Schisandra chinensis(Thrcz)Baill 的干燥成熟果实	Fructus Schisandrae Chinensis	五味子、北五味子	1.5~6g	

正 名	来　源	拉丁名称	处方常用名称	常用量	附注
车前子	车前科植物车前 Plantago asiatica L. 或平车前 P. depressa Willd. 的干燥成熟种子	Semen Plantaginis	车前子、车前仁	9～15g	入煎剂宜包煎
牛蒡子	菊科植物牛蒡 Arctium lappa L. 的干燥成熟果实	Fructus Arctii	牛蒡子、大力子	6～12g	
毛诃子	使君子科植物毗黎勒 Terminalia illerica (Gaertn.) Roxb. 的干燥成熟果实	Fructus Terminaliae Billericae	毛诃子	3～9g	系藏族习用药材
乌 梅	蔷薇科植物梅 Prunus mume (Sieb) sieb et. Zucc 的干燥近成熟果实	Fructus Mume	乌梅、乌梅肉、乌梅炭	6～12g	
火麻仁	桑科植物大麻 Cannabis Sative L. 的干燥成熟果实	Fructus Cannabis	火麻仁、大麻仁	9～15g	
巴 豆	大戟科植物巴豆 Croton tiglium L. 的干燥成熟果实	Fructus Crotonis	巴豆、巴豆霜	外用适量	有大毒；孕妇禁用；不宜与牵牛子同用
水红花子	蓼科植物红蓼 Polygonum orientale L. 的干燥成熟果实	Fructus Polygoni Orientalis	水红花子	15～30g	外用适量,熬膏敷患处
龙眼肉	无患子科植物龙眼 Dimocarpus longan Lour. 的假种皮	Arillus Longan	龙眼肉、桂圆肉	9～15g	
白 果	银杏科植物银杏 Ginkgo biloba L. 的干燥成熟种子	Semen Ginkgo	白果、银杏	4.5～9g	生食有毒
白扁豆	豆科植物扁豆 Dolichos lablab. L. 的干燥成熟种子	Semen Lablab Album	白扁豆、炒扁豆	9～15g	
瓜 蒌	葫芦科植物栝楼 Trichosanthes kiriolwii Maxim 或双边栝楼 T. rosthornii harms Has. 的干燥成熟果实	Fructus Trichosanthis	瓜蒌、栝楼、全瓜蒌	9～15g	不宜与乌头类药材同用
冬瓜皮	葫芦科植物冬瓜 Benincasa hispida (Thunb) Cogn 的干燥外层果皮	Exocarpium Benincasae	冬瓜皮	9～30g	

正 名	来 源	拉丁名称	处方常用名称	常用量	附注
冬葵果	锦葵科植物冬葵 Malva verticillata L.的干燥成熟果实	Fructus Malvae	冬葵果	3～9g	系蒙古族习用药材
丝瓜络	葫芦科植物丝瓜 Luffa cylindrica(L.)Roem 的干燥成熟果实之维管束	Retinervus Luffae Fructus	丝瓜络	4.5～9g	
地肤子	藜科植物地肤 Kochia scoparia (L.)Schrad 的干燥成熟果实	Fructus Kochiae	地肤子	9～15g	
亚麻子	亚麻科植物亚麻 Linum usitatissimum L.的干燥成熟种子	Semen Lini	亚麻子、亚麻仁、胡麻子	9～15g	大便滑泻者忌用
肉豆蔻	肉豆蔻科植物肉豆蔻 Myrisitica fragrans Houtt 的干燥种仁	Semen Myristicae	肉豆蔻、煨肉豆蔻	3～9g	
决明子	豆科植物决明 Cassia obtusifolia L. 或小决明 Cassia tora L. 的干燥成熟种子	Semen Cassiae	决明子、草决明	9～15g	
红豆蔻	姜科植物大高良姜 Alpinia galanga Willd 的干燥成熟果实	Fructus Galangae	红豆蔻、豆蔻	3～6g	
麦芽	禾本科植物大麦 Hordeum vulgare L.的成熟果实经发芽干燥而得	Fructus Hordei Germinatus	麦芽、生麦、炒麦、炒麦芽	9～15g;回乳炒用60g	
赤小豆	豆科植物赤小豆 Phaseolus calcaratrus Roxb. 或赤豆 P. angularis Wight 的干燥成熟种子	Semen Phaseoli	红小豆、赤小豆	9～30g	
花椒	芸香科植物青椒 Zanthoxylum schinifolium Sieb et Zucc 或花椒 Zanthoxylum bungeanum Maxim 的干燥成熟果皮	Pericarpium Zanthoxyli	川椒、花椒	3～6g	
芥子	十字花科植物白芥 Sinapi alba L. 或芥 Brassica juncea(L.)Czern et Coss 的干燥成熟种子	Semen Sinapis	芥子、白芥子、炒芥子	3～9g	有小毒
苍耳子	菊科植物苍耳 Xanthium sibiricum Patr 的干燥成熟带总苞的果实	Fructus Xanthii	苍耳子、炒苍耳子	3～9g	有毒
芡实	睡莲科植物芡 Euryale ferox Salisb 的干燥成熟种仁	Semen Euryales	芡实	9～15g	

正　名	来　　源	拉丁名称	处方常用名称	常用量	附注
豆　蔻	姜科植物白豆蔻 Amomum Kravanh Pierre ex Gagnep 或爪哇白豆蔻 A. Compactum Soland ex maton 的干燥成熟果实	Fructus Amomi Rotundus	白豆蔻、蔻仁、豆蔻	3～6g	入煎剂宜后下
连　翘	木犀科植物连翘 Forsythia suspensa(Thunb.)Vahl 的干燥果实	Fructus Forsythiae	连翘	6～15g	
吴茱萸	芸香科植物吴茱萸 Evodia rutaecarpa(Juss)Benth. 石虎 E. rutaecarpa(Juss)Benth var. officinalis(Dode)Huang 或疏毛吴茱萸 E. rutaecarpa(Juss)Benth. var. bodinieri(Dode)Huang 的干燥近成熟果实	Fructus Euodiae	吴茱萸、吴黄	1.5～4.5g	有小毒
佛　手	芸香科植物佛手 Citrus medica L. var. sarcodactylis Swingle 的干燥果实	Fructus Citri Sarcodactylis	佛手、广佛手	3～9g	
余甘子	大戟科植物余甘子 Phyllanthus emblica L. 的干燥成熟果实	Fructus Phyllanthi	余甘子	3～9g	系藏族习用药材
谷　芽	禾本科植物粟 Setaria italica (L.)Beauv 的成熟果实经发芽干燥而得	Fructus Setariae Germinatus	谷芽、炒谷芽	9～15g	
沙苑子	豆科植物扁茎黄芪 Astragalus complanatus R.Br. 的干燥成熟种子	Semen Astragali Complanati	沙苑子、潼蒺藜	9～15g	
沙　棘	胡颓子科植物沙棘 Hippophae rham～noides L. 的干燥成熟果实	Fructus hippophae	沙棘	3～9g	系蒙古族、藏族习用药材
诃　子	使君子科植物诃子 Terminalia chebula Retz 或绒毛诃子 T. chebula Retz var. tomentella Kurt. 的干燥成熟果实	Fructus Chebulae	诃子、诃藜勒、煨诃子	3～9g	
陈　皮	芸香科植物橘 Citrus reticulata Blanco 及其栽培变种的干燥成熟果皮	Pericarpium Citri Reticulatae	陈皮、广陈皮	3～9g	
青　皮	芸香科植物橘 Citrus reticulata Blanco 及其栽培变种的干燥幼果或未成熟果实的外层表皮	Pericarpium Cirti Reticulatae Viride	青皮、扣青皮	3～9g	

正名	来源	拉丁名称	处方常用名称	常用量	附注
青果	橄榄科植物橄榄 Canarium album Raeusch 的干燥成熟果实	Fructus Canarii	青果、橄榄	4.5～9g	
青葙子	苋科植物青葙 Celosia argentea L.的干燥成熟种子	Semen Celosiae	青葙子	9～15g	
苦杏仁	蔷薇科植物山杏 Prunus armeniaca L. var. ansu. Maxim 西伯利亚杏 P. sibirica L. 东北杏 P. mandshurica（Maxim）Koehne 或杏 P. armeniaca L. 的干燥成熟种子	Semen Armeniacae Amarum	杏仁、苦杏仁	4.5～9g	有小毒。生品入煎剂宜后下
苘麻子	锦葵科植物苘麻 Abutilon theophrastii Medic. 的干燥成熟种子	Semen Abutili	苘麻子	3～9g	
郁李仁	蔷薇科植物欧李 Prunus humilis Bge 郁李 P. japonica Thunb 或长柄扁桃 P. peduculata maxim 的干燥成熟种子	Semen Pruni	郁李仁	6～9g	孕妇慎用
罗汉果	葫芦科植物罗汉果 Momirdica grosvenori Swingle 的干燥果实	Fructrs Momordicae	罗汉果	9～15g	
使君子	使君子科植物使君子 Quisqualis indica L. 的干燥成熟果实	Fructus Quisqualis	使君子、使君仁	使君子 9～12g；使君子仁 6～9g	服药时忌饮浓茶
金樱子	蔷薇科植物金樱子 Rosa laevigata Michx 的干燥成熟果实	Fructrs Rosae Laevigatae	金樱子	6～12g	
荜茇	胡椒科植物荜茇 Piper longum L.的干燥近成熟或成熟果穗	Fructus Piperis Longi	荜茇	1.5～3g	
荜澄茄	樟科植物山鸡椒 Litsea cubeba（Lour)Pers 的干燥成熟果实	Fructus Litseae	荜澄茄、澄茄子	1.5～3g	
草豆蔻	姜科植物草豆蔻 Alpinia katsumadai hayata 的干燥近成熟种子	Semen Alpiniae Katsumadai	草豆蔻、草蔻仁	3～6g	
草果	姜科植物草果 Amomum tsaoko Crevost et Lemaire 的干燥成熟果实	Fructus Tsaoko	草果、草果仁	3～6g	

正　名	来　　源	拉丁名称	处方常用名称	常用量	附注
茺蔚子	唇形科植物益母草 Leonurus japonicus Houtt 的干燥成熟果实	Fructus Leomuri	茺蔚子	4.5～9g	瞳孔散大者慎用
胡芦巴	豆科植物胡芦巴 Trigonella foenum graecum L. 的干燥成熟种子	Semen Trigonellae	芦巴子、胡芦巴	4.5～9g	
胡　椒	胡椒科植物胡椒 Piper nigrum L.的干燥近成熟或成熟果实	Fructus Piperis	胡椒	0.6～1.5g	研粉吞服
荔枝核	无患子科植物荔枝 Litchi chinensis Sonn 的干燥成熟种子	Semen Litchi	荔枝核、炒荔枝核	4.5～9g	
南五味子	木兰科植物华中五味子 Schisandra sphenanthera Rehd. et Wils.的干燥成熟果实	Fructus Schisandrae Sphenantherae	南五味子	1.5～6g	
南鹤虱	伞形科植物野胡萝卜 Daucus Carota L.的干燥成熟果实	Fructus Carotae	南鹤虱、鹤虱	3～9g	有小毒
枳　壳	芸香科植物酸橙 Citrus aurantium L.及其栽培变种的干燥未成熟果实	Fructrs Aurantii	枳壳、炒枳壳	3～9g	孕妇慎用
枳　实	芸香科植物酸橙 Citrus aurantium L.及其栽培变种或甜橙 C.sinensis Osbeck 的干燥幼果	Fructus Aurantii Lmmaturus	枳实、炒枳实	3～9g	孕妇慎用
柏子仁	柏科植物侧柏 Platycladus orientalis（L.）Franco 的干燥成熟种仁	Semen Platycladi	柏子仁、柏子仁霜	3～9g	
栀　子	茜草科植物栀子 Gardenia jasminoides Ellis 的干燥成熟果实	Fructus Gardeniae	山栀、炒栀子	6～9g	
枸杞子	茄科植物宁夏枸杞 Lycium barbarum L.的干燥成熟果实	Fructus Lycii	枸杞子、枸杞、北枸杞	6～12g	
柿　蒂	柿树科植物柿 Diospyros kaki Thunb 的干燥宿萼	Calyx Kaki	柿蒂	4.5～9g	
砂　仁	姜科植物阳春砂 Amomum villosum Lour. 海南砂 A. Longiligulare T. L. Wu 或绿壳砂 A. villosum lour . var. xanthioides T.L.Wu et Senjen 的干燥成熟果实	Fructus Amomi	砂仁、缩砂仁、壳砂仁、砂米	3～6g	入煎剂宜后下

正　名	来　源	拉丁名称	处方常用名称	常用量	附注
牵牛子（黑白丑）	旋花科植物裂叶牵牛 Pharbitis mil(L.)Choisy 或圆叶牵牛 P. purpurea (L.)Voigt 的干燥成熟种子	Semen Pharbitidis	牵牛子、黑白丑、二丑	3～6g	有毒；孕妇禁用；不宜与巴豆、巴豆霜同用
鸦胆子	苦木科植物鸦胆子 Brucea javanica(L.)Merr 的干燥成熟种子	Fructus Bruceae	生鸦胆子、鸦胆子	0.5～2g	有小毒
韭菜子	百合科植物韭菜 Allium tuberosrm Rottl 的干燥成熟种子	Semen Allii Tuberosi	韭菜子	3～9g	
香　橼	芸香科植物枸橼 Citurs medica L. 或香圆 C.wilsonii Tanaka 的干燥成熟果实	Fructus Citri	香橼	3～9g	
胖大海	梧桐科植物胖大海 Sterculia Hchnophora Hance 的干燥果实	Semen Sterculae Hchnophorae	通大海、胖大海	2～3枚	沸水泡服或煎服
急性子	凤仙花科植物凤仙花 Impatiens balsamina L. 的干燥成熟种子	Semen Impatiens	急性子	3～4.5g	有小毒；孕妇慎用
桃　仁	蔷薇科植物桃 Prunus persica (L.)Batsch 或山桃 P. davidiana(Carr.)Franch 的干燥成熟种子	Semen persicae	桃仁	4.5～9g	孕妇慎用
核桃仁	胡桃科植物胡桃 Juglans regia L. 的干燥成熟种子	Semen Juglandis	核桃仁、胡桃仁	6～9g	
莱菔子	十字花科植物萝卜 Raphanus sativusL. 的干燥成熟种子	Scmen Raphani	萝卜子、莱菔子	4.5～9g	
莲　子	睡莲科植物莲 Neaumbo nucifera Gaertn 的干燥成熟种子	Semen Neaumbinis	莲子、莲米、莲子肉	6～15g	
莲子心	睡莲科植物莲 Nelumbo Nucifera Gaertn 的成熟种子中的干燥幼叶及胚根	Plumula Nelumbinis	莲心、莲子心	2～5g	
莲　房	睡莲科植物莲 Nelumbo nucifera Gaertn 的干燥花托	Receptaculum Nelumbinis	莲房	4.5～9g	
益　智	姜科植物益智 Alpinia oxyphylla Miq. 的干燥成熟果实	Fructus Alpiniae oxyphyllae	益智仁、益智	3～9g	

正　名	来　　源	拉丁名称	处方常用名称	常用量	附注
娑罗子	七叶树科植物七叶树 Aesculus chinensis Bge 或天师粟 A. wilsonii Rehd 的干燥成熟果实	Semen Aesculi	娑罗果、梭罗子	3～9g	
预知子	木通科植物木通 Akebia quinata(Thunb.)Decne. 三叶木通 A. trifolita(Thunb.)Koidz 或白木通 A. trifoliata (Thunb.) Koidz var. australis (Diesds) Rehd 的干燥近成熟果实	Fructus Akebiae	预知子	3～9g	
桑　椹	桑科植物桑 Morus alba L. 的干燥果实	Ramulus Mori	桑椹、桑椹子	9～15g	
菟丝子	旋花科植物菟丝子 Cuscuta chinensis Lam 的干燥成熟种子	Semen Cuscutae	吐丝子、菟丝子	6～12g	
蛇床子	伞形科植物蛇床 Cnidium monnieri(L.)Cuss 的干燥成熟果实	Fructus Cnidii	蛇床子	3～9g	有小毒
猪牙皂	豆科植物皂荚 Gleditsia sinensis Lam 的干燥不育果实	Fructus Gleditsiae Abnormalis	猪牙皂、牙皂	1～1.5g	孕妇及咯血、吐血患者禁用
葶苈子	十字花科植物独行菜 Lepidium apetalum Willd 或播娘蒿 Descuainia sophia(L.)Webb ex Drantl 的干燥成熟种子	Semen Lepidium Semen Descuainiae	葶苈子、葶苈	3～9g	入煎剂宜包煎
楮实子	桑科植物构树 Broussonetia papyrifera (L.) Vent. 的干燥成熟果实	Fructus Broussonetiae	楮实子	6～12g	
紫苏子	唇形科植物紫苏 Perilla frutescnes(L.)Britt 的干燥成熟果实	Fructus Perillae	紫苏子、苏子、炒紫苏子	3～9g	
黑芝麻	脂麻科植物脂麻 Sesamum indicum L. 的干燥成熟种子	Semen Sesami Nigrum	黑芝麻、黑脂麻	9～15g	
黑种草子	毛茛科植物瘤果黑种草 Nigella glandulifera Freyn 的干燥成熟种子	Semen Nigellae	黑种草子	2～6g	系维吾尔族习用药材；孕妇及热性病患者禁服

正　名	来　源	拉丁名称	处方常用名称	常用量	附注
蓖麻子	大戟科植物蓖麻 Ricinus communis L. 的干燥成熟种子	Semen Ricini	蓖麻仁、蓖麻子	外用适量	有毒
蒺藜	蒺藜科植物蒺藜 Tribulus terrestris L. 的干燥成熟果实	Fructus Tribuli	蒺藜、刺蒺藜、白蒺藜	6～9g	有小毒
槐　角	豆科植物槐 Sophora japonica L. 的干燥成熟果实	Fructus Sophorae	槐实、槐角、炒槐角	6～9g	
路路通	金缕梅科植物枫香树 Liquidambar Formosana Hance 的干燥成熟果序	Fructus Liquidambaris	路路通	5～9g	
蔓荆子	马鞭草科植物单叶蔓荆 Vitex trifolia L. var simplici Folia cham 或蔓荆 V. rtifolia L. 的干燥成熟果实	Fructus Viticis	蔓荆子、炒蔓荆子	5～9g	
榧　子	红豆杉科植物榧 Torreya grondis Fort 的干燥成熟种子	Semen Torreyae	榧子、香榧子	9～15g	
槟　榔	棕榈科植物槟榔 Areca catechu L. 的干燥成熟种子	Semen Arecae	槟榔、大白、花槟榔	3～9g；驱绦虫、姜片虫 30～60g	
酸枣仁	鼠李科植物酸枣 Ziziphus jujuba var. spinosa（Bunge）Hu ex H. Fchu 的干燥成熟种子	Semen Ziziphi Spinosae	酸枣仁、枣仁	9～15g	
罂粟壳	罂粟科植物罂粟 Papaver somniferum L. 的干燥成熟果壳	Pericarpium Papaveris	罂粟壳	3～6g	有毒；易成瘾，不宜常服；儿童禁用
蕤　仁	蔷薇科植物蕤核 Prinsepia uniflora 或齿叶扁核木 P. uniflora Batal. var. serrata Rehd 的干燥成熟果核	Nux Prinsepiae	蕤仁	5～9g	
稻　芽	禾本科植物稻 Oryza sativa L. 的成熟果实经发芽干燥而成	Fructus Oryzae Germinatus	稻芽	9～15g	
鹤　虱	菊科植物天名精 Carpesium abrotanoides L. 的干燥成熟果实	Fructus Carpesii	北鹤虱、鹤虱	3～9g	有小毒

正名	来源	拉丁名称	处方常用名称	常用量	附注
橘核	芸香科植物橘 Cityus reticulata Blanco 及其栽培变种的干燥成熟种子	Semen Cltri Reticulatae	橘核	3～9g	
薏苡仁	禾本科植物薏苡 Coix Iacryma-jobi L. var mayuen（Roman. d）Stapf 的干燥成熟种仁	Semen Coicis	薏苡仁、薏米	9～30g	
覆盆子	蔷薇科植物华东覆盆子 Rubus chingii Hu 的干燥果实	Fructus Rubi	覆盆子	6～12g	

五、草类

正名	来源	拉丁名称	处方常用名称	常用量	附注
广金钱草	豆科植物广金钱草 Desmodium styracifolium（Osb.）Merr. 的新鲜或干燥地上部分	Herba Desmodii Styracifolii	广金钱草	15～30g	
广藿香	唇形科植物广藿香 Pogostemon cablin(Blanco)Benth 的干燥地上部分	Herba Pogostemonis	广藿香	3～9g	
小蓟	菊科植物刺儿菜 Cirsium setosum(Willd.)MB. 的干燥地上部分	Herba Cirsii	小蓟、小蓟炭	4.5～9g	
马齿苋	马齿苋科植物马齿苋 Portulaca oleracea L. 的新鲜或干燥地上部分	Herba Portulace	马齿苋	9～15g;鲜品 30～60g;外用适量	外用捣敷患处
马鞭草	马鞭草科植物马鞭草 Verbena officinalis L. 的干燥地上部分	Herba Verbenae	马鞭草、马鞭梢	4.5～9g	
木贼	木贼科植物木贼 Equisetum hiemale L. 的干燥地上部分	Herba Equiseti Hiemalis	木贼	3～9g	
车前草	车前草科植物车前 Plantago asiatica L. 或平车前 P. depressa Willd 的新鲜或干燥全草	Herba Plantagis	车前草	9～30g;鲜品 30～60g	
石韦	水龙骨科植物庐山石韦 Pyrrosia sherari（Bake.）Ching. 石韦 P. lingua（Thund）Farwell 或有柄石韦 P. petiolosa（Christ）Ching 的干燥叶	Folium Pyrrosiae	石韦	6～12g	

正名	来源	拉丁名称	处方常用名称	常用量	附注
石斛	兰科植物环草石斛 Dendrobium loddigesii Rolfe 黄草石斛 D. chrysan thum Wall. 马鞭石斛 D. fimbriatum Hook var. oculatum Hook 金钗石斛 D. nobile Lindl 或铁皮石斛 D. candidum Wall. ex lindl 的新鲜或干燥茎	Herba Dendrobii	石斛、鲜石斛、金钗石斛	6～12g; 鲜品15～30g	
仙鹤草	蔷薇科植物龙牙草 Agrimonia pilosa Ledeb 的干燥地上部分	Herba Agrimoniae	仙鹤草	6～12g	
白头翁	毛茛科植物白头翁 Pulsatilla chinensis(Bge)Regel 的干燥根	Radix Pulsatillae	白头翁	9～15g	
半边莲	桔梗科植物半边莲 Lobelia Chinensis Lour 的干燥全草	Herba Lobeliae Chinensis	半边莲	9～15g	
半枝莲	唇形科植物半枝莲 Scutellaria barbata D. Don 的干燥全草	Herba Scutellariae Barbatae	韩信草、半枝莲	15～30g; 鲜品30～60g	
老鹳草	牻牛儿苗科植物牻牛儿苗 Erodium stephanianum Willd 或老鹳草 Geranium carolinianum 的干燥地上部分	Herba Erodii Herba Geranii	老鹳草	9～15g	
地锦草	大戟科植物地锦草 Euphorbia humifusa Wiild. 或斑地锦 Euphorbia maculata L 的新鲜或干燥全草	Herba Euphorbiae Humifusae	地锦草	9～20g;鲜品30～60g	
肉苁蓉	列当科植物肉苁蓉 Cistanche deserticola.Y.C.Ma 的干燥带鳞叶的肉质茎	Herba Cistanches	肉苁蓉、大云、淡大云	6～9g	
连钱草	唇形科植物活血丹 Glechoma longituba(Nakai)Kupr. 的新鲜或干燥地上部分	Herba Glechomae	连线草	15～30g; 外用适量	外用煎汤洗或取鲜品敷患处
伸筋草	石松科植物石松 Lycopodium japonieum Thunb 的干燥全草	Herba Lycopodii	伸筋草	3～12g	
谷精草	谷精草科植物谷精草 Eriocaulon buergerianum Koern 的干燥带花茎的头状花序	Flos Eriocauli	谷精草、谷精珠	4.5～9g	

正 名	来 源	拉丁名称	处方常用名称	常用量	附注
鸡骨草	豆科植物广州相思子 Abrus cantoniensis Hance 的干燥全株	Herba Abri	鸡骨草	15~30g	
青 蒿	菊科植物黄花蒿 Artemisia annua L 的干燥地上部分	Herba Artemisiae Annuae	青蒿	6~12g	入煎剂宜后下
青叶胆	龙胆科植物青叶胆 Swertia mileensis T.N.Ho et W.L.Shih 的干燥全草	Herba Swertiae Mileensis	青叶胆	10~15g	虚寒者慎服
委陵菜	蔷薇科植物委陵菜 Potentilla chinensis Ser 的干燥全草	Herba Potentillae Chinensis	委陵菜	9~15g	
垂盆草	景天科植物垂盆草 Sedum sarmentosum un 的新鲜或干燥全草	Herba Sedi	垂盆草	干品 15~30g；鲜品 250g	
佩 兰	菊科植物佩兰 Eupatorium fortunei Turcz.的干燥地上部分	Herba Eupatorii	佩兰	3~9g	
金佛草	菊科植物条叶旋覆花 Inula linariifolia Turcz 或旋覆花 I. japoaica Thunb.的干燥地上部分	Herba Inulae	金佛草	4.5~9g	
金钱草	报春花科植物过路黄 Lysimachia christinae Hance 的新鲜或干燥全草	Herba Lysimachiae	金钱草	15~60g；鲜品加倍	
肿节风	金粟兰科植物草珊瑚 Sarcandra glabra(Thunb.) Nakai 的干燥全株	Herba Sarcandrae	肿节风	9~30g	
鱼腥草	三白草科植物蕺菜 Houttuynia cordata Thunb.的干燥地上部分	Herba Houttuyniae	鱼腥草、蕺菜	15~25g；鲜品加倍	不宜久煎
卷 柏	卷柏科植物卷柏 Selaginella tamariscina(Beauv.)spring 或垫状卷柏 S. Pulvinata（Hook. et Gerv)Maxim 的干燥全草	Herba Selaginellae	卷柏、生卷柏、卷柏炭	4.5~9g	孕妇慎用
泽 兰	唇形科植物毛叶地瓜儿苗 Lycopus lucidus Turcz. var. hirtus Regel 的干燥地上部分	Herba Lycopi	泽兰	6~12g	

正 名	来 源	拉丁名称	处方常用名称	常用量	附注
细 辛	马兜铃科植物北细辛 Asarum heterotropoides Fr. Schmidt. var. mandshueicum（Maxim.）Katag. 或华细辛 A. sieboldii Miq 的干燥全草	Herba Asari	细辛、北细辛	1～3g	不宜与藜芦同用
荆 芥	唇形科植物荆芥 Schizonepeta tenuifolia Briq. 的干燥地上部分	Herba Schizonepetae	荆芥、荆芥穗、荆芥炭	4.5～9g	
茵 陈	菊科植物滨蒿 Artemisia Scoparia Waldst. et. Kit 或茵陈蒿 A. capillaris Thunb. 的干燥地上部分	Herba Artemisiae Scopariae	茵陈、茵陈蒿、绵茵陈	6～15g；外用适量	外用煎汤熏洗
香 薷	唇形科植物石香薷 Mosla chinensis Maxim 的干燥地上部分	Herba Moslae	香薷、西香薷、南香薷	3～9g	
穿心莲	爵床科植物穿心莲 Andrographis paniculata（Burm f.）Nees 的干燥地上部分	Herba Androgra Phis	穿心莲、一见喜	6～9g	
鸭跖草	鸭跖草科植物鸭跖草 Commelina communis L. 的新鲜或干燥地上部分	Herba Commelinae	鸭跖草	15～30g；鲜品60～90g	
积雪草	伞形科植物积雪草 Centella asitica（L.）Urb. 的新鲜或干燥全草	Herba Centellae	积雪草	15～30g；鲜品加倍	
益母草	唇形科植物益母草 Leonurus japonicus Houtt 的新鲜或干燥地上部分	Herba Leonuri	益母草	9～30g；鲜品 12～40g	孕妇禁用
浮 萍	浮萍科植物紫萍 Spirodela polyrrhiza（L.）Schleid 的干燥全草	Herba Spirodelae	紫背浮萍、浮萍	3～9g	
菊 苣	菊科植物毛菊苣 Cichorium glandulosum Boiss. et Hout 及菊苣 Cichorium intybus L. 的地上部分	Herba Cichorii	菊苣	9～18g	系维吾尔族习用药材
麻 黄	麻黄科植物草麻黄 Ephedra sinica Stapf. 中麻黄 . E. intermedia Schrenk et C. A. Mey 或木贼麻黄 E. equisetina Bge 的干燥草质茎	Herba Ephedrae	麻黄、麻黄绒、炙麻黄	2～9g	

正 名	来 源	拉丁名称	处方常用名称	常用量	附注
鹿衔草	鹿蹄草科植物鹿蹄草 Pyrola calliantha H. Andres 或普通鹿蹄草 P. decorata. H. Andres 的干燥全草	Herba Pyrolae	鹿蹄草、鹿衔草	9～15g	
断血流	唇形科植物荫风轮 Clinopodium polycephalum (Vaniot)C.Y. Wu et Hsuan 或风轮菜 Clinopodium chinensis (Benth.) O. Kuntze 的干燥地上部分	Herba Clinopodii	断血流	9～15g;外用适量	外用研末或取鲜品捣烂敷患处
淫羊藿	小檗科植物淫羊藿 Epimedium brevicornum 朝鲜淫羊藿 E. koueanum 箭叶淫羊藿 E. sagittatum (Sieb. et zucc.) Maxim 柔毛淫羊藿 E. pubescens Maxim 或巫山淫羊藿 E. wushanense T. S. Ying 等的干燥地上部分	Herba Epimedii	淫羊藿、仙灵脾	3～9g	
淡竹叶	禾本科植物淡竹叶 Lophatherum gracile Brongn 的干燥茎叶	Herba Lophatheri	淡竹叶	6～9g	
萹 蓄	蓼科植物萹蓄 Polygonum aviculare L.的干燥地上部分	Herba Polygoni Avicularis	萹蓄	9～15g	
紫花地丁	堇菜科植物紫花地丁 Viola yedoensis Makino 的干燥全草	Herba Violae	紫花地丁	15～30g	
紫苏梗	唇形科植物紫苏 Perilla frutescens(L.)Britt 的干燥茎	Caulis Perillae	紫苏梗、苏梗	5～9g	
鹅不食草	菊科植物鹅不食 Centipeda minima(L.)A. Br et Aschers 的干燥全草	Herba Centipedae	鹅不食草、石胡荽	6～9g	
蒲公英	菊科植物蒲公英 Taraxacum mongolicumHand Mazz 碱地蒲公英 T. sinicum Kitag 或同属数种植物的干燥全草	Herba Taraxaci	蒲公英	9～15g	
豨莶草	菊科植物豨莶 Siegesbeckia orientalis L. 腺梗豨莶 S. pubescens Makino 或毛梗豨莶 S. glabrescens Makino 的干燥地上部分	Herba Siegesbeckiae	豨莶草	9～12g	

正　名	来　源	拉丁名称	处方常用名称	常用量	附注
墨旱莲	菊科植物鳢肠 Eclipta prostrata L.的干燥地上部分	Herba Ecliptae	墨旱莲	6~12g	
薄　荷	唇形科植物薄荷 Mentha haplo calys Briq 的干燥地上部分	Herba Menthae	薄荷、薄荷叶	3~6g	入煎剂宜后下
颠茄草	茄科植物颠茄 Atropa billadonna L.的干燥全草	Herba Belladonnae	颠茄草		制剂用；抗胆碱药
瞿　麦	石竹科植物瞿麦 Dianthus superbus L. 或石竹 D. chinensis L.的干燥地上部分	Herba Dianthi	瞿麦	9~15g	孕妇慎用

六、动物类

正　名	来　源	拉丁名称	处方常用名称	常用量	附注
九香虫	蝽科昆虫九香虫 Aspongopus chinensis Dallas 的干燥体	Aspongopus	九香虫	3~9g	
土鳖虫	鳖蠊科昆虫地鳖 Eupolyphaga sinensis Walker 或冀地鳖 steleophaga plancyi（Boleny）的雌虫干燥体	Eupolyphaga Seu Steleophaga	土鳖虫、土元	3~9g	有小毒；孕妇禁用
瓦楞子	蚶科动物毛蚶 Arca suberenata Lischke 泥蚶 Ara granosa Linnaeus 或魁蚶 Arca intlata reevea 的贝壳	Concha Arcae	瓦楞子、煅瓦楞子	9~15g	入煎剂宜先下
牛　黄	牛科动物牛 Bos taurus domesticus Gmetin 的干燥胆结石	Calculus Bovis	牛黄、京牛黄	0.15~0.35g	多入丸散服
乌梢蛇	游蛇科动物乌梢蛇 Zaocys dhumnades(Cantor)的干燥体	Zaocys	乌梢蛇	9~12g	
水牛角	牛科动物水牛 Bubalus bubalis L.的角	Cornu Bubali	水牛角	15~30g	宜煎3小时以上
水　蛭	水蛭科动物蚂蟥 Whitmania pigra Whitman 柳叶蚂蟥 Whitmania acranulata Whitman 或水蛭 Hirudo nipponica Whitman 的干燥体	Hirudo	水蛭	1.5~3g	有小毒；孕妇禁用

正名	来源	拉丁名称	处方常用名称	常用量	附注
石决明	鲍科动物杂色鲍 Haliatis diversicolor Reeve.盘大鲍 gigantea discus Reeve 或羊鲍 H. orina Chemnitz 的贝壳	Concha Haliotidis	煅石决明、石决明	3～15g	入煎剂宜先下
地龙	钜蚓科动物参环毛蚓 Pheretima aspergillum（E. Perrier）通俗环毛蚓 P. Vulgars chen 威廉环毛蚓 P. guillelmi（Michaelsen)或栉盲环毛蚓 P. Pectinifera Michaen 的干燥体	Pheretima	地龙、广地龙	4.5～9g	
全蝎	钳蝎科动物东亚钳蝎 Buthus martensii Karsch 的干燥体	Scorpio	全蝎、全虫	3～6g	有毒
牡蛎	牡蛎科动物长牡蛎 Ostrea gigas Thunberg 大连湾牡蛎 Ostrea talien whanensis Crosse 或近江牡蛎 Ostrea rivularis Gould 的贝壳	Conchs Ostreae	牡蛎、煅牡蛎	9～30g	入煎剂宜先下
龟甲	龟科动物乌龟 Chinemys reevesii(Gray)的背甲及腹甲	Carpaxet Plastrum Testudinis	龟板、龟甲、制龟板	9～24g	入煎剂宜先下
鸡内金	雉科动物家鸡 Gallus gallus domesticus Brisson 的干燥沙囊内壁	Endothelium Corneum Gigeriae Galli	鸡内金、炒鸡内金	3～9g	
金钱白花蛇	眼睛蛇科动物银环蛇 Bungarus multicinctus multicinctus Blyth 的幼蛇干燥体	Bungarus Parvus	金钱白花蛇	3～4.5g；研末吞服 1～1.5g	
珍珠	珍珠贝科动物马氏珍珠贝 Pteria martensii（Dunker）蚌科动物三角帆蚌 Hyriopsis cumingii（Lea）褶纹冠蚌 Cristaria plicata(Leach)等双壳类动物受刺激形成的珍珠	Margarita	珍珠、养珠	0.1～0.3g	多入丸、散用
珍珠母	蚌科动物三角帆蚌 Hyriopsis cumingii（Lea）褶纹冠蚌 Cristaria plicata(Leach)或珍珠贝科动物马氏珍珠贝 Pteria martensii(Dunker)的贝壳	Concha Maygaitifera	珍珠母	10～25g	入煎剂宜先下
蛤蟆油	蚌科动物中国林蛙 Rana temoraria chensinensis David 的雌性干燥输卵管	Oviductus Ranae	蛤蟆油、蛤士蟆油	5～15g	用水浸泡、炖服；作丸剂服

正 名	来　源	拉丁名称	处方常用名称	常用量	附注
穿山甲	鲮鲤科动物穿山甲 Manis pentadactyla L.的鳞甲	Spuama Manis	穿山甲、甲珠、炮甲	5～9g	孕妇慎用
海 马	海龙科动物线纹海马 Hippocampus Kellioggi jordan et Snyder. 刺海马 Hippocampus histrix Kaup 大海马 Hippocampus kuda Bleeker 三斑海马 Hippocampus trimaculatus Leach 或小海马(海蛆)Hippocampus japonicus Kaup 的干燥体	Hippocampus	海马、海蛆、大海马	3～9g	
海 龙	海龙科动物刁海龙 Solenognathus hardwickii(Gray). 拟海龙 Syngnathoiles biaculeatus (Bloch) 或尖海龙 Syngnathus acus L.的干燥体	Syngnathus	海龙	3～9g	
海螵蛸	乌贼科动物无针乌贼 Sepiella maindroni de Rochebrune 或金乌贼 Sepia esculenta Hoyle 的干燥内壳	En doconcha Sepiae	海螵蛸、乌贼骨、墨鱼骨	5～9g	
桑螵蛸	螳螂科昆虫大刀螂 Tenodera sinensis saussure 小刀螂 Statilia maculata(Thunberg) 或巨斧螳螂 Hierodula patellifera(Serv-ille)的干燥卵鞘	Ootheca Mantidis	桑螵蛸	5～9g	
蛇 蜕	游蛇科动物黑眉锦蛇 Elaphe taeniura cope 锦蛇 Elaphe carinata(Guenther) 或乌梢蛇 Zaocys dhumnaes(Cantor)等蜕下的干燥表皮膜	Periostracum Serpentis	蛇蜕、龙衣	2～3g	
鹿 角	鹿科动物马鹿 Cervus elaphus L. 或梅花鹿 C. nippon Temminck 已骨化的角	Cornu Cervi	鹿角、鹿角片	6～15g	
鹿角霜	鹿科动物梅花鹿 Cervus nippon Temminck 或马鹿 Cervus elaphus L.的角去胶质的角块	Cornu Cervi Degelatinatum	鹿角霜	9～15g	入煎剂宜先煎
鹿 茸	鹿科动物梅花鹿 Cervus nippon Temminck 或马鹿 Cervus elaphus L.的雄鹿未骨化密生茸毛的幼角	Cornu Cervi Pantortrichum	鹿茸、血茸	1～2g	研末冲服

正 名	来　　源	拉丁名称	处方常用名称	常用量	附注
羚羊角	牛科动物赛加羚羊 Saiga tatarica L.的角	Cornu Saigae Tataricae	羚羊角	1～3g	宜单煎2小时以上
斑蝥	芫青科昆虫南方大斑蝥 Mylabris phalerata Pallas 或黄黑小斑蝥 M.cichorii L.的干燥体	Mylabris	斑蝥、制斑蝥	0.03～0.06g	有大毒,内服宜慎,孕妇禁用
紫河车	健康人的干燥胎盘	Placenta Hominis	紫河车	2～3g	研末吞服
蛤壳	帘蛤科动物文蛤 meretrix meretrix L. 或青蛤 Cyclina sinensis Gmelin 的贝壳	Concha Meretricis Seu Cyclinae	蛤壳	6～15g	入煎剂宜先下;蛤粉宜包煎
蛤蚧	壁虎科动物蛤蚧 Gekko gecko L.的干燥体	Gecko	蛤蚧	3～6g	
蜈蚣	蜈蚣科动物少棘巨蜈蚣 Scolopendra subspinipes mutilans L. koch 的干燥体	Scolopendra	蜈蚣	3～5g	有毒;孕妇禁用
蜂房	胡蜂科昆虫果马蜂 Polistes o-livaceous(De.G.)日本长脚胡蜂 P. japonicus saussan 或异腹胡蜂 Parapolybia varia Fabricius 的巢	Nidus Vespae	蜂房、露蜂房	3～5g	外用适量
蜂蜜	蜜蜂科昆虫中华蜜蜂 Apis cerana Fabricius 或意大利蜂 A. mellifer Linnaeus 所酿的蜜	Mel	蜂蜜	15～30g	
蝉蜕	蝉科昆虫黑蚱 Cryptotympana pustulata Fabricius 的若虫羽化时脱落的皮壳	Periostracum Cicadae	蝉蜕、蝉衣	3～6g	
蕲蛇	蝮科动物五步蛇 Agkistrodon acutus(Guenther)的干燥体	Agkistrodon	蕲蛇	3～9g	有毒
僵蚕	蚕娥科昆虫蚕 Bombyx mori L.4～5 龄的幼虫感染(或人工接种)白僵菌 Beauveria bassiana(Bals)Vuill 而致死的干燥体	Bombyx Batryticatus	僵蚕、僵虫、白僵蚕	5～9g	
鳖甲	鳖科动物鳖 Trionyx sinensis Wiegmann 的背甲	Carapax Trionycis	鳖甲、制鳖甲	9～24g	入煎剂宜捣碎先下

正 名	来 源	拉丁名称	处方常用名称	常用量	附注
麝 香	鹿科动物林麝 Moschus bere-zovshii Elierov 马麝 M. sifanicus Przewalski 或原麝 M. moschi-ferus L. 成熟雄体香囊中的干燥分泌物	Mocshus	麝香、当门子	0.03~0.1g	孕妇禁用

七、矿物类

正 名	来 源	拉丁名称	处方常用名称	常用量	附注
石 膏	硫酸盐类矿物硬石膏族石膏,主含含水硫酸钙($CaSO_4 \cdot 2H_2O$)	Cypsum Fibrosum	石膏、煅石膏、生石膏	15~60g	入煎剂宜先下
白 矾	硫酸盐类矿物明矾石经加工提炼制成。主含含水硫酸铝钾[$KAl(SO_4)_2 \cdot 12H_2O$]	Alumen	白矾	内服 0.6~1.5g;外用适量	外用研末敷或化水洗患处
玄明粉	芒硝经风化干燥制得。主含硫酸钠(Na_2SO_4)	Matrii Sulfas Exsiccatus	玄明粉	3~9g;外用适量	孕妇禁用;外用水化洗敷,或研末吹敷患处
芒 硝	硫酸盐类矿物芒硝族芒硝,经加工精制而成的结晶体。主含含水硫酸钠($Na_2SO_4 \cdot 10H_2O$)	Natrh Sulfas	芒硝	6~12g;外用适量	一般不入煎剂,待汤剂煎得后,溶入汤剂中
朱 砂	硫化物类矿物辰砂族辰砂,主含硫化汞(Hgs)	Cinnabaris	朱砂、辰砂、飞朱砂	0.1~0.5g	有毒,不宜大量久服;肝肾功能不全者禁服
自然铜	硫化物类矿物黄铁矿族黄铁矿,主含二硫化铁(FeS_2)	Pyritum	自然铜、煅自然铜	3~9g	
赤石脂	硅酸盐类矿物多水高岭石族多水高岭石,主含含水硅酸铝[$Al_4(Si_4O_{10})(OH)_8 \cdot 4H_2O$]	Halloysitum Rubrum	赤石脂	9~12g	不宜与肉桂同用
花蕊石	变质岩类岩石蛇纹大理岩	Ophicalcitum	花蕊石、煅花蕊石	4.5~9g	
青礞石	变质岩类黑云母片岩或绿泥石化云母碳酸盐片岩	Lapis Chloriti	青礞石、礞石	3~6g	

正　名	来　源	拉丁名称	处方常用名称	常用量	附注
金礞石	变质岩类蛭石片岩或黑云母片岩	Lapis Micae Aureus	金礞石	3～6g	多入丸、散服
炉甘石	碳酸盐类矿物方解石族菱锌矿，主含碳酸锌($ZnCO_3$)	Calamina	炉石、甘石	外用适量	
钟乳石	碳酸盐类矿物方解石族方解石($CaCO_3$)	Stalactium	钟乳石、滴乳石	3～9g	
禹余粮	氢氧化物类矿物，主含碱式氧化铁〔$FeO(OH)$〕	Limonitum	禹余粮、禹粮石	9～15g	孕妇慎用
雄黄	硫化物类矿物雄黄族雄黄，主含二硫化二砷(AS_2S_2)	Realgar	雄黄、明雄、雄精	0.05～0.1g	有毒，不可久服；孕妇禁用
硫黄	自然元素类矿物硫族自然硫(S)	Sulfur	硫黄	1.5～3g；外用适量	有毒。孕妇慎服
紫石英	氟化物类矿物萤石族萤石，主含氟化钙(CaF_2)	Fluoritum	紫石英、氟石、煅紫石英	9～15g	入煎剂宜打碎先下
滑石	硅酸盐类矿物滑石族滑石，主含含水硅酸镁〔$Mg_3(Si_4O_{10})(OH)_2$〕	Taclum	滑石、飞滑石	10～20g	外用适量
磁石	氧化物类矿物类晶石族磁铁矿，主含四氧化三铁(Fe_3O_4)	Magnetitum	活磁石、磁石	9～30g	入煎剂宜先下
赭石	氧化物类矿物刚玉族赤铁矿，主含三氧化二铁(Fe_2O_3)	Haematitum	代赭石、赭石	9～30g	入煎剂宜先下；孕妇慎用

八、其他类

正　名	来　源	拉丁名称	处方常用名称	常用量	附注
丁香罗勒油	唇形科植物丁香罗勒 Ocimum gratissimum L. 的全草经水蒸气蒸馏得到的挥发油	Oleum Ocimi Gratissimi	丁香罗勒油	适量	局部用药
八角茴香油	木兰科植物八角茴香 Illicium verum Hook.f. 的新鲜枝叶或成熟果实经水蒸气蒸馏得到的挥发油	Oleum Anisi Stellati	八角茴香油	口服，一次 0.02～0.2ml，一日 0.06～0.6ml	如显浑浊或析出结晶，应置水浴上微温溶解摇匀后应用
儿茶	豆科植物儿茶 Acacia catechu (L.f.) Willd. 的去皮枝、干的干燥煎膏	Catechu	儿茶	1～3g；外用适量	入煎剂宜包煎，多入丸散服

正　名	来　　源	拉丁名称	处方常用名称	常用量	附注
干　漆	漆树科植物漆树 Toxicodendron vernicifluum（stokes）F. A. Barkl.的树脂经加工后的干燥品	Resina Toxicodendr	干漆	2.4~4.5g	有 毒；孕妇及体虚无瘀者慎用
马　勃	灰包科真菌脱皮马勃 Lasiosphera fenzlii Reici 大马勃 Calvatia Gigantea（Batsch ex persa）Leoyd 或紫色马勃 C. lilacina（Mont. et. Berk）Leoyd 的干燥子实体	Lasiosphera Seu Calvatia	马勃	1.5~6g	
天竺黄	禾本科植物青皮竹 Bambusa textilis Meclure 或华思劳竹 Schizostachyum chinense Rendie 等茎杆内的分泌液干燥后的块状物	Concretio Silicea Bambusae	天竺黄、天竹黄	3~9g	
五倍子	漆树科植物盐肤木 Rhus chinensis Mill.红麸杨 Rhus punjabensis Stew. var. sinica（Diels）Rehd. et. Wals 或青麸杨 Rhus potaninii Maxim 等树的叶轴或叶柄上形成的囊状虫瘿	Galla Chinensis	角倍、五倍子	3~6g	
冬虫夏草	麦角菌科真菌冬虫夏草菌 Cordyceps sinensis（Berk）Sacc. 寄生在蝙蝠蛾科昆虫幼虫上的子座及幼虫尸体的复合体	Cordyceps	冬虫夏草、虫草、冬虫草	3~9g	
虫白蜡	介壳虫科昆虫 Ericerus pela（Chavannes）Guerin 的雄虫群栖于木犀科植物白蜡树 Fraxinus chinensis Roxb. 女贞 Ligustrum lucidum Ait. 或女贞属他种植物枝干上分泌的蜡,经精制而成	Cera Chinensis	虫白蜡		作为赋形剂,制丸、片的润滑剂
血余炭	人发制成的炭化物	Crinis Carbonisatus	血余炭	4.5~9g	
血　竭	棕榈科植物麒麟竭 Daemonorops draco Bl. 的果实渗出的树脂,经加工制成	Sanguis Draxonis	血竭	4.5~9g	

正　名	来　　源	拉丁名称	处方常用名称	常用量	附注
冰　片 （合成 龙脑）	龙脑香科植物龙脑香 Dryoba-vanops aromatica Gaertnerf. 的树干经蒸馏所得结晶或菊科植物艾纳香 Blumea balsam-ifera DC 的叶升华所得灰白色粉末结晶，再经压榨去油炼成块状，劈削成颗粒片状（艾片）或用化学方法合成的加工品（机制冰片）	Borneolun Syrtheticum	冰片、梅片、上片、艾片	0.15~0.3g	孕妇慎用
安息香	安息香科植物白花树 Styrax-tonkinensis（Pierre）Craib ex-Hart. 的干燥树脂	Benzoium	安息香	0.6~1.5g	多入丸、散用
红　粉	红氧化汞（HgO）	Hydrargyri Oxydum Rubrum	红升丹、红粉、红升	外用适量	有大毒；只可外用，不可内服
芦　荟	百合科植物库拉索芦荟 Aloe barbadensis Miller 好望角芦荟 Aloe feroxmiller 或其他同属植物的叶汁浓缩干燥物	Aloe	芦荟	2`~5g；外用适量	
苏合香	金缕梅科植物苏合香树 Liq-uidambar orientalis Mill 的树干渗出的香树脂	Styrax	苏合香、苏合香油	0.3~1g	宜入丸、散服
牡荆油	马鞭草科植物牡荆 Vitex ne-gundo L. var. cannabifolia（Sieb. et Zucc.）Hand. Mazz. 的新鲜叶经水蒸气蒸馏得到的挥发油	Oleum Viticis Negundo	牡荆油	口服，1次20~40mg，1日3次	
阿　魏	伞形科植物新疆阿魏 Ferula sinkiangensis K. M. Shen 或阜康阿魏 Ferula fukanensis K. M. Shen 的树脂	Resina Ferulae	阿魏	1~1.5g	孕妇禁用
环维黄杨星 D	黄杨科植物小叶黄杨 Buxus microphylla Sieb. et Zucc. var. sinica Rehd. et Wils. 及其同属植物中提取精制而成	Cyclovirob~uxinum D	环维黄杨星 D	口服，1次1~2 mg，1日2~3次	

正　名	来　源	拉丁名称	处方常用名称	常用量	附注
青　黛	爵床科植物马蓝 Baphicacanthus cusia（Nees）Bremed.蓼科植物蓼蓝 Polygonum tinctorium.Ait 或十字花科植物菘蓝 Isatis indigotica Fort L. 的叶或茎叶经加工制成的干燥粉末或团块	Isdigo Naturalis	青黛	1.5～3g	
松节油	松科松属数种植物中渗出的树脂经蒸馏或提取得到的挥发油	Oleum Terebinthinae	松节油	外用适量	涂搽患处
枫香脂	金缕梅科植物枫香树 Liquidambar formosana Hance 的干燥树脂	Resina Liquidambaris	白胶香、枫香脂、白云香	1.5～3g	宜入丸、散服
昆　布	海带科植物海带 Laminaria japonica Aresch 或翅藻科植物昆布 Ecklonia kurome Okam 的干燥叶状体	Thallus Laminaris Eekloniae	昆布	6～12g	
茯　苓	多孔菌科真菌茯苓 Poria cocos（Schw.）Wolf 的干燥菌核	Poria	茯苓、云苓、茯神、白茯苓、赤茯苓、白苓块、茯苓片	9～15g	
轻　粉（甘汞）	氯化亚汞(Hg$_2$Cl$_2$)	Calomelas	轻粉	0.1～0.2g;外用适量	有毒,不可过量,内服慎用;孕妇禁服
香果脂	樟科植物香果树 Lindera communis Hemsl.的成熟种子仁压榨提取得到的固体脂肪或成熟种子压榨提取得到的油脂,经氧化后精制而成	Oleum Linderae	香果脂		用作栓剂基质
胆南星	制天南星的细粉与牛、羊或猪胆汁经加工而成,或生天南星的细粉与牛、羊或猪胆汁经发酵加工而成	Arisaema Cum Bile	胆南星、胆星	3～6g	
海金沙	海金沙科植物海金沙 Lygodiumjaponicum(Thunb.)Sw.的干燥成熟孢子	Spora Lygodii	海金沙	6～15g	入煎剂宜包煎
海　藻	马尾藻科植物海蒿子 Sargassum palaldum(Thrn)C.Ag 或羊栖菜 S.fasiforme(Harv.)Setch 的干燥藻体	Sargassum	海藻	6～12g	

正 名	来 源	拉丁名称	处方常用名称	常用量	附注
猪 苓	多孔菌科真菌猪苓 Pohyporus umbellatrus(Pers)Fries 的干燥菌核	Pohyporus	猪苓、黑猪苓	6~12g	
猪胆粉	猪科动物猪 Sus scrofa dommestica Brisson.胆汁的干燥品	Pulvis Fellis Suis	猪胆粉	0.3~0.6g;外用适量	冲服或入丸散;外用适量研末或水调涂敷患处
麻 油	脂麻科植物脂麻 Sesamum indicum L. 的成熟种子用压榨法得到的脂肪油	Oleum Sesami	麻油	口服,1次17~68ml	
淡豆豉	豆科植物大豆 Glycine max (L.)Merr 的成熟种子的发酵加工品	Semen Sojae Praeperatum	淡豆豉	6~12g	
篦麻油	大戟科植物篦麻 Ricinus communis L. 的干燥成熟种子经榨取并精制得到的脂肪油	Oleum Ricini	篦麻油	口服,1次10~20 ml	忌与脂溶性驱虫药同用;孕妇忌服
雷 丸	白蘑科真菌雷丸 Omphalia lapidescens Schroet 的干燥菌核	Omphalia	雷丸	15~21g	多研粉服,不宜入煎剂
蜂 蜡	蜜蜂科昆虫中华蜜蜂 Apisc erana Fabr 及意大利蜂 Apis mslifera L.分泌的蜡经精制而成	Cera Flava	黄蜡、蜂蜡	外用适量	熔化敷患处
满山红油	杜鹃花科植物兴安杜鹃 Rhososendron dauricum L. 的干燥叶经水蒸气蒸馏得到的挥发油	Oleum Rhododendri Daurici	满山红油	口服,1次0.05~0.1g,1 日 2~3次	
薄荷素油	唇形科植物薄荷 Mentha haplocalyx Briq. 的新鲜茎和叶经水蒸气蒸馏,再冷冻,经加工得到的挥发油	Oleum Menthae Demintholatum	薄荷素油	口服,1次0.02~0.2ml,1 日0.06~0.6ml;外用适量	
蟾 酥	蟾蜍科动物中华大蟾蜍 Bufo bufo gargarizans Cantor 或黑眶蟾蜍 B. melanostictus Schneider 等的干燥分泌物。	Venenum Bufonis	蟾酥、酒蟾酥	0.015~0.03g	有毒;孕妇慎用

注:本表依据《中华人民共和国药典》2000 版为准

附录二　常用中药材的养护与保管检索表

品　名	变 质 情 况	通风	吸湿	阴凉	避风	避光	密封	隔离	晾晒	烘烤	热蒸	冷藏	对抗	种植	氯化苦	磷化铝	硫黄	撞刷	擦洗
		保管条件							养护方法						治虫方法			治霉法	
根茎类																			
九节菖蒲	虫蛀、发霉、泛油								△						△	△	△	△	
三七	虫蛀、发霉	△		△			△		△						△	△	△	△	
川芎	虫蛀、发霉、泛油						砂埋		△	△					△	△	△	△	
三棱	虫蛀、发霉	△					△		△						△	△	△		△
川牛膝	虫蛀、发霉、泛油			△			△		△						△	△	△	△	
川乌	虫蛀、发霉	△						△	△			△			△	△	△	△	
山药	虫蛀、发霉、变色	△							△						△	△	△	△	
山奈	虫蛀、发霉				△				△						△	△	△	△	
山豆根	虫蛀、发霉								△						△	△	△		
干姜	虫蛀、发霉			△					△						△	△	△	△	
土茯苓	发霉	△																△	
千年健	虫蛀			△											△	△	△		
太子参	虫蛀、发霉、泛油								△						△	△	△		△
丹参	发霉								△									△	
贝母	虫蛀、发霉、变色						△		△						△	△	△	△	△
天麻	虫蛀、发霉	△							△						△	△	△	△	
天门冬	虫蛀、发霉、泛油	△							△						△	△	△		△
天南星	虫蛀、发霉	△										△			△	△	△		
天葵子	虫蛀、发霉、泛油	△							△						△	△	△		
天花粉	虫蛀、发霉								△						△	△	△	△	
木香	虫蛀、发霉、泛油								△						△	△	△	△	
巴戟天	虫蛀、发霉、泛油								△						△	△	△		
升麻	虫蛀、发霉	△										△			△	△	△	△	
乌药	虫蛀、发霉		△												△		△		△
白人参	虫蛀、发霉、泛油		△	△			△		△				△				△	酒精	
白术	虫蛀、发霉、泛油			△					△						△	△	△	△	
白芍	虫蛀、发霉								△						△	△	△	△	
白芷	虫蛀、发霉、变色	△							△						△	△	△	△	
白前	虫蛀、发霉	△							△						△	△	△		
白头翁	虫蛀														△	△			
白及	虫蛀、发霉	△							△						△	△	△		

品　名	变　质　情　况	保管条件							养护方法						治虫方法			治霉法	
		通风	吸湿	阴凉	避风	避光	密封	隔离	晾晒	烘烤	热蒸	冷藏	对抗	种植	氯化苦	磷化铝	硫黄	撞刷	擦洗
白茅根	发霉								△										△
白附子	虫蛀、发霉	△					△		△						△	△	△		△
北沙参	虫蛀、发霉								△						△	△		△	
玄　参	虫蛀、发霉								△	△					△	△		△	
甘　草	虫蛀、发霉	△							△						△	△			
甘　遂	虫蛀、发霉							△	△						△	△			△
甘　松	虫蛀			△					△										
生　地	虫蛀、发霉	△							△	△					△	△		△	
半　夏	虫蛀、发霉	△					△		△						△	△			
玉　竹	虫蛀、发霉、泛油	△							△		△				△			△	
片姜黄	发霉								△									△	
仙　茅	虫蛀、发霉								△						△	△			
红　参	虫蛀、发霉、变色		△				酒精		△	△	△				△				酒精
红大戟	虫蛀、发霉、泛油			△					△						△	△			
当　归	虫蛀、发霉、坊油			△			△		△						△	△		△	
防　己	虫蛀、发霉								△						△	△			
百　部	虫蛀、发霉、泛油	△							△						△	△	△		
百　合	发霉	△							△										
地　榆	虫蛀	△							△										
麦门冬	虫蛀、发霉、泛油			△			△		△						△				
延胡索	虫蛀、发霉、变色								△						△	△	△		
怀牛膝	虫蛀、发霉、泛油		△				△		△						△				
附　片	发霉								△										△
远　志	发霉、泛油	△							△									△	
赤　芍	虫蛀、发霉、变色	△							△						△	△			
苍　术	虫蛀、发霉			△					△						△	△	△		
何首乌	虫蛀、发霉								△	△		△			△				△
香　附	虫蛀、发霉			△					△						△	△			
芦　根	发霉								△										
明党参	虫蛀、发霉、泛油	△							△						△	△			
泽　泻	虫蛀、发霉、泛油								△				△		△	△		△	
郁　金	虫蛀								△						△	△			
羌　活	虫蛀、发霉			△					△						△	△			
知　母	发霉、变色	△							△									△	
板蓝根	虫蛀、发霉、泛油								△						△	△			
狗　脊	发霉	△							△										
金果榄	虫蛀、发霉								△										△
贯　众	发霉								△								△		
虎　杖	虫蛀、发霉								△						△	△			

品　名	变　质　情　况	保管条件							养护方法						治虫方法			治霉法	
		通风	吸湿	阴凉	避风	避光	密封	隔离	晾晒	烘烤	热蒸	冷藏	对抗	种植	氯化苦	磷化铝	硫黄	撞刷	擦洗
南沙参	虫蛀、发霉	△							△	△					△	△	△	△	
苦　参	虫蛀、发霉								△						△	△		△	
香　附	虫蛀、发霉			△					△		△				△	△		△	
前　胡	虫蛀、发霉、泛油			△					△	△					△	△		△	
龙胆草	发霉								△										
独　活	虫蛀、发霉、泛油								△									△	
胡黄连	虫蛀、泛油														△	△	△		
草　乌	虫蛀、发霉	△						△	△							△			
京大戟	虫蛀、发霉								△							△			
茜　草	发霉								△									△	
骨碎补	腐烂	△		△															
威灵仙	虫蛀														△	△			
姜　黄	发霉								△									△	
党　参	虫蛀、发霉、泛油	△					△		△	△					△	△		△	
粉沙参	虫蛀、发霉								△						△	△		△	
桔　梗	虫蛀、发霉、泛油								△						△	△		△	△
柴　胡	虫蛀、发霉								△						△	△		△	
莪　术	虫蛀、发霉								△						△	△		△	△
射　干	虫蛀、发霉								△						△	△		△	
高良姜	虫蛀、发霉								△						△	△		△	
狼　毒	虫蛀、发霉	△						△	△						△	△	△	△	
野山参	虫蛀、发霉、泛油、泛糖		△				△		△			△					△		酒精
黄　芪	虫蛀、发霉、变色	△					△		△						△	△	△	△	
黄　连	发霉								∧									△	
黄　芩	发霉	△																△	
黄　精	虫蛀、发霉	△							△		△				△	△		△	△
黄药子	虫蛀、发霉								△						△	△		△	
续　断	虫蛀、发霉								△						△	△		△	
常　山	虫蛀	△							△										
萆薢	虫蛀、发霉								△						△	△		△	
菖　蒲	虫蛀、发霉								△						△	△		△	
麻黄根	虫蛀、发霉								△						△	△		△	
商　陆	虫蛀、发霉								△						△	△		△	△
紫　菀	虫蛀、发霉、泛油			△					△									△	
紫　草	虫蛀														△	△			
葛　根	虫蛀、发霉	△							△						△	△		△	
萱草根	发霉							△											
盐附子	腐烂、干枯			△	△		缸												

品名	变质情况	保管条件							养护方法						治虫方法			治霉法	
		通风	吸湿	阴凉	避风	避光	密封	隔离	晾晒	烘烤	热蒸	冷藏	对抗	种植	氯化苦	磷化铝	硫黄	撞刷	擦洗
漏芦	发霉	△							△										
鲜地黄	腐烂、干枯			△			砂埋							△					
鲜首乌	腐烂、发霉								△					△					
熟地	发霉										△								
薤白	虫蛀、发霉、泛油								△		△				△	△	△		△
藁本	虫蛀、发霉			△					△										
藕节	虫蛀、发霉								△									△	
藜芦	发霉							△	△										
果实类																			
木枫子	失润、干枯、泛油				△				酒精						△				
胖大海	虫蛀、泛油			△															
八角茴香	气味散失				△	△			△										
山茱萸	虫蛀、发霉								阴干						△	△			
山楂	虫蛀	△							△						△				
川楝子	虫蛀、发霉、变色	△							△						△	△			
女贞子	发霉								△										△
天仙子	发霉	△							△										
王不留行	生串虫								△										
火麻仁	发霉、泛油			△			白矾		阴干						△	△			
佛手片	虫蛀、发霉、变色			△					阴干				△		△	△	△	△	
木瓜	虫蛀、发霉			△					△						△	△	△		△
五味子	发霉、失润	△							阴干		△								醋
车前子	生串虫	△							△										
巴豆	失润、干枯、泛油			△		△													
乌梅	发霉			△					△						△	△			△
石榴皮	虫蛀、发霉			△					△						△	△		△	
瓜蒌子	发霉、泛油			△					△						△	△			
瓜蒌	虫蛀、发霉、泛油			△			酒精		阴干						△	△		△	
瓜蒌皮	虫蛀、发霉、变色			△					△										
冬瓜子	虫蛀、发霉、变色	△							△						△	△			△
丝瓜络	变色								△										
白果	虫蛀、发霉	△							△	△		△			△	△			
白扁豆	虫蛀、变色								△										
肉豆蔻	虫蛀、泛油			△			△		△						△	△			
红豆蔻	虫蛀、变色			△					△						△	△			
大枣	虫蛀、发霉、泛糖								△			△			△	△			
荜澄茄	气味散失、泛油			△	△	△													
皂角	虫蛀、发霉								△						△	△		△	

品　名	变　质　情　况	保管条件							养护方法						治虫方法			治霉法	
		通风	吸湿	阴凉	避风	避光	密封	隔离	晾晒	烘烤	热蒸	冷藏	对抗	种植	氯化苦	磷化铝	硫黄	撞刷	擦洗
皂角子	虫蛀、发霉								△						△	△	△	△	
诃　子	生虫														△	△			
白豆蔻	泛油			△					△										
吴茱萸	气味散失、泛油			△	△	△	△												
陈　皮	虫蛀、发霉			△					△						△	△			
赤小豆	虫蛀								△						△	△			
芡　实	虫蛀	△							△						△	△			
枳椇子	虫蛀														△	△			
麦　芽	虫蛀	△							△						△	△			
谷　芽	虫蛀	△							△						△	△			
青葙子	生虫串	△							△										
花　椒	变色	△							△										
青　皮	虫蛀、发霉	△							△						△	△		△	
苦杏仁	虫蛀、发霉、泛油			△					△										
苦楝子	虫蛀、发霉、变色	△							△						△	△			
酸枣仁	虫蛀、发霉、泛油								△						△	△			
槟　榔	虫蛀	△													△	△			
黑大豆	虫蛀								△						△	△			
黑芝麻	虫蛀、泛油			△			△		△						△	△			
使君子	虫蛀、发霉、泛油	△	△				△		阴干				△		△	△			
郁李仁	虫蛀、发霉、泛油						△						△						
金樱子	虫蛀、发霉、泛油	△							△						△	△			
枳　壳	虫蛀、发霉			△					△						△	△			
枳　实	虫蛀、发霉			△					△						△	△			
核桃仁	虫蛀、发霉、泛油		木炭				△								△	△			
草　果	泛油			△					△										
草豆蔻	泛油			△					△										
枸杞子	虫蛀、发霉、变色		△				△						△		△	△			
砂　仁	泛油			△			△												
荔枝核	虫蛀、变色								△						△	△	△		
小茴香	气味散失				△	△													
柏子仁	虫蛀、发霉、泛油		△	△			白矾		阴干				△		△	△			
香　橼	虫蛀、发霉、变色			△					阴干						△	△	△		
荜　茇	虫蛀、气味散失			△															
覆盆子	发霉								△										
柿　蒂	虫蛀、发霉	△							△						△	△	△		
橘　核	虫蛀、发霉、泛油								△	△					△	△		△	
橘　络	发霉、变色		△				△		阴干										
橘　白	虫蛀、发霉、变色								△						△	△	△		

品名	变质情况	保管条件							养护方法						治虫方法			治霉法	
		通风	吸湿	阴凉	避风	避光	密封	隔离	晾晒	烘烤	热蒸	冷藏	对抗	种植	氯化苦	磷化铝	硫黄	撞刷	擦洗
橘红	虫蛀、发霉			△					△						△	△			
莲子	虫蛀、发霉								△	△					△	△		△	△
莲子心	虫蛀、发霉、变色	△					△		△							△	△		
莲须	发霉、变色						△		△						△	△			
莲房	发霉、变色								△									△	
桑椹	虫蛀、发霉、泛油、变色	△							阴干						△	△			
桃仁	虫蛀、发霉、泛油			△					△						△	△			
桂圆肉	虫蛀、发霉	△					△						△						
鸦胆子	失润、干枯			△	△	△													
蒺藜	变色、发霉								△						△	△			
浮小麦	虫蛀								△						△	△		△	
莱菔子	生串虫、泛油	△							△						△				
甜杏仁	虫蛀、发霉、泛油、变色			△					△			△			△				
菟丝子	生串虫	△							△						△				
栀子	发霉								△										
绿豆	虫蛀								△						△				
葶苈子	生串虫								△										
槐米	虫蛀、发霉、变色								△						△	△			
槐角	虫蛀、泛油	△							△								△	△	
蔓荆子				△															
榧子	虫蛀、发霉、泛油			△					△	△					△	△			
薏苡仁	虫蛀、发霉	△							△						△	△			△
全草类																			
大蓟	发霉	△							△										
小蓟	发霉	△							△										
马齿苋	发霉、生虫	△							△						△	△			
车前草	虫蛀、发霉	△							△						△	△			
肉苁蓉	虫蛀、发霉、泛油	△							△										△
老鹳草	生虫			△					△										
细辛	气味散失			△	△	△													
泽兰	变色	△				△													
佩兰	发霉、气味散失			△	△														
败酱草	虫蛀、变色			△	△				△						△	△			
青蒿	变色			△	△				△										
荆芥	虫蛀、气味散失			△	△										△	△			
香薷	气味散失			△	△														
麻黄	发霉、变色	△				△			△										

品　名	变　质　情　况	保管条件							养护方法						治虫方法			治霉法	
		通风	吸湿	阴凉	避风	避光	密封	隔离	晾晒	烘烤	热蒸	冷藏	对抗	种植	氯化苦	磷化铝	硫黄	撞刷	擦洗
锁　阳	虫蛀、发霉、泛油	△							△						△	△		△	
萹　蓄	虫蛀、发霉								△						△	△			
蒲公英	虫蛀、发霉	△							△						△				
鹅不食草	发霉	△							△										
鲜石斛	腐烂、干枯			△										△					
豨莶草	发霉	△																	
薄　荷	虫蛀、气味散失			△	△	△									△				
藿　香	气味散失			△	△	△													
花、叶类																			
丁　香	气味散失、泛油			△	△	△													
大青叶	发霉	△							△										
木槿花	虫蛀、发霉	△	△						△						△	△			
月季花	虫蛀、发霉、变色		△	△			△								△	△			
红　花	虫蛀、发霉、变色			△					阴干						△	△			
辛夷花	虫蛀			△											△	△			
芙蓉花	虫蛀、发霉		△												△	△			
佛手花	虫蛀、发霉、变色								△						△	△	△		△
玫瑰花	虫蛀、发霉、变色		△	△			△								△	△			
闹羊花	虫蛀、变色								△						△	△			
扁豆花	虫蛀、发霉、变色	△					△		阴干						△	△			
洋金花	虫蛀、发霉								△						△	△			
厚朴花	虫蛀、发霉、变色	△		△								△			△	△	△		△
凌霄花	虫蛀、发霉、变色	△		△											△	△			
桑　叶	虫蛀、发霉、变色	△							△						△	△			
荷　叶	虫蛀、变色	△				△									△	△			
金银花	虫蛀、发霉、变色	△		△					△			△			△	△			
菊　花	虫蛀、发霉、变色		△	△					△			△			△	△			
旋覆花	变色			△															
番红花	失润、变色			△	△	△	△												
款冬花	虫蛀、发霉、变色	△	△	△			木炭								△	△			
蒲　黄	虫蛀、变色、结块	△	△									△			△	△			
槐　花	虫蛀、发霉、变色			△					△						△	△			
树皮类																			
木槿皮	发霉								△										
白鲜皮	虫蛀	△													△	△			
合欢皮	虫蛀、发霉	△													△	△			
肉　桂	失润、干枯、泛油			△	△	△	△												

品 名	变 质 情 况	保管条件							养护方法						治虫方法			治霉法	
		通风	吸湿	阴凉	避风	避光	密封	隔离	晾晒	烘烤	热蒸	冷藏	对抗	种植	氯化苦	磷化铝	硫黄	撞刷	擦洗
苦楝皮	发霉	△							△										
厚朴	失润、干枯			△	△	△													
桑白皮	虫蛀、发霉、变色								△						△	△	△	△	
黄柏	虫蛀、发霉、变色								△						△	△			
藤木树脂类																			
沉香	失润、干枯			△	△	△	△												
苏合香	融化			△			△	水											
没药	粘连、融化	△		△															
阿魏	融化			△	△		△												
芦荟	融化			△	△		△												
鸡血藤	虫蛀、发霉	△							△						△	△			
夜交藤	虫蛀、发霉	△							△						△	△			△
桂枝	虫蛀、走味								△						△	△			
桑枝	发霉、变色								△										
通草	变色、发霉				△	△													
海风藤	虫蛀、发霉	△							△							△	△		
桑寄生	虫蛀、发霉、泛油	△		△					△						△	△		△	
檀香	气味散失			△	△		△												
菌藻类																			
冬虫夏草	虫蛀、发霉、变色	△	△				△					△			△	△			酒精
天竺黄				△			△												
昆布	泛潮				△														
茯苓	虫蛀、发霉			△	△				△						△	△			
茯苓皮	虫蛀														△	△			
海藻	泛潮				△														
猪苓	虫蛀														△	△			
银耳	发霉、变色		△	△			△					△							
雷丸	虫蛀			△											△	△			
动物类																			
九香虫	虫蛀、发霉、泛油						△			△			△		△	△			
马宝					△		△												
干蟾皮	虫蛀			△					△				△		△	△	△		
土鳖虫	虫蛀、发霉、变色	△					△		△			△			△	△	△		
牛黄	发霉			△		△	△												酒精
水蛭	虫蛀						△		△						△	△	△		

品　名	变质情况	通风	吸湿	阴凉	避风	避光	密封	隔离	晾晒	烘烤	热蒸	冷藏	对抗	种植	氯化苦	磷化铝	硫黄	撞刷	擦洗
		保管条件							养护方法						治虫方法			治霉法	
凤凰衣	虫蛀、发霉						△		△						△	△			
乌梢蛇	生虫、泛油、发霉、	△					△		△	△			△		△	△	△		
五灵脂	融化、结块、			△	△														
白花蛇	虫蛀、发霉、变色						△						△		△	△			
蛇　蜕	虫蛀						△								△	△			
全　蝎	虫蛀、发霉、变色	△	△	△			△					△			△				
地　龙	虫蛀、发霉	△					△								△				
红娘虫	虫蛀、泛油						△				△		△		△	△			
虫白蜡	融化			△															
龟　板	生虫																		
鸡内金	虫蛀、发霉																		
狗　宝					△		△												
青娘虫	虫蛀						△				△		△		△	△			
刺猬皮	虫蛀、发霉、泛油						△		△						△	△			
珍　珠	变色						△												
海　龙	虫蛀、变色						△						△		△	△	△		
穿山甲	虫蛀	△													△	△			
桑螵蛸	虫蛀	△								△	△				△	△			
鹿　茸	虫蛀、变色	△					酒精						△		△	△			
鹿　胎	生虫		△				△								△	△			
蛤士蟆油	虫蛀、发霉、泛油	△		△			△					△			△	△			
蛤　蚧	虫蛀、发霉、泛油	△		△			△		△		△		△		△	△			
斑蝥虫	虫蛀						△						△		△	△			
紫河车	虫蛀、发霉	△	△								△				△	△			
蜈　蚣	生虫、发霉、泛油	△					△		△				△		△	△			
蜂　房	虫蛀	△													△	△			
蜂　蜜	变味			△	△														
蕲　蛇	虫蛀、发霉、泛油						△		△				△		△	△	△		
蝼　蛄	虫蛀、泛油						△				△		△		△	△			
僵　蚕	生虫																		
蟋　蟀	虫蛀、泛油						△				△		△		△	△			
蟾　酥	发霉		△				△												油擦
鳖　甲	生虫		△				△								△	△	△		
矿物类																			
水　银				△		△		△											
火　硝				△	△		△	△											
皮　硝	融化	△																	
胆　矾	风化、潮解、变色			△	△		△												

品 名	变 质 情 况	保管条件							养护方法						治虫方法			治霉法	
		通风	吸湿	阴凉	避风	避光	密封	隔离	晾晒	烘烤	热蒸	冷藏	对抗	种植	氯化苦	磷化铝	硫黄	撞刷	擦洗
硫 黄				△			△	△											
玄明粉	融化	△	△																
其他类																			
冰 片				△		△	△												
柿 霜	融化、变色		△				△		△				△		△	△	△		
海金沙							△	△											
淡豆豉	生虫	△												△	△				
硼 砂	风化			△	△		△												
樟 脑				△			△	△											
薄荷脑				△			△	△											

附录三　药品管理相关法律与法规

一、中华人民共和国药品管理法

（1984 年 9 月 20 日第五届全国人民代表大会常务委员会第七次会议通过
2001 年 2 月 28 日第九届全国人民代表大会常务委员会第二十次会议修订）

目　录

第一章　总　　则

第一条　为加强药品监督管理、保证药品质量、保障人体用药安全、维护人民身体健康和用药的合法权益，特制定本法。

第二条　在中华人民共和国境内从事药品的研制、生产、经营、使用和监督管理的单位或者个人，必须遵守本法。

第三条　国家发展现代药和传统药，充分发挥其在预防、医疗和保健中的作用。

国家保护野生药材资源，鼓励培育中药材。

第四条　国家鼓励研究和创制新药，保护公民、法人和其他组织研究、开发新药的合法权益。

第五条　国务院药品监督管理部门主管全国药品监督管理工作。国务院有关部门在各自的职责范围内负责与药品有关的监督管理工作。

省、自治区、直辖市人民政府药品监督管理部门负责本行政区域内的药品监督管理工作。省、自治区、直辖市人民政府有关部门在各自的职责范围内负责与药品有关的监督管理工作。

国务院药品监督管理部门应当配合国务院经济综合主管部门，执行国家制定的药品行业发展规划和产业政策。

第六条 药品监督管理部门设置或者确定的药品检验机构，承担依法实施药品审批和药品质量监督检查所需的药品检验工作。

第二章 药品生产企业管理

第七条 开办药品生产企业，须经企业所在地的省、自治区、直辖市人民政府药品监督管理部门批准并发给《药品生产许可证》，凭《药品生产许可证》到工商行政管理部门办理登记注册。无《药品生产许可证》的，不得生产药品。

《药品生产许可证》应当标明有效期和生产范围，到期重新审查发证。

药品监督管理部门批准开办药品生产企业，除依据本法第八条规定的条件外，还应当符合国家制定的药品行业发展规划和产业政策，防止重复建设。

第八条 开办药品生产企业，必须具备以下条件：

（一）具有依法经过资格认定的药学技术人员、工程技术人员及相应的技术工人；

（二）具有与其药品生产相适应的厂房、设施和卫生环境；

（三）具有能对所生产药品进行质量管理和质量检验的机构、人员以及必要的仪器设备；

（四）具有保证药品质量的规章制度。

第九条 药品生产企业必须按照国务院药品监督管理部门依据本法制定的《药品生产质量管理规范》组织生产。药品监督管理部门按照规定对药品生产企业是否符合《药品生产质量管理规范》的要求进行认证；对认证合格的，发给认证证书。

《药品生产质量管理规范》的具体实施办法、实施步骤由国务院药品监督管理部门规定。

第十条 除中药饮片的炮制外，药品必须按照国家药品标准和国务院药品监督管理部门批准的生产工艺进行生产，生产记录必须完整准确。药品生产企业改变影响药品质量的生产工艺时，必须报原批准部门审核批准。

中药饮片必须按照国家药品标准炮制；国家药品标准没有规定的，必须按照省、自治区、直辖市人民政府药品监督管理部门制定的炮制规范炮制。省、自治区、直辖市人民政府药品监督管理部门制定的炮制规范应当报国务院药品监督管理部门备案。

第十一条 生产药品所需的原料、辅料，必须符合药用要求。

第十二条 药品生产企业必须对其生产的药品进行质量检验；不符合国家药品标准或者不按照省、自治区、直辖市人民政府药品监督管理部门制定的中药饮片炮制规范炮制的，不得出厂。

第十三条 经国务院药品监督管理部门或者国务院药品监督管理部门授权的省、自治区、直辖市人民政府药品监督管理部门批准，药品生产企业可以接受委托生产药品。

第三章 药品经营企业管理

第十四条 开办药品批发企业，须经企业所在地省、自治区、直辖市人民政府药品监督管理部门批准并发给《药品经营许可证》；开办药品零售企业，须经企业所在地县级以上地方药品监督管理部门批准并发给《药品经营许可证》，凭《药品经营许可证》到工商行政管理部门办理登记注册。无《药品经营许可证》的，不得经营药品。

《药品经营许可证》应当标明有效期和经营范围，到期重新审查发证。

药品监督管理部门批准开办药品经营企业，除依据本法第十五条规定的条件外，还应当遵循合理布局和方便群众购药的原则。

第十五条　开办药品经营企业必须具备以下条件：

（一）具有依法经过资格认定的药学技术人员；

（二）具有与所经营药品相适应的营业场所、设备、仓储设施、卫生环境；

（三）具有与所经营药品相适应的质量管理机构或者人员；

（四）具有保证所经营药品质量的规章制度。

第十六条　药品经营企业必须按照国务院药品监督管理部门依据本法制定的《药品经营质量管理规范》经营药品。药品监督管理部门按照规定对药品经营企业是否符合《药品经营质量管理规范》的要求进行认证；对认证合格的，发给认证证书。

《药品经营质量管理规范》的具体实施办法、实施步骤由国务院药品监督管理部门规定。

第十七条　药品经营企业购进药品，必须建立并执行进货检查验收制度，验明药品合格证明和其他标识；不符合规定要求的，不得购进。

第十八条　药品经营企业购销药品，必须有真实完整的购销记录。购销记录必须注明药品的通用名称、剂型、规格、批号、有效期、生产厂商、购（销）货单位、购（销）货数量、购销价格、购（销）货日期及国务院药品监督管理部门规定的其他内容。

第十九条　药品经营企业销售药品必须准确无误，并正确说明用法、用量和注意事项；调配处方必须经过核对，对处方所列药品不得擅自更改或者代用。对有配伍禁忌或者超剂量的处方，应当拒绝调配；必要时，经处方医师更正或者重新签字，方可调配。药品经营企业销售中药材，必须标明产地。

第二十条　药品经营企业必须制定和执行药品保管制度，采取必要的冷藏、防冻、防潮、防虫、防鼠等措施，保证药品质量。药品入库和出库必须执行检查制度。

第二十一条　城乡集市贸易市场可以出售中药材，国务院另有规定的除外。城乡集市贸易市场不得出售中药材以外的药品，但持有《药品经营许可证》的药品零售企业在规定的范围内可以在城乡集市贸易市场设点出售中药材以外的药品。具体办法由国务院规定。

第四章　医疗机构的药剂管理

第二十二条　医疗机构必须配备依法经过资格认定的药学技术人员。非药学技术人员不得直接从事药剂技术工作。

第二十三条　医疗机构配制制剂，须经所在地省、自治区、直辖市人民政府卫生行政部门审核同意，由省、自治区、直辖市人民政府药品监督管理部门批准，发给《医疗机构制剂许可证》。无《医疗机构制剂许可证》的，不得配制制剂。

《医疗机构制剂许可证》应当标明有效期，到期重新审查发证。

第二十四条　医疗机构配制制剂，必须具有能够保证制剂质量的设施、管理制度、检验仪器和卫生条件。

第二十五条　医疗机构配制的制剂，应当是本单位临床需要而市场上没有供应的品种，并须经所在地省、自治区、直辖市人民政府药品监督管理部门批准后方可配制。配制的制剂必须按照规定进行质量检验；合格的，凭医师处方在本医疗机构使用。特殊情况下，经国务院或者省、自治区、直辖市人民政府的药品监督管理部门批准，医疗机构配制的制剂可以在指定的医疗机构之间调剂使用。

医疗机构配制的制剂，不得在市场销售。

第二十六条 医疗机构购进药品，必须建立并执行进货检查验收制度，验明药品合格证明和其他标识；不符合规定要求的，不得购进和使用。

第二十七条 医疗机构的药剂人员调配处方，必须经过核对，对处方所列药品不得擅自更改或者代用。对有配伍禁忌或者超剂量的处方，应当拒绝调配；必要时，经处方医师更正或者重新签字，方可调配。

第二十八条 医疗机构必须制定和执行药品保管制度，采取必要的冷藏、防冻、防潮、防虫、防鼠等措施，保证药品质量。

第五章 药品管理

第二十九条 研制新药，必须按照国务院药品监督管理部门的规定如实报送研制方法、质量指标、药理及毒理试验结果等有关资料和样品，经国务院药品监督管理部门批准后，方可进行临床试验。药物临床试验机构的资格认定办法，由国务院药品监督管理部门、国务院卫生行政部门共同制定。

完成临床试验并通过审批的新药，由国务院药品监督管理部门批准，发给新药证书。

第三十条 药物的非临床安全性评价研究机构和临床试验机构必须分别执行药物非临床研究质量管理规范、药物临床试验质量管理规范。

药物非临床研究质量管理规范、药物临床试验质量管理规范由国务院确定的部门制定。

第三十一条 生产新药或者已有国家标准的药品的，须经国务院药品监督管理部门批准，并发给药品批准文号；但是，生产没有实施批准文号管理的中药材和中药饮片除外。实施批准文号管理的中药材、中药饮片品种目录由国务院药品监督管理部门会同国务院中医药管理部门制定。

药品生产企业在取得药品批准文号后，方可生产该药品。

第三十二条 药品必须符合国家药品标准。中药饮片依照本法第十条第二款的规定执行。

国务院药品监督管理部门颁布的《中华人民共和国药典》和药品标准为国家药品标准。

国务院药品监督管理部门组织药典委员会，负责国家药品标准的制定和修订。

国务院药品监督管理部门的药品检验机构负责标定国家药品标准品、对照品。

第三十三条 国务院药品监督管理部门组织药学、医学和其他技术人员，对新药进行审评，对已经批准生产的药品进行再评价。

第三十四条 药品生产企业、药品经营企业、医疗机构必须从具有药品生产、经营资格的企业购进药品；但是，购进没有实施批准文号管理的中药材除外。

第三十五条 国家对麻醉药品、精神药品、医疗用毒性药品、放射性药品实行特殊管理。管理办法由国务院制定。

第三十六条 国家实行中药品种保护制度。具体办法由国务院制定。

第三十七条 国家对药品实行处方药与非处方药分类管理制度。具体办法由国务院制定。

第三十八条 禁止进口疗效不确、不良反应大或者其他原因危害人体健康的药品。

第三十九条 药品进口，须经国务院药品监督管理部门组织审查，经审查确认符合质量标准、安全有效的，方可批准进口，并发给进口药品注册证书。

医疗单位临床急需或者个人自用进口的少量药品，按照国家有关规定办理进口手续。

第四十条 药品必须从允许药品进口的口岸进口，并由进口药品的企业向口岸所在地药品监督管理部门登记备案。海关凭药品监督管理部门出具的《进口药品通关单》放行。无《进口药品通关单》的，海关不得放行。

口岸所在地药品监督管理部门应当通知药品检验机构按照国务院药品监督管理部门的规定对进口药品进行抽查检验，并依照本法第四十一条第二款的规定收取检验费。

允许药品进口的口岸由国务院药品监督管理部门会同海关总署提出，报国务院批准。

第四十一条 国务院药品监督管理部门对下列药品在销售前或者进口时，指定药品检验机构进行检验；检验不合格的，不得销售或者进口：

（一）国务院药品监督管理部门规定的生物制品；

（二）首次在中国销售的药品；

（三）国务院规定的其他药品。

前款所列药品的检验收费项目和收费标准由国务院财政部门会同国务院价格主管部门核定并公告。检验费收缴办法由国务院财政部门会同国务院药品监督管理部门制定。

第四十二条 国务院药品监督管理部门对已经批准生产或者进口的药品，应当组织调查；对疗效不确、不良反应大或者其他原因危害人体健康的药品，应当撤销批准文号或者进口药品注册证书。

已被撤销批准文号或者进口药品注册证书的药品，不得生产或者进口、销售和使用；已经生产或者进口的，由当地药品监督管理部门监督销毁或者处理。

第四十三条 国家实行药品储备制度。国内发生重大灾情、疫情及其他突发事件时，国务院规定的部门可以紧急调用企业药品。

第四十四条 对国内供应不足的药品，国务院有权限制或者禁止出口。

第四十五条 进口、出口麻醉药品和国家规定范围内的精神药品，必须持有国务院药品监督管理部门发给的《进口准许证》、《出口准许证》。

第四十六条 新发现和从国外引种的药材，经国务院药品监督管理部门审核批准后，方可销售。

第四十七条 地区性民间习用药材的管理办法，由国务院药品监督管理部门会同国务院中医药管理部门制定。

第四十八条 禁止生产（包括配制，下同）、销售假药。

有下列情形之一的，为假药：

（一）药品所含成份与国家药品标准规定的成份不符的；

（二）以非药品冒充药品或者以他种药品冒充此种药品的。

有下列情形之一的药品，按假药论处：

（一）国务院药品监督管理部门规定禁止使用的；

（二）依照本法必须批准而未经批准生产、进口，或者依照本法必须检验而未经检验即销售的；

（三）变质的；

（四）被污染的；

（五）使用依照本法必须取得批准文号而未取得批准文号的原料药生产的；

（六）所标明的适应症或者功能主治超出规定范围的。

第四十九条 禁止生产、销售劣药。

药品成份的含量不符合国家药品标准的，为劣药。

有下列情形之一的药品，按劣药论处：

（一）未标明有效期或者更改有效期的；

（二）不注明或者更改生产批号的；

（三）超过有效期的；

（四）直接接触药品的包装材料和容器未经批准的；

（五）擅自添加着色剂、防腐剂、香料、矫味剂及辅料的；

（六）其他不符合药品标准规定的。

第五十条 列入国家药品标准的药品名称为药品通用名称。已经作为药品通用名称的，该名称不得作为药品商标使用。

第五十一条 药品生产企业、药品经营企业和医疗机构直接接触药品的工作人员，必须每年进行健康检查。患有传染病或者其他可能污染药品的疾病的，不得从事直接接触药品的工作。

第六章 药品包装的管理

第五十二条 直接接触药品的包装材料和容器，必须符合药用要求，符合保障人体健康、安全的标准，并由药品监督管理部门在审批药品时一并审批。

药品生产企业不得使用未经批准的直接接触药品的包装材料和容器。

对不合格的直接接触药品的包装材料和容器，由药品监督管理部门责令停止使用。

第五十三条 药品包装必须适合药品质量的要求，方便储存、运输和医疗使用。

发运中药材必须有包装。在每件包装上，必须注明品名、产地、日期、调出单位，并附有质量合格的标志。

第五十四条 药品包装必须按照规定印有或者贴有标签并附有说明书。

标签或者说明书上必须注明药品的通用名称、成份、规格、生产企业、批准文号、产品批号、生产日期、有效期、适应症或者功能主治、用法、用量、禁忌、不良反应和注意事项。

麻醉药品、精神药品、医疗用毒性药品、放射性药品、外用药品和非处方药的标签，必须印有规定的标志。

第七章　药品价格和广告的管理

第五十五条　依法实行政府定价、政府指导价的药品，政府价格主管部门应当依照《中华人民共和国价格法》规定的定价原则，依据社会平均成本、市场供求状况和社会承受能力合理制定和调整价格，做到质价相符，消除虚高价格，保护用药者的正当利益。

药品的生产企业、经营企业和医疗机构必须执行政府定价、政府指导价，不得以任何形式擅自提高价格。

药品生产企业应当依法向政府价格主管部门如实提供药品的生产经营成本，不得拒报、虚报、瞒报。

第五十六条　依法实行市场调节价的药品，药品的生产企业经营企业和医疗机构应当按照公平、合理和诚实信用、质价相符的原则制定价格，为用药者提供价格合理的药品。

药品的生产企业、经营企业和医疗机构应当遵守国务院价格主管部门关于药价管理的规定，制定和标明药品零售价格，禁止暴利和损害用药者利益的价格欺诈行为。

第五十七条　药品的生产企业、经营企业、医疗机构应当依法向政府价格主管部门提供其药品的实际购销价格和购销数量等资料。

第五十八条　医疗机构应当向患者提供所用药品的价格清单；医疗保险定点医疗机构还应当按照规定的办法如实公布其常用药品的价格，加强合理用药的管理。具体办法由国务院卫生行政部门规定。

第五十九条　禁止药品的生产企业、经营企业和医疗机构在药品购销中账外暗中给予、收受回扣或者其他利益。

禁止药品的生产企业、经营企业或者其代理人以任何名义给予使用其药品的医疗机构的负责人、药品采购人员、医师等有关人员以财物或者其他利益。禁止医疗机构的负责人、药品采购人员、医师等有关人员以任何名义收受药品的生产企业、经营企业或者其代理人给予的财物或者其他利益。

第六十条　药品广告须经企业所在地省、自治区、直辖市人民政府药品监督管理部门批准，并发给药品广告批准文号；未取得药品广告批准文号的，不得发布。

处方药可以在国务院卫生行政部门和国务院药品监督管理部门共同指定的医学、药学专业刊物上介绍，但不得在大众传播媒介发布广告或者以其他方式进行以公众为对象的广告宣传。

第六十一条　药品广告的内容必须真实、合法，以国务院药品监督管理部门批准的说明书为准，不得含有虚假的内容。

药品广告不得含有不科学的表示功效的断言或者保证；不得利用国家机关医药科研单位学术机构或者专家、学者、医师、患者的名誉和形象做证明。

非药品广告不得有涉及药品的宣传。

第六十二条　省、自治区、直辖市人民政府药品监督管理部门应当对其批准的药品广告进行检查，对于违反本法和《中华人民共和国广告法》的广告，应当向广告监督管理机关通报并提出处理建议，广告监督管理机关应当依法作出处理。

第六十三条　药品价格和广告，本法未规定的，适用《中华人民共和国价格法》、《中华人民共和国广告法》的规定。

第八章 药品监督

第六十四条 药品监督管理部门有权按照法律、行政法规的规定对报经其审批的药品研制和药品的生产、经营以及医疗机构使用药品的事项进行监督检查，有关单位和个人不得拒绝和隐瞒。

药品监督管理部门进行监督检查时，必须出示证明文件，对监督检查中知悉的被检查人的技术秘密和业务秘密应当保密。

第六十五条 药品监督管理部门根据监督检查的需要，可以对药品质量进行抽查检验。抽查检验应当按照规定抽样，并不得收取任何费用。所需费用按照国务院规定列支。

药品监督管理部门对有证据证明可能危害人体健康的药品及其有关材料可以采取查封、扣押的行政强制措施，并在 7 日内作出行政处理决定；药品需要检验的，必须自检验报告书发出之日起 15 日内作出行政处理决定。

第六十六条 国务院和省、自治区、直辖市人民政府的药品监督管理部门应当定期公告药品质量抽查检验的结果；公告不当的，必须在原公告范围内予以更正。

第六十七条 当事人对药品检验机构的检验结果有异议的，可以自收到药品检验结果之日起 7 日内向原药品检验机构或者上一级药品监督管理部门设置或者确定的药品检验机构申请复验，也可以直接向国务院药品监督管理部门设置或者确定的药品检验机构申请复验。受理复验的药品检验机构必须在国务院药品监督管理部门规定的时间内作出复验结论。

第六十八条 药品监督管理部门应当按照规定，依据《药品生产质量管理规范》、《药品经营质量管理规范》，对经其认证合格的药品生产企业、药品经营企业进行认证后的跟踪检查。

第六十九条 地方人民政府和药品监督管理部门不得以要求实施药品检验、审批等手段限制或者排斥非本地区药品生产企业依照本法规定生产的药品进入本地区。

第七十条 药品监督管理部门及其设置的药品检验机构和确定的专业从事药品检验的机构不得参与药品生产经营活动，不得以其名义推荐或者监制、监销药品。

药品监督管理部门及其设置的药品检验机构和确定的专业从事药品检验机构的工作人员不得参与药品生产经营活动。

第七十一条 国家实行药品不良反应报告制度。药品生产企业、药品经营企业和医疗机构必须经常考察本单位所生产、经营、使用的药品质量、疗效和反应。发现可能与用药有关的严重不良反应，必须及时向当地省、自治区、直辖市人民政府药品监督管理部门和卫生行政部门报告。具体办法由国务院药品监督管理部门会同国务院卫生行政部门制定。

对已确认发生严重不良反应的药品，国务院或者省、自治区、直辖市人民政府的药品监督管理部门可以采取停止生产、销售、使用的紧急控制措施，并应当在 5 日内组织鉴定，自鉴定结论作出之日起 15 日内依法作出行政处理决定。

第七十二条 药品生产企业、药品经营企业和医疗机构的药品检验机构或者人员，应当接受当地药品监督管理部门设置的药品检验机构的业务指导。

第九章　法律责任

第七十三条　未取得《药品生产许可证》、《药品经营许可证》或者《医疗机构制剂许可证》生产药品、经营药品的，依法予以取缔，没收违法生产、销售的药品和违法所得，并处违法生产、销售的药品（包括已售出的和未售出的药品，下同）货值金额2倍以上5倍以下的罚款；构成犯罪的，依法追究刑事责任。

第七十四条　生产、销售假药的，没收违法生产、销售的药品和违法所得，并处违法生产、销售药品货值金额2倍以上5倍以下的罚款；有药品批准证明文件的予以撤销，并责令停产、停业整顿；情节严重的，吊销《药品生产许可证》、《药品经营许可证》或者《医疗机构制剂许可证》；构成犯罪的，依法追究刑事责任。

第七十五条　生产、销售劣药的，没收违法生产、销售的药品和违法所得，并处违法生产、销售药品货值金额1倍以上3倍以下的罚款；情节严重的，责令停产、停业整顿或者撤销药品批准证明文件，吊销《药品生产许可证》、《药品经营许可证》或者《医疗机构制剂许可证》；构成犯罪的，依法追究刑事责任。

第七十六条　从事生产、销售假药及生产、销售劣药情节严重的企业或者其他单位，其直接负责的主管人员和其他直接责任人员10年内不得从事药品生产、经营活动。

对生产者专门用于生产假药、劣药的原辅材料、包装材料、生产设备，予以没收。

第七十七条　知道或者应当知道属于假劣药品而为其提供运输、保管、仓储等便利条件的，没收全部运输、保管、仓储的收入，并处违法收入50%以上3倍以下的罚款；构成犯罪的，依法追究刑事责任。

第七十八条　对假药、劣药的处罚通知，必须载明药品检验机构的质量检验结果；但是，本法第四十八条第三款第（一）、（二）、（五）、（六）项和第四十九条第三款规定的情形除外。

第七十九条　药品的生产企业、经营企业、药物非临床安全性评价研究机构、药物临床试验机构未按照规定实施《药品生产质量管理规范》、《药品经营质量管理规范》、药物非临床研究质量管理规范、药物临床试验质量管理规范的，给予警告，责令限期改正；逾期不改正的，责令停产、停业整顿，并处5千元以上2万元以下的罚款；情节严重的，吊销《药品生产许可证》、《药品经营许可证》和药物临床试验机构的资格。

第八十条　药品的生产企业、经营企业或者医疗机构违反本法第三十四条的规定，从无《药品生产许可证》、《药品经营许可证》的企业购进药品的，责令改正，没收违法购进的药品，并处违法购进药品货值金额2倍以上5倍以下的罚款；有违法所得的，没收违法所得；情节严重的，吊销《药品生产许可证》、《药品经营许可证》或者医疗机构执业许可证书。

第八十一条　进口已获得药品进口注册证书的药品，未按照本法规定向允许药品进口的口岸所在地的药品监督管理部门登记备案的，给予警告，责令限期改正；逾期不改正的，撤销进口药品注册证书。

第八十二条　伪造、变造、买卖、出租、出借许可证或者药品批准证明文件的，没收违法所得，并处违法所得1倍以上3倍以下的罚款；没有违法所得的，处2万元以上10万元以下的罚款；情节严重的，并吊销卖方、出租方、出借方的《药品生产许可证》、《药品经营许可证》、《医疗机构制剂许可证》或者撤销药品批准证明文件；构成犯罪的，依法追究刑事责任。

第八十三条 违反本法规定，提供虚假的证明、文件资料、样品或者采取其他欺骗手段取得《药品生产许可证》、《药品经营许可证》、《医疗机构制剂许可证》或者药品批准证明文件的，吊销《药品生产许可证》、《药品经营许可证》、《医疗机构制剂许可证》或者撤销药品批准证明文件，5年内不受理其申请，并处1万元以上3万元以下的罚款。

第八十四条 医疗机构将其配制的制剂在市场销售的，责令改正，没收违法销售的制剂，并处违法销售制剂货值金额1倍以上3倍以下的罚款；有违法所得的，没收违法所得。

第八十五条 药品经营企业违反本法第十八条、第十九条规定的，责令改正，给予警告；情节严重的，吊销《药品经营许可证》。

第八十六条 药品标识不符合本法第五十四条规定的，除依法应当按照假药、劣药论处的外，责令改正，给予警告；情节严重的，撤销该药品的批准证明文件。

第八十七条 药品检验机构出具虚假检验报告，构成犯罪的，依法追究刑事责任；不构成犯罪的，责令改正，给予警告，对单位并处3万元以上5万元以下的罚款；对直接负责的主管人员和其他直接责任人员依法给予降级、撤职、开除的处分，并处3万元以下的罚款；有违法所得的，没收违法所得；情节严重的，撤销其检验资格。药品检验机构出具的检验结果不实，造成损失的，应当承担相应的赔偿责任。

第八十八条 本法第七十三条至第八十七条规定的行政处罚，由县级以上药品监督管理部门按照国务院药品监督管理部门规定的职责分工决定；吊销《药品生产许可证》、《药品经营许可证》、《医疗机构制剂许可证》、《医疗机构执业许可证》或者撤销药品批准证明文件的，由原发证、批准的部门决定。

第八十九条 违反本法第五十五条、第五十六条、第五十七条关于药品价格管理的规定的，依照《中华人民共和国价格法》的规定处罚。

第九十条 药品的生产企业、经营企业、医疗机构在药品购销中暗中给予、收受回扣或者其他利益的，药品的生产企业、经营企业或者其代理人给予使用其药品的医疗机构的负责人、药品采购人员、医师等有关人员以财物或者其他利益的，由工商行政管理部门处1万元以上20万元以下的罚款，有违法所得的，予以没收；情节严重的，由工商行政管理部门吊销药品生产企业、药品经营企业的营业执照，并通知药品监督管理部门，由药品监督管理部门吊销其《药品生产许可证》、《药品经营许可证》；构成犯罪的，依法追究刑事责任。

第九十一条 药品的生产企业、经营企业的负责人、采购人员等有关人员在药品购销中收受其他生产企业、经营企业或者其代理人给予的财物或者其他利益的，依法给予处分，没收违法所得；构成犯罪的，依法追究刑事责任。

医疗机构的负责人、药品采购人员、医师等有关人员收受药品生产企业、药品经营企业或者其代理人给予的财物或者其他利益的，由卫生行政部门或者本单位给予处分，没收违法所得；对违法行为情节严重的执业医师，由卫生行政部门吊销其执业证书；构成犯罪的，依法追究刑事责任。

第九十二条 违反本法有关药品广告的管理规定的，依照《中华人民共和国广告法》的规定处罚，并由发给广告批准文号的药品监督管理部门撤销广告批准文号，一年内不受理该品种的广告审批申请；构成犯罪的，依法追究刑事责任。

药品监督管理部门对药品广告不依法履行审查职责，批准发布的广告有虚假或者其他违反法律、行政法规的内容的，对直接负责的主管人员和其他直接责任人员依法给予行政处分；构成犯罪的，依法追究刑事责任。

第九十三条 药品的生产企业、经营企业、医疗机构违反本法规定，给药品使用者造成损害的，依法承担赔偿责任。

第九十四条 药品监督管理部门违反本法规定，有下列行为之一的，由其上级主管机关或者监察机关责令收回违法发给的证书、撤销药品批准证明文件，对直接负责的主管人员和其他直接责任人员依法给予行政处分；构成犯罪的，依法追究刑事责任：

（一）对不符合《药品生产质量管理规范》、《药品经营质量管理规范》的企业发给符合有关规范的认证证书的，或者对取得认证证书的企业未按照规定履行跟踪检查的职责，对不符合认证条件的企业未依法责令其改正或者撤销其认证证书的；

（二）对不符合法定条件的单位发给《药品生产许可证》、《药品经营许可证》或者《医疗机构制剂许可证》的；

（三）对不符合进口条件的药品发给进口药品注册证书的；

（四）对不具备临床试验条件或者生产条件而批准进行临床试验、发给新药证书、发给药品批准文号的。

第九十五条 药品监督管理部门或者其设置的药品检验机构或者其确定的专业从事药品检验的机构参与药品生产经营活动的，由其上级机关或者监察机关责令改正，有违法收入的予以没收；情节严重的，对直接负责的主管人员和其他直接责任人员依法给予行政处分。

药品监督管理部门或者其设置的药品检验机构或者其确定的专业从事药品检验的机构的工作人员参与药品生产经营活动的，依法给予行政处分。

第九十六条 药品监督管理部门或者其设置、确定的药品检验机构在药品监督检验中违法收取检验费用的，由政府有关部门责令退还，对直接负责的主管人员和其他直接责任人员依法给予行政处分。对违法收取检验费用情节严重的药品检验机构，撤销其检验资格。

第九十七条 药品监督管理部门应当依法履行监督检查职责，监督已取得《药品生产许可证》、《药品经营许可证》的企业依照本法规定从事药品生产、经营活动。

已取得《药品生产许可证》、《药品经营许可证》的企业生产、销售假药、劣药的，除依法追究该企业的法律责任外，对有失职、渎职行为的药品监督管理部门直接负责的主管人员和其他直接责任人员依法给予行政处分；构成犯罪的，依法追究刑事责任。

第九十八条 药品监督管理部门对下级药品监督管理部门违反本法的行政行为，责令限期改正；逾期不改正的，有权予以改变或者撤销。

第九十九条 药品监督管理人员滥用职权、徇私舞弊、玩忽职守，构成犯罪的，依法追究刑事责任；尚不构成犯罪的，依法给予行政处分。

第一百条 依照本法被吊销《药品生产许可证》、《药品经营许可证》的，由药品监督管理部门通知工商行政管理部门办理变更或者注销登记。

第一百零一条 本章规定的货值金额以违法生产、销售药品的标价计算；没有标价的，按照同类药品的市场价格计算。

第十章 附 则

第一百零二条 本法下列用语的含义是：

药品，是指用于预防、治疗、诊断人的疾病，有目的地调节人的生理机能并规定有适应症或者功能主治、用法和用量的物质，包括中药材、中药饮片、中成药、化学原料药及其制剂、抗生素、生化药品、放射性药品、血清、疫苗、血液制品和诊断药品等。

辅料，是指生产药品和调配处方时所用的赋形剂和附加剂。

药品生产企业，是指生产药品的专营企业或者兼营企业。

药品经营企业，是指经营药品的专营企业或者兼营企业。

第一百零三条 中药材的种植、采集和饲养的管理办法，由国务院另行制定。

第一百零四条 国家对预防性生物制品的流通实行特殊管理。具体办法由国务院制定。

第一百零五条 中国人民解放军执行本法的具体办法，由国务院、中央军事委员会依据本法制定。

第一百零六条 本法自 2001 年 12 月 1 日起施行。

二、处方药与非处方药分类管理办法（试行）

国家药品监督管理局令第 10 号

第一条 为保障人民用药安全有效、使用方便，根据《中共中央、国务院关于卫生改革与发展的决定》，制定处方药与非处方药分类管理办法。

第二条 根据药品品种、规格、适应症、剂量及给药途径的不同，对药品分别按处方药与非处方药进行管理。

处方药必须凭执业医师或执业助理医师处方才可调配、购买和使用；非处方药不需要凭执业医师或执业助理医师处方即可自行判断、购买和使用。

第三条 国家药品监督管理局负责处方药与非处方药分类管理办法的制定。各级药品监督管理部门负责辖区内处方药与非处方药分类管理的组织实施和监督管理。

第四条 国家药品监督管理局负责非处方药目录的遴选、审批、发布和调整工作。

第五条 处方药、非处方药生产企业必须具有《药品生产企业许可证》，其生产品种必须取得药品批准文号。

第六条 非处方药标签和说明书除符合规定外，用语应当科学、易懂，便于消费者自行判断、选择和使用。非处方药的标签和说明书必须经国家药品监督管理局批准。

第七条 非处方药的包装必须印有国家指定的非处方药专有标识，必须符合质量要求，方便储存、运输和使用。每个销售基本单元包装必须附有标签和说明书。

第八条 根据药品的安全性，非处方药分为甲、乙两类。

经营处方药、非处方药的批发企业和经营处方药、甲类非处方药的零售企业必须具有《药品经营企业许可证》。

经省级药品监督管理部门或其授权的药品监督管理部门批准的其它商业企业可以零售乙类非处方药。

第九条　零售乙类非处方药的商业企业必须配备专职的具有高中以上文化程度，经专业培训后，由省级药品监督管理部门或其授权的药品监督管理部门考核合格并取得上岗证的人员。

第十条　医疗机构根据医疗需要可以决定或推荐使用非处方药。

第十一条　消费者有权自主选购非处方药，并须按非处方药标签和说明书所示内容使用。

第十二条　处方药只准在专业性医药报刊进行广告宣传，非处方药经审批可以在大众传播媒介进行广告宣传。

第十三条　处方药与非处方药分类管理有关审批、流通、广告等具体办法另行制定。

第十四条　本办法由国家药品监督管理局负责解释。

第十五条　本办法自 2000 年 1 月 1 日起施行。

三、处方药与非处方药流通管理暂行规定

国药管市〔1999〕454 号

第一章　总　　则

第一条　为了加强处方药、非处方药的流通管理，保证人民用药安全、有效、方便、及时，依据《中共中央、国务院关于卫生改革与发展的决定》和《处方药与非处方药分类管理办法》（试行），制定本规定。

第二条　凡在国内从事药品生产、批发、零售的企业及医疗机构适用于本规定。

第三条　国家实行特殊管理的处方药的生产销售、批发销售、调配、零售、使用按有关法律、法规执行。

第四条　本规定由县级以上药品监督管理部门监督实施。

第二章　生产、批发企业销售

第五条　处方药、非处方药的生产销售、批发销售业务必须由具有《药品生产企业许可证》、《药品经营企业许可证》的药品生产企业、药品批发企业经营。

第六条　药品生产、批发企业必须按照分类管理、分类销售的原则和规定向相应的具有合法经营资格的药品零售企业和医疗机构销售处方药和非处方药，并按有关药品监督管理规定保存销售记录备查。

第七条　进入药品流通领域的处方药和非处方药，其相应的警示语或忠告语应由生产企业醒目地印制在药品包装或药品使用说明书上。

相应的警示语或忠告语如下：

处方药：凭医师处方销售、购买和使用！

甲类非处方药、乙类非处方药：请仔细阅读药品使用说明书并按说明使用或在药师指导下购买和使用！

第八条 药品生产、批发企业不得以任何方式直接向病患者推荐、销售处方药。

第三章 药店零售

第九条 销售处方药和甲类非处方药的零售药店必须具有《药品经营企业许可证》。

销售处方药和甲类非处方药的零售药店必须配备驻店执业药师或药师以上药学技术人员。

《药品经营企业许可证》和执业药师证书应悬挂在醒目、易见的地方。执业药师应佩戴标明其姓名、技术职称等内容的胸卡。

第十条 处方药必须凭执业医师或执业助理医师处方销售、购买和使用。

执业药师或药师必须对医师处方进行审核、签字后依据处方正确调配、销售药品。对处方不得擅自更改或代用。对有配伍禁忌或超剂量的处方，应当拒绝调配、销售，必要时，经处方医师更正或重新签字，方可调配、销售。零售药店对处方必须留存2年以上备查。

第十一条 处方药不得采用开架自选销售方式。

第十二条 甲类非处方药、乙类非处方药可不凭医师处方销售、购买和使用，但病患者可以要求在执业药师或药师的指导下进行购买和使用。

执业药师或药师应对病患者选购非处方药提供用药指导或提出寻求医师治疗的建议。

第十三条 处方药、非处方药应当分柜摆放。

第十四条 处方药、非处方药不得采用有奖销售、附赠药品或礼品销售等销售方式，暂不允许采用网上销售方式。

第十五条 零售药店必须从具有《药品经营企业许可证》、《药品生产企业许可证》的药品批发企业、药品生产企业采购处方药和非处方药，并按有关药品监督管理规定保存采购记录备查。

第四章 医疗机构处方与使用

第十六条 处方药必须由执业医师或执业助理医师处方。医师处方必须遵循科学、合理、经济的原则，医疗机构应据此建立相应的管理制度。

第十七条 医疗机构可以根据临床及门诊医疗的需要按法律、法规的规定使用处方药和非处方药。

第十八条 医疗机构药房的条件及处方药、非处方药的采购、调配等活动可参照零售药店进行管理。

第五章 普通商业企业零售

第十九条 在药品零售网点数量不足、布局不合理的地区，普通商业企业可以销售乙类非处方药，但必须经过当地地市级以上药品监督管理部门审查、批准、登记，符合条件的颁发乙类非处方药准销标志。具体实施办法由省级药品监督管理部门制定。

根据便民利民的原则，销售乙类非处方药的普通商业企业也应合理布局。鼓励并优先批准具有《药品经营企业许可证》的零售药店与普通商业企业合作在普通商业企业销售乙类非处方药。

第二十条　普通商业企业不得销售处方药和甲类非处方药,不得采用有奖销售、附赠药品或礼品销售等销售方式销售乙类非处方药,暂不允许采用网上销售方式销售乙类非处方药。

第二十一条　普通商业企业的乙类非处方药销售人员及有关管理人员必须经过当地地市级以上药品监督管理部门适当的药品管理法律、法规和专业知识培训、考核并持证上岗。

第二十二条　普通商业企业销售乙类非处方药时,应设立专门货架或专柜,并按法律法规的规定摆放药品。

第二十三条　普通商业企业必须从具有《药品经营企业许可证》、《药品生产企业许可证》的药品批发企业、药品生产企业采购乙类非处方药,并按有关药品监督管理规定保存采购记录备查。

第二十四条　普通商业连锁超市销售的乙类非处方药必须由连锁总部统一从合法的供应渠道和供应商采购、配送,分店不得独自采购。

第二十五条　销售乙类非处方药的普通商业连锁超市其连锁总部必须具备与所经营药品和经营规模相适应的仓储条件,并配备1名以上药师以上技术职称的药学技术人员负责进货、质量验收和日常质量管理工作。

第六章　附　　则

第二十六条　本规定由国家药品监督管理局负责解释。

第二十七条　本规定自 2000 年 1 月 1 日起开始施行。

四、药品经营质量管理规范

国家药品监督管理局令第 20 号

第一章　总　　则

第一条　为加强药品经营质量管理,保证人民用药安全有效,依据《中华人民共和国药品管理法》等有关法律、法规,制定本规范。

第二条　药品经营企业应在药品的购进、储运和销售等环节实行质量管理,建立包括组织结构、职责制度、过程管理和设施设备等方面的质量体系,并使之有效运行。

第三条　本规范是药品经营质量管理的基本准则,适用于中华人民共和国境内经营药品的专营或兼营企业。

第二章　药品批发的质量管理

第一节　管理职责

第四条　企业主要负责人应保证企业执行国家有关法律、法规及本规范,对企业经营药品的质量负领导责任。

第五条 企业应建立以企业主要负责人为首的质量领导组织。其主要职责是：建立企业的质量体系，实施企业质量方针，并保证企业质量管理工作人员行使职权。

第六条 企业应设置专门的质量管理机构，行使质量管理职能，在企业内部对药品质量具有裁决权。

第七条 企业应设置与经营规模相适应的药品检验部门和验收、养护等组织。药品检验部门和验收组织应隶属于质量管理机构。

第八条 企业应依据有关法律、法规及本规范，结合企业实际制定质量管理制度，并定期检查和考核制度执行情况。

第九条 企业应定期对本规范实施情况进行内部评审，确保规范的实施。

第二节 人员与培训

第十条 企业主要负责人应具有专业技术职称，熟悉国家有关药品管理的法律、法规、规章和所经营药品的知识。

第十一条 企业负责人中应有具有药学专业技术职称的人员，负责质量管理工作。

第十二条 企业质量管理机构的负责人，应是执业药师或具有相应的药学专业技术职称，并能坚持原则、有实践经验，可独立解决经营过程中的质量问题。

第十三条 药品检验部门的负责人，应具有相应的药学专业技术职称。

第十四条 企业从事质量管理和检验工作的人员，应具有药学或相关专业的学历，或者具有药学专业技术职称，经专业培训并考核合格后持证上岗。

第十五条 从事验收、养护、计量、保管等工作的人员，应具有相应的学历或一定的文化程度，经有关培训并考核合格后持证上岗。

在国家有就业准入规定岗位工作的人员，需通过职业技能鉴定并取得职业资格证书后方可上岗。

第十六条 企业每年应组织直接接触药品的人员进行健康检查，并建立健康档案。发现患有精神病、传染病或者其他可能污染药品疾病的患者，应调离直接接触药品的岗位。

第十七条 企业应定期对各类人员进行药品法律、法规、规章和专业技术、药品知识、职业道德等教育或培训，并建立档案。

第三节 设施与设备

第十八条 企业应有与经营规模相适应的营业场所及辅助、办公用房。营业场所应明亮、整洁。

第十九条 有与经营规模相适应的仓库。库区地面平整，无积水和杂草，无污染源，并做到：

（一）药品储存作业区、辅助作业区、办公生活区分开一定距离或有隔离措施，装卸作业场所有顶棚。

（二）有适宜药品分类保管和符合药品储存要求的库房。库房内墙壁、顶棚和地面光洁、平整，门窗结构严密。

（三）库区有符合规定要求的消防、安全设施。

第二十条　仓库应划分待验库（区）、合格品库（区）、发货库（区）、不合格品库（区）、退货库（区）等专用场所，经营中药饮片还应划分零货称取专库（区）。以上各库（区）均应设有明显标志。

第二十一条　仓库应有以下设施和设备：

（一）保持药品与地面之间有一定距离的设备。

（二）避光、通风和排水的设备。

（三）检测和调节温、湿度的设备。

（四）防尘、防潮、防霉、防污染以及防虫、防鼠、防鸟等设备。

（五）符合安全用电要求的照明设备。

（六）适宜拆零及拼箱发货的工作场所和包装物料等的储存场所和设备。

第二十二条　储存麻醉药品、一类精神药品、医疗用毒性药品、放射性药品的专用仓库应具有相应的安全保卫措施。

第二十三条　有与经营规模、范围相适应的药品检验部门，配置相应的检验仪器和设备。经营中药材及中药饮片的应设置中药标本室（柜）。

第二十四条　有与企业规模相适应、符合卫生要求的验收养护室，配备必要的验收和养护用工具及仪器设备。

第二十五条　对所用设施和设备应定期进行检查、维修、保养并建立档案。

第二十六条　分装中药饮片应有符合规定的专门场所，其面积和设备应与分装要求相适应。

第四节　进　货

第二十七条　企业应把质量放在选择药品和供货单位条件的首位，制定能够确保购进的药品符合质量要求的进货程序。

第二十八条　购进的药品应符合以下基本条件：

（一）合法企业所生产或经营的药品。

（二）具有法定的质量标准。

（三）除国家未规定的以外，应有法定的批准文号和生产批号。进口药品应有符合规定的、加盖了供货单位质量检验机构原印章的《进口药品注册证》和《进口药品检验报告书》复印件。

（四）包装和标识符合有关规定和储运要求。

（五）中药材应标明产地。

第二十九条　企业对首营企业应进行包括资格和质量保证能力的审核。审核由业务部门会同质量管理机构共同进行。除审核有关资料外，必要时应实地考察。经审核批准后，方可从首营企业进货。

第三十条　企业对首营品种（含新规格、新剂型、新包装等）应进行合法性和质量基本情况的审核，审核合格后方可经营。

第三十一条　企业编制购货计划时应以药品质量作为重要依据，并有质量管理机构人员参加。

第三十二条 签订进货合同应明确质量条款。

第三十三条 购进药品应有合法票据，并按规定建立购进记录，做到票、账、货相符。购货记录按规定保存。

第三十四条 企业每年应对进货情况进行质量评审。

第五节 验收与检验

第三十五条 药品质量验收的要求是：

（一）严格按照法定标准和合同规定的质量条款对购进药品、销后退回药品的质量进行逐批验收。

（二）验收时应同时对药品的包装、标签、说明书以及有关要求的证明或文件进行逐一检查。

（三）验收抽取的样品应具有代表性。

（四）验收应按有关规定做好验收记录。验收记录应保存至超过药品有效期1年，但不得少于3年。

（五）验收首营品种，还应进行药品内在质量的检验。

（六）验收应在符合规定的场所进行，在规定时限内完成。

第三十六条 仓库保管员凭验收员签字或盖章收货。对货与单不符、质量异常、包装不牢或破损、标志模糊等情况，有权拒收并报告企业有关部门处理。

第三十七条 企业的药品检验部门承担本企业药品质量的检验任务，提供准确、可靠的检验数据。

第三十八条 药品检验部门抽样检验批数应达到总进货批数的规定比例。

第三十九条 药品质量验收和检验管理的主要内容是：

（一）药品质量标准及有关规定的收集、分发和保管。

（二）抽样的原则和程序、验收和检验的操作规程。

（三）发现有问题药品的处理方法。

（四）仪器设备、计量工具的定期校准和检定，仪器的使用、保养和登记等。

（五）原始记录和药品质量档案的建立、收集、归档和保管。

（六）中药标本的收集和保管。

第四十条 企业应对质量不合格药品进行控制性管理，其管理重点为：

（一）发现不合格药品应按规定的要求和程序上报。

（二）不合格药品的标识、存放。

（三）查明质量不合格的原因，分清质量责任，及时处理并制定预防措施。

（四）不合格药品报废、销毁的记录。

（五）不合格药品处理情况的汇总和分析。

（六）验收应在符合规定的场所进行，在规定时限内完成。

第六节 储存与养护

第四十一条 药品应按规定的储存要求专库、分类存放。储存中应遵守以下几点：

（一）药品按温、湿度要求储存于相应的库中。

（二）在库药品均应实行色标管理。

（三）搬运和堆垛应严格遵守药品外包装图式标志的要求，规范操作。怕压药品应控制堆放高度，定期翻垛。

（四）药品与仓间地面、墙、顶、散热器之间应有相应的间距或隔离措施。

（五）药品应按批号集中堆放。有效期的药品应分类相对集中存放，按批号及效期远近依次或分开堆码并有明显标志。

（六）药品与非药品、内用药与外用药、处方药与非处方药之间应分开存放；易串味的药品、中药材、中药饮片以及危险品等应与其它药品分开存放。

（七）麻醉药品、一类精神药品、医疗用毒性药品、放射性药品应当专库或专柜存放，双人双锁保管，专账记录。

第四十二条 药品养护工作的主要职责是：

（一）指导保管人员对药品进行合理储存。

（二）检查在库药品的储存条件，配合保管人员进行仓间温、湿度等管理。

（三）对库存药品进行定期质量检查，并做好检查记录。

（四）对中药材和中药饮片按其特性，采取干燥、降氧、熏蒸等方法养护。

（五）对由于异常原因可能出现质量问题的药品和在库时间较长的中药材，应抽样送检。

（六）对检查中发现的问题及时通知质量管理机构复查处理。

（七）定期汇总、分析和上报养护检查、近效期或长时间储存的药品等质量信息。

（八）负责养护用仪器设备、温湿度检测和监控仪器、仓库在用计量仪器及器具等的管理工作。

（九）建立药品养护档案。

第七节 出库与运输

第四十三条 药品出库应遵循"先产先出"、"近期先出"和按批号发货的原则。

第四十四条 药品出库应进行复核和质量检查。麻醉药品、一类精神药品、医疗用毒性药品应建立双人核对制度。

第四十五条 药品出库应做好药品质量跟踪记录，以保证能快速、准确地进行质量跟踪。记录应保存至超过药品有效期1年，但不得少于3年。

第四十六条 对有温度要求的药品的运输，应根据季节温度变化和运程采取必要的保温或冷藏措施。

第四十七条 麻醉药品、一类精神药品、医疗用毒性药品和危险品的运输应按有关规定办理。

第四十八条 由生产企业直调药品时，须经经营单位质量验收合格后方可发运。

第四十九条 搬运、装卸药品应轻拿轻放，严格按照外包装图示标志要求堆放和采取防护措施。

第八节　销售与售后服务

第五十条　企业应依据有关法律、法规和规章，将药品销售给具有合法资格的单位。

第五十一条　销售特殊管理的药品应严格按照国家有关规定执行。

第五十二条　销售人员应正确介绍药品，不得虚假夸大和误导用户。

第五十三条　销售应开具合法票据，并按规定建立销售记录，做到票、账、货相符。销售票据和记录应按规定保存。

第五十四条　因特殊需要从其他商业企业直调的药品，本企业应保证药品质量，并及时做好有关记录。

第五十五条　药品营销宣传应严格执行国家有关广告管理的法律、法规，宣传的内容必须以国家药品监督管理部门批准的药品使用说明书为准。

第五十六条　对质量查询、投诉、抽查和销售过程中发现的质量问题要查明原因，分清责任，采取有效的处理措施，并做好记录。

第五十七条　企业已售出的药品如发现质量问题，应向有关管理部门报告，并及时追回药品和做好记录。

第三章　药品零售的质量管理

第一节　管理职责

第五十八条　药品零售和零售连锁企业应遵照依法批准的经营方式和经营范围从事经营活动，应在营业店堂的显著位置悬挂药品经营企业许可证、营业执照以及与执业人员要求相符的执业证明。

第五十九条　企业主要负责人对企业经营药品的质量负领导责任。

第六十条　企业应设置质量管理机构或专职质量管理人员，具体负责企业质量管理工作。

第六十一条　企业应根据国家有关法律、法规和本规范，并结合企业实际，制定各项质量管理制度。管理制度应定期检查和考核，并建立记录。

第二节　人员与培训

第六十二条　企业的质量负责人应具有药学专业的技术职称。

第六十三条　药品零售中处方审核人员应是执业药师或有药师以上（含药师和中药师）的专业技术职称。

第六十四条　企业的质量管理和药品检验人员应具有药学或相关专业的学历，或者具有药学专业的技术职称。

第六十五条　企业从事质量管理、检验、验收、保管、养护、营业等工作的人员应经过专业培训，考核合格后持证上岗。国家有就业准入规定的岗位，工作人员需通过职业技能鉴定并取得职业资格证书后方可上岗。

第六十六条　企业每年应组织直接接触药品的人员进行健康检查，并建立健康档案。发现患有精神病、传染病和其他可能污染药品疾病的人员，应及时调离其工作岗位。

第三节　设施和设备

第六十七条　药品零售企业应有与经营规模相适应的营业场所和药品仓库，并且环境整洁、无污染物。企业的营业场所、仓库、办公生活等区域应分开。

第六十八条　药品零售企业营业场所和药品仓库应配置以下设备：

（一）便于药品陈列展示的设备。

（二）特殊管理药品的保管设备。

（三）符合药品特性要求的常温、阴凉和冷藏保管的设备。

（四）必要的药品检验、验收、养护的设备。

（五）检验和调节温、湿度的设备。

（六）保持药品与地面之间有一定距离的设备。

（七）药品防尘、防潮、防污染和防虫、防鼠、防霉变等设备。

（八）经营中药饮片所需的调配处方和临方炮制的设备。

第六十九条　药品零售连锁企业应设立与经营规模相适应的配送中心，其仓储、验收、检验、养护等设施要求与同规模的批发企业相同。零售连锁门店的药品陈列、保管等设备要求应与零售企业相同。

第四节　进货与验收

第七十条　企业购进药品应以质量为前提，从合法的企业进货。对首营企业应确认其合法资格，并做好记录。

第七十一条　购进药品应有合法票据，并按规定建立购进记录，做到票、账、货相符。购进票据和记录应保存至超过药品有效期1年，但不得少于2年。

第七十二条　购进药品的合同应明确质量条款。

第七十三条　购进首营品种，应进行药品质量审核，审核合格后方可经营。

第七十四条　验收人员对购进的药品，应根据原始凭证，严格按照有关规定逐批验收并记录。必要时应抽样送检验机构检验。

第七十五条　验收药品质量时，应按规定同时检查包装、标签、说明书等项内容。

第五节　陈列与储存

第七十六条　在零售店堂内陈列药品的质量和包装应符合规定。

第七十七条　药品应按剂型或用途以及储存要求分类陈列和储存：

（一）药品与非药品、内服药与外用药应分开存放，易串味的药品与一般药品应分开存放。

（二）药品应根据其温、湿度要求，按照规定的储存条件存放。

（三）处方药与非处方药应分柜摆放。

（四）特殊管理的药品应按照国家的有关规定存放。

（五）危险品不应陈列。如因需要必须陈列时，只能陈列代用品或空包装。危险品的储存应按国家有关规定管理和存放。

（六）拆零药品应集中存放于拆零专柜，并保留原包装的标签。

（七）中药饮片装斗前应做质量复核，不得错斗、串斗，防止混药。饮片斗前应写正名正字。

第七十八条 陈列和储存药品的养护工作包括：

（一）定期检查陈列与储存药品的质量并记录。近效期的药品和易霉变、易潮解的药品视情况缩短检查周期，对质量有疑问及储存日久的药品应及时抽样送检。

（二）检查药品陈列环境和储存条件是否符合规定要求。

（三）对各种养护设备进行检查。

（四）检查中发现的问题应及时向质量负责人汇报并尽快处理。

第七十九条 库存药品应实行色标管理。

第六节　销售与服务

第八十条 销售药品要严格遵守有关法律、法规和制度，正确介绍药品的性能、用途、禁忌及注意事项。

第八十一条 销售药品时，处方要经执业药师或具有药师以上（含药师和中药师）职称的人员审核后方可调配和销售。对处方所列药品不得擅自更改或代用。对有配伍禁忌或超剂量的处方，应当拒绝调配、销售，必要时，需经原处方医生更正或重新签字方可调配和销售。审核、调配或销售人员均应在处方上签字或盖章，处方按有关规定保存备查。

第八十二条 药品拆零销售使用的工具、包装袋应清洁和卫生，出售时应在药袋上写明药品名称、规格、服法、用量、有效期等内容。

第八十三条 销售特殊管理的药品，应严格按照国家有关规定，凭盖有医疗单位公章的医生处方限量供应，销售及复核人员均应在处方上签字或盖章，处方保存两年。

第八十四条 企业应在零售场所内提供咨询服务，指导顾客安全、合理用药。企业还应设置意见簿和公布监督电话，对顾客的批评或投诉要及时加以解决。

第四章　附　　则

第八十五条 本规范下列用语的含义是：

企业主要负责人：具有法人资格的企业指其法定代表人；不具有法人资格的企业指其最高管理者。

首营企业：购进药品时，与本企业首次发生供需关系的药品生产或经营企业。

首营品种：本企业向某一药品生产企业首次购进的药品。

药品直调：将已购进但未入库的药品，从供货方直接发送到向本企业购买同一药品的需求方。

处方调配：销售药品时，营业人员根据医生处方调剂、配合药品的过程。

第八十六条 国家药品监督管理局根据本规则制定实施细则。

第八十七条 本规范由国家药品监督管理局负责解释。

第八十八条 本规范自 2000 年 7 月 1 日起执行。

五、药品零售连锁企业有关规定

国药管市〔2000〕166 号

第一条 为了加强对药品零售连锁企业的监督管理，依据《中华人民共和国药品管理法》及有关法律、法规，制定本规定。

第二条 药品零售连锁企业，是指经营同类药品、使用统一商号的若干个门店，在同一总部的管理下，采取统一采购配送、统一质量标准、采购同销售分离、实行规模化管理经营的组织形式。

第三条 药品零售连锁企业应由总部、配送中心和若干个门店构成。总部是连锁企业经营管理的核心，配送中心是连锁企业的物流机构，门店是连锁企业的基础，承担日常零售业务。跨地域开办时可设立分部。

第四条 药品零售连锁企业应是企业法人。

第五条 药品零售连锁企业应按程序通过省（区、市）药品监督管理部门审查，并取得《药品经营企业许可证》。药品零售连锁企业门店通过地市级药品监督管理部门审查，并取得《药品经营企业许可证》。

（一）总部应具备采购配送、财务管理、质量管理、教育培训等职能。总部质量管理人员及机构应符合药品批发同规模企业标准。

（二）配送中心应具备进货、验收、贮存、养护、出库复核、运输、送货等职能。质量管理人员、机构及设施设备条件应符合药品批发同规模企业标准。配送中心是该连锁企业服务机构，只准向该企业连锁范围内的门店进行配送，不得对该企业外部进行批发、零售。

（三）门店按照总部的制度、规范要求，承担日常药品零售业务。门店的质量管理人员应符合同规模药店质量管理人员标准。门店不得自行采购药品。

第六条 直接从工厂购进药品的药品零售连锁企业应设立化验室。化验室人员、设备等条件应符合药品批发同规模企业标准。

第七条 药品零售连锁企业在其他商业企业或宾馆、机场等服务场所设立的柜台，只能销售乙类非处方药。

第八条 通过 GSP 认证的药品零售连锁企业方可跨地域开办药品零售连锁分部或门店。

（一）跨地域开办的药品零售连锁分部由配送中心和若干个门店构成。

（二）药品零售连锁企业的配送中心能够跨地域配送的，该企业可以跨地域设门店。

（三）跨地域开办的药品连锁经营企业，由所跨地域的上一级药品监督管理部门在开办地药品监督管理部门审查的基础上审核，同意后通知开办地发给《药品经营企业许可证》。

（四）开办地药品监督管理部门的审查工作要严格掌握开办条件，不允许放宽条件审查和超越条件。审查工作在 15 日内完成并上报审查结果。

第九条 本规定由国家药品监督管理局负责解释。

第十条 本规定自发布之日起实施。

六、执业药师资格制度暂行规定

人发 [1999] 34 号

第一章 总 则

第一条 为了加强对药学技术人员的职业准入控制，确保药品质量，保障人民用药的安全有效，根据《中华人民共和国药品管理法》、《中共中央、国务院关于卫生改革与发展的决定》及职业资格制度的有关内容，制定本规定。

第二条 国家实行执业药师资格制度，纳入全国专业技术人员执业资格制度统一规划的范围。

第三条 执业药师是指经全国统一考试合格，取得《执业药师资格证书》并经注册登记，在药品生产、经营、使用单位中执业的药学技术人员。执业药师英文译为：Licensed Pharmacist。

第四条 凡从事药品生产、经营、使用的单位均应配备相应的执业药师，并以此作为开办药品生产、经营、使用单位的必备条件之一。国家药品监督管理局负责对需由执业药师担任的岗位作出明确规定并进行检查。

第五条 人事部和国家药品监督管理局共同负责全国执业药师资格制度的政策制定、组织协调、资格考试、注册登记和监督管理工作。

第二章 考 试

第六条 执业药师资格实行全国统一大纲、统一命题、统一组织的考试制度。一般每年举行一次。

第七条 国家药品监督管理局负责组织拟定考试科目和考试大纲、编写培训教材、建立试题库及考试命题工作。按照培训与考试分开的原则，统一规划并组织考前培训。

第八条 人事部负责组织审定考试科目、考试大纲和试题，会同国家药品监督管理局对考试工作进行监督、指导并确定合格标准。

第九条 凡中华人民共和国公民和获准在我国境内就业的其他国籍的人员具备以下条件之一者，均可申请参加执业药师资格考试：

（一）取得药学、中药学或相关专业中专学历，从事药学或中药学专业工作满7年。

（二）取得药学、中药学或相关专业大专学历，从事药学或中药学专业工作满5年。

（三）取得药学、中药学或相关专业大学本科学历，从事药学或中药学专业工作满3年。

（四）取得药学、中药学或相关专业第二学士学位、研究生班毕业或取得硕士学位，从事药学或中药学专业工作满1年。

（五）取得药学、中药学或相关专业博士学位。

第十条 执业药师资格考试合格者，由各省、自治区、直辖市人事（职改）部门颁发人事部统一印制的、人事部与国家药品监督管理局用印的中华人民共和国《执业药师资格证书》。该证书在全国范围内有效。

第三章 注 册

第十一条 执业药师资格实行注册制度。国家药品监督管理局为全国执业药师资格注册管理机构，各省、自治区、直辖市药品监督管理局为注册机构。人事部及各省、自治区、直辖市人事（职改）部门对执业药师注册工作有监督、检查的责任。

第十二条 取得《执业药师资格证书》者，须按规定向所在省（区、市）药品监督管理局申请注册。经注册后，方可按照注册的执业类别、执业范围从事相应的执业活动。未经注册者，不得以执业药师身份执业。

第十三条 申请注册者，必须同时具备下列条件：

（一）取得《执业药师资格证书》。

（二）遵纪守法，遵守药师职业道德。

（三）身体健康，能坚持在执业药师岗位工作。

（四）经所在单位考核同意。

第十四条 经批准注册者，由各省、自治区、直辖市药品监督管理局在《执业药师资格证书》中的注册情况栏内加盖注册专用印章，同时发给国家药品监督管理局统一印制的中华人民共和国《执业药师注册证》，并报国家药品监督管理局备案。

第十五条 执业药师只能在一个省、自治区、直辖市注册。执业药师变更执业地区、执业范围应及时办理变更注册手续。

第十六条 执业药师注册有效期为3年，有效期满前3个月，持证者须到注册机构办理再次注册手续。再次注册者，除须符合第十三条的规定外，还须有参加继续教育的证明。

第十七条 执业药师有下列情形之一的，由所在单位向注册机构办理注销注册手续：

（一）死亡或被宣告失踪的。

（二）受刑事处罚的。

（三）受取消执业资格处分的。

（四）因健康或其他原因不能或不宜从事执业药师业务的。

凡注销注册的，由所在省（区、市）的注册机构向国家药品监督管理局备案，并由国家药品监督管理局定期公告。

第四章 职 责

第十八条 执业药师必须遵守职业道德，忠于职守，以对药品质量负责、保证人民用药安全有效为基本准则。

第十九条 执业药师必须严格执行《药品管理法》及国家有关药品研究、生产、经营、使用的各项法规及政策。执业药师对违反《药品管理法》及有关法规的行为或决定，有责任提出劝告、制止、拒绝执行并向上级报告。

第二十条 执业药师在执业范围内负责对药品质量的监督和管理，参与制定、实施药品全面质量管理及对本单位违反规定的处理。

第二十一条 执业药师负责处方的审核及监督调配，提供用药咨询与信息，指导合理用药，开展治疗药物的监测及药品疗效的评价等临床药学工作。

第五章 继续教育

第二十二条 执业药师需努力钻研业务，不断更新知识，掌握最新医药信息，保持较高的专业水平。

第二十三条 执业药师必须接受继续教育。国家药品监督管理局负责制定执业药师继续教育管理办法，组织拟定、审批继续教育内容。各省、自治区、直辖市药品监督管理局负责本地区执业药师继续教育的实施工作。

第二十四条 国家药品监督管理局批准的执业药师培训机构承担执业药师的继续教育工作。

第二十五条 执业药师实行继续教育登记制度。国家药品监督管理局统一印制《执业药师继续教育登记证书》，执业药师接受继续教育经考核合格后，由培训机构在证书上登记盖章，并以此作为再次注册的依据。

第六章 罚　则

第二十六条 对未按规定配备执业药师的单位，应限期配备，逾期将追究单位负责人的责任。

第二十七条 对已在需由执业药师担任的岗位工作，但尚未通过执业药师资格考试的人员，要进行强化培训，限期达到要求。对经过培训仍不能通过执业药师资格考试者，必须调离岗位。

第二十八条 对涂改、伪造或以虚假和不正当手段获取《执业药师资格证书》或《执业药师注册证》的人员，发证机构应收回证书，取消其执业药师资格，注销注册。并对直接责任者根据有关规定给予行政处分，直至送交有关部门追究法律责任。

第二十九条 对执业药师违反本规定有关条款的，所在单位须如实上报，由药品监督管理部门根据情况给予处分。注册机构对执业药师所受处分，应及时记录在其《执业药师资格证书》中的备注《执业情况记录》栏内。

第三十条 执业药师在执业期间违反《药品管理法》及其他法律法规构成犯罪的，由司法机关依法追究其刑事责任。

第七章 附　则

第三十一条 对在关键岗位工作且业绩突出的执业药师，应给予表彰和奖励。

第三十二条 通过全国统一考试取得执业药师资格证书的人员，单位根据工作需要可聘任主管药师或主管中药师专业技术职务。

第三十三条 人事部和国家药品监督管理局按职责分工，对本规定进行解释。

后 记

《中药调剂学》自问世以来，虽经多次重印，仍难满足需要。能获得读者充分的认可，作者感到无比欣慰。

鉴于新版《中华人民共和国药典》的问世、新修订的《中华人民共和国药品管理法》的颁发以及国家药品监督管理局成立后一系列法规性文件的颁布，国家对中药调剂工作提出了更新、更高的要求，因此，原书中的部分内容已经不再适宜教学和实际操作工作的要求。现特应中国中医药出版社之约，对《中药调剂学》予以修订。

本次修订，作者以新近颁发的法律、法规为主要依据，在内容的取舍及编排上，都作了重大调整，力图比较全面地介绍国家有关中药调剂工作的最新规定，并能反映出近年来有关中药调剂理论研究及实践操作研究方面的最新成果。

本次写作分工如下：第一至第七章、十一章由谭德福编写；第八章由孙红艳、汪鍫植编写；第九、十、十二章由孙大定编写；第十三章由孙大定、谭德福编写；第十四章由谭复成、谭德福编写；附录一由王遵琼编写；附录二由谭复成编写；附录三由王遵琼、程传国编写。全部插图由谭德雄绘制。何望清、徐华斌、尤庆文、周继刚、吴青业参与了辑稿工作。

本次编写工作得到了中国中医药出版社罗会斌、张明理编辑的热情鼓励与支持，得到了三峡大学医学院的大力协助，谨此致以衷心感谢。

编 者

2002 年 3 月 28 日

于三峡大学